普通高等教育"十五"国家级规划教材 配套教学用书
新世纪全国高等中医药院校规划教材

医古文习题集

主　编　许敬生（河南中医学院）
副主编　孙文钟（上海中医药大学）
　　　　崔锡章（首都医科大学中医药学院）
　　　　谢克庆（成都中医药大学）

U0346530

中国中医药出版社
·北　京·

图书在版编目（CIP）数据

医古文习题集/许敬生主编 . —北京：中国中医药出版社，2004.1（2020.12重印）

普通高等教育"十五"国家级规划教材配套教学用书

ISBN 978-7-80156-481-8

Ⅰ. 医… Ⅱ. 许… Ⅲ. 医古文–中医学院–习题 Ⅳ.R2-53

中国版本图书馆 CIP 数据核字（2003）第 067695 号

中国中医药出版社出版

发行者：中国中医药出版社

（北京经济技术开发区科创十三街 31 号院二区 8 号楼　电话：64405750　邮编：100176）

（邮购联系电话：64065415　64065413）

印刷者：河北品睿印刷有限公司

经销者：各地新华书店经销

开　本：850×1168毫米　16 开

字　数：386千字

印　张：16

版　次：2004 年 1 月第 1 版

印　次：2020 年 12 月第 13 次印刷

书　号：ISBN 978-7-80156-481-8

定　价：45.00 元

如有质量问题，请与出版社出版部调换。（010-64405510）

普通高等教育"十五"国家级规划教材
新世纪全国高等中医药院校规划教材 配套教学用书

《医古文习题集》编委会

主　编　许敬生（河南中医学院）
副主编　孙文钟（上海中医药大学）
　　　　崔锡章（首都医科大学中医药学院）
　　　　谢克庆（成都中医药大学）
编　委　（按姓氏笔画排列）
　　　　周　利（河南中医学院）
　　　　罗根海（天津中医学院）
　　　　黄作阵（北京中医药大学）

前　言

　　为了全面贯彻国家的教育方针和科教兴国战略，深化教育教学改革，全面推进素质教育，培养符合新世纪中医药事业发展要求的创新人才，在全国中医药高等教育学会、全国高等中医药教材建设研究会组织编写的"普通高等教育'十五'国家级规划教材（中医药类）、新世纪全国高等中医药院校规划教材（第一版）"（习称"七版教材"）出版后，我们组织原教材编委会编写了与上述规划教材配套的教学用书——习题集，目的是使学生对已学过的知识，以习题形式进行复习、巩固、强化，也为学生自我测试学习效果、参加考试提供便利。

　　本套习题集与已出版的46门规划教材配套，所命习题范围与现行全国高等中医药院校本科教学大纲一致，与上述规划教材一致。习题覆盖规划教材的全部知识点，对必须熟悉、掌握的"三基"知识和重点内容以变换题型的方法予以强化。内容编排与相应教材的章、节一致，方便学生同步练习，也便于与教材配套复习。题型与各院校各学科现行考试题型一致，同时注意涵盖国家执业医师资格考试题型。命题要求科学、严谨、规范，注意提高学生分析问题、解决问题的能力，临床课程更重视临床能力的培养。为方便学生全面测试学习效果，每章节后均附有参考答案和答案分析。"答案分析"可使学生不仅"知其然"，而且"知其所以然"，使学生对教材内容加深理解，强化已学知识，进一步提高认知能力。

　　书末附有模拟试卷，分本科A、B试卷和硕士研究生入学考试模拟试卷，有"普通、较难、难"三个水准，便于学生对自己学习效果的自我测试，同时可提高应考能力。

　　本套习题集供高等中医药院校本科生、成人教育学生、执业医师资格考试人员及其他学习中医药人员与教材配套学习和应考复习使用。学习者通过对上述教材的学习和本套习题集的习题练习，可全面掌握各学科的知识和技能，顺利通过课程考试和执业医师考试，为从事中医药工作打下坚实的基础。

　　由于考试命题是一项科学性、规范化要求很高的工作，随着教材和教学内容的不断更新与发展，恳请各高等中医药院校师生在使用本套习题集时，不断总结经验，提出宝贵的修改意见，以使本套习题集不断修订提高，更好地适应本科教学和各种考试的需要。

编者

2003 年 5 月

编 写 说 明

　　《医古文习题集》是与普通高等教育"十五"国家级规划教材、新世纪全国高等中医药院校规划教材《医古文》配套的教学用书。习题范围与教材的教学大纲、教材内容一致。读者对象是高等中医药院校本科生、成人教育学生、执业医师资格考试人员及其他学习中医药的人员。编写本书的目的是使学生对已学过的知识，以习题形式进行复习、巩固、强化，也为学生应考提供便利。命题贯彻知识和能力相结合的原则，着重测试学生对基本概念和原理的理解以及综合知识的能力。

　　一、参照标准化考试的试题形式，结合本学科的特点，本习题集设选择题（含 A_1 型、A_2 型、B 型、X 型四种类型）、填空题、改错题、词义解释题、语译题、标点题和阅读题等七种题型。共计 2215 道题，其中各类选择题计有 1045 道。约占总题量的 47%。

　　二、本书编排体例以教材的单元（或章）为序，以内容为纲，以题型为目。上编文选四十篇文章分传记（1～6 课）、序言（7～16 课）、医论（17～31 课）、杂著（32～40 课）四个单元；下编基础知识分工具书、汉字、词义、注释、句读、今译、文意理解和古代文化知识八章。每单元（或章）分为试题和答案两部分。

　　三、本书的内容，除下编部分章节的少数习题选自其他有关医药的文章外，其余各题均出于教材以内。凡属于教材文选部分的习题，均在题干后以（1）、（2）、（3）等标示其课文序号；凡属教材以外的习题，均注明书名篇名或书名卷数。

　　四、对各类题型，特作如下说明：

1. 选择题

　　（1）A_1 型题（肯定式最佳单项选择题）：由 1 个肯定形式的题干和 5 个备选答案组成。备选答案中只有 1 个是最恰当的，其余 4 个为干扰答案。答题要求，必须选出 1 个最恰当的答案。

　　（2）A_2 型题（否定式最佳单项选择题）：由 1 个否定形式的题干和 5 个备选答案组成。备选答案中只有 1 个是最恰当的，其余 4 个均为干扰答案。答题要求，必须选出 1 个最恰当的答案。

　　（3）B 型题（配伍题）：由 5 个备选答案和 2～3 个试题构成的题干组成，先列出 5 个备选答案，再提出 2～3 道试题。答题要求，每个试题选择 1 个与其关系最密切的答案，每个备选答案，可以选用1次，也可以选用2次，或1次也不选用。

（4）X型题（即多项选择题）：由1个题干和5个备选答案组成。在备选答案中，有2～5个是正确者。答题要求，选出所有的正确答案，少选、多选、错选均不给分。

2．填空题　每个题干中有若干个空格（最多不超过4个），答题要求，在空格中填写恰当的内容。

3．改错题　在每个题干中，有1处为错误的或不准确的表述。答题要求，将错误处或不准确处标出，并加以改正。

4．词义解释题　主要考测对常用词的掌握程度。答题要求，对注释的词语给予准确而简明的解释。

5．语译题　主要考测古文今译的能力。答题要求，采用直译，准确地翻译原文。

6．标点题　主要考测标点古书的能力。答题要求，仔细阅读原文，准确地加上标点符号。

7．阅读题（为综合题）　综合考测阅读古文、进行句读、注释、语译和概括分析问题的能力。答题要求，仔细阅读原文，按题后要求，逐一作答。

五、依据教材，我们对繁体字、古字、借字、异体字作了如下处理：

1．对繁体字，除"汉字"一章外，其余各章，不论是原文，还是解说文字，一律写成简化字。

2．凡原文中的古字、借字、异体字，一般保留不变，而注文、译文和解说文字，一律写成相应的今字、本字、正体字。

六、为了使读者在掌握教材内容的基础上，熟悉考试题型，进一步加深对知识的理解和记忆，方便自测，特编制了3份模拟试卷（其中本科生试卷2份，本科考研试卷1份），连同参考答案，一并附在书末。

参加本书编写的同志，基本上都是新版《医古文》教材的编写人员，在编写过程中得到了教材主编段逸山教授和中国中医药出版社芮立新编辑等同志的大力支持，谨在此表示衷心的感谢！

由于时间仓促，编者水平所限，本书必然会存在不少问题，恳请同道批评指正。

《医古文习题集》编委会
2003年6月

目　录

上编　文　选

第一单元　传记（1～6课）

习题

一、选择题（答案见 P18）

（一）A₁ 型题

1. "常谨遇之"(1)中"遇"的意思是（　　）

 A. 遇见 B. 接待

 C. 见面 D. 求见

 E. 幸运

2. "视见垣一方人"(1)中的"垣"意思是（　　）

 A. 矮墙 B. 土堆

 C. 土坡 D. 隔断

 E. 高墙

3. "先生得无诞之乎"(1)中的"诞"意思是（　　）

 A. 诞生 B. 生日

 C. 荒诞 D. 通"旦"

 E. 欺骗

4. "国中治穰过于众事"(1)中的"治"意思是（　　）

 A. 举行 B. 治理

 C. 正常 D. 攻治

 E. 研究

5. "不可曲止也"(1)中"曲"意思是（　　）

 A. 弯曲 B. 插曲

 C. 详尽 D. 迂回

 E. 隐蔽

6. "目眩然而不瞚"(1)中的"瞚"意思是（　　）

 A. 眨眼 B. 一会儿

 C. 闭眼 D. 睁开眼

 E. 斜眼

7. "扁鹊乃使弟子子阳厉针砥石"(1)中的"厉"意思是（　　）

 A. 针灸的一种 B. 锋利

 C. 研磨 D. 厉害

 E. 严厉

8. "过邯郸，闻贵妇人"(1)中的"贵"意思是（　　）

 A. 高贵 B. 有地位的

 C. 有财产的 D. 有影响的

 E. 尊重

9. "应便拔针，病亦行差"(2)中的"应"意思是（　　）

 A. 反应 B. 立即

 C. 应该 D. 疗效

 E. 一会儿

10. "太尉黄琬辟"(2)中的"辟"意思是（　　）

 A. 同"避" B. 征召

 C. 回避 D. 要求

 E. 招呼

11. "昕卒头眩堕车"(2)中的"卒"意思是（　　）

1

A. 后来　　　　B. 终于
C. 结果　　　　D. 偶然
E. 通"猝"

12."佗舍去，妇稍小差"（2）中的"稍"意思是(　　)
　　A. 渐渐地　　B. 稍微
　　C. 一点儿　　D. 捎带
　　E. 很快

13."佗遂下手，所患寻差"（2）中的"寻"意思是(　　)
　　A. 寻常　　　B. 少见
　　C. 随即　　　D. 没想到
　　E. 很长时间

14."若妻信病，赐小豆四十斛"（2）中的"信"意思是(　　)
　　A. 确实　　　B. 有根据
　　C. 相信　　　D. 信誉
　　E. 信心

15."成与之，已故到谯"（2）中的"故"意思是(　　)
　　A. 故意　　　B. 必定
　　C. 特地　　　D. 所以
　　E. 过去

16."因上着粉"（2）中的"因"意思是(　　)
　　A. 于是　　　B. 因此
　　C. 因为　　　D. 原因
　　E. 理由

17."以是为率"（2）中的"率"意思是(　　)
　　A. 率先　　　B. 率领
　　C. 轻率　　　D. 比例
　　E. 效率

18."饥寒不赡"（3）中的"赡"意思是(　　)
　　A. 赡养　　　B. 富足
　　C. 满足　　　D. 充分
　　E. 丰富

19."事官鞅掌"（3）中的"鞅掌"意思是(　　)
　　A. 繁忙　　　B. 失容
　　C. 仪表　　　D. 容貌
　　E. 顾及

20."致灾速祸"（3）中的"速"意思是(　　)
　　A. 快速　　　B. 短时间
　　C. 加速　　　D. 招致
　　E. 得到

21."唯陛下留神垂恕"（3）中的"唯"意思是(　　)
　　A. 只有　　　B. 唯一
　　C. 希望　　　D. 无意义
　　E. 同"惟"

22."久婴笃疾"（3）中的"婴"意思是(　　)
　　A. 遭受　　　B. 婴儿
　　C. 通"膺"　　D. 得到
　　E. 纠缠

23."且诸医所治垂愈"（4）中的"垂"意思是(　　)
　　A. 接近　　　B. 流传
　　C. 敬辞　　　D. 低下
　　E. 连接

24."吾能移之，使病在末"（4）中的"末"意思是(　　)
　　A. 完了　　　B. 结束
　　C. 痊愈　　　D. 末端
　　E. 四肢

25."翁不怿，居月余，皆毙"（4）中的"怿"意思是(　　)
　　A. 痛快　　　B. 高兴
　　C. 精神　　　D. 满意
　　E. 放心

26."术盛行而身隐约"（4）中的"隐约"意思是(　　)
　　A. 不清楚　　B. 不明显

C. 模糊　　　　D. 潜藏
E. 时隐时现

27. "益闻道德性命之说"（5）中的"益"意思是( )
A. 更加　　　　B. 有益
C. 满足　　　　D. 更多
E. 逐渐

28. "然吾乡诸医鲜克知之者"（5）中的"鲜"意思是( )
A. 少　　　　　B. 新鲜
C. 多　　　　　D. 比较多
E. 明白

29. "尽去而旧学，非是也"（5）意在强调( )
A. 过去所学的东西都是错的
B. 抛弃过去所学的东西不正确
C. 过去所学的东西正确
D. 应该抛弃过去所学东西，因为那些不正确
E. 不应抛弃过去所学的东西

30. "尽得其学以归"（5）中的"以"意思是( )
A. 并且　　　　B. 就
C. 能　　　　　D. 可以
E. 而且

31. "又当消息而用之"中的"消息"意思是( )
A. 信息　　　　B. 情况
C. 问题　　　　D. 报告
E. 斟酌

32. "得诸见闻，班班可纪"（5）中的"纪"意思是( )
A. 纲纪　　　　B. 纪念
C. 通"记"　　　D. 记得
E. 回忆

33. "翁诊之，脉大无伦"（5）中的"伦"意思是( )
A. 伦理　　　　B. 条理

C. 秩序　　　　D. 顺序
E. 紊乱

34. "与人交，一以三纲五纪为去就"（5）中的"三纲五纪"是( )
A. 奴隶社会伦理道德
B. 封建社会伦理道德
C. 资本主义社会伦理道德
D. 没有时代界限的伦理道德
E. 没有地域界限的伦理道德

35. "然翁讲学行事之大方"（5）中的"大方"是( )
A. 豪爽　　　　B. 不小气
C. 大度　　　　D. 开明
E. 大略

36. "殆古所谓直谅多闻之益友"（5）中的"直谅多闻之益友"出自( )
A. 《论语》　　B. 《孟子》
C. 荀子　　　　D. 老子
E. 《韩非子》

37. "则余窃多江民莹"（6）中的"多"意思是( )
A. 同意　　　　B. 推崇
C. 看中　　　　D. 推荐
E. 只是

38. "遗季公民璞书曰"（6）中的"遗"意思是( )
A. 遗留　　　　B. 丢弃
C. 剩余　　　　D. 给予
E. 遗忘

39. "季子游困而归"（6）中的"季子"指( )
A. 民莹　　　　B. 民璞
C. 作者汪道昆　D. 苏秦
E. 苏东坡

40. "日键关"（6）中的"键"意思是( )
A. 门闩　　　　B. 门锁
C. 门把　　　　D. 户枢（门轴）

E. 关键

(二) A₂ 型题

1. 以下各句不含有意动用法的是
（　　）
　　A. 齐桓侯客之（1）
　　B. 臣能生之（1）
　　C. 扁鹊独奇之（1）
　　D. 是贵城阳太守而贱梁柳（3）
　　E. 亦能以生死下士（6）

2. 以下各句不含有名词作状语的句子
是（　　）
　　A. 熊颈鸱顾（2）
　　B. 家人车载欲往就医（2）
　　C. 佗恃能厌食事（2）
　　D. 时吐脓血（2）
　　E. 一时学者咸声随影附（5）

3. 以下各句不属于被动句的是（　　）
　　A. 得诸见闻，斑斑可纪（5）
　　B. 适值佗见收（2）
　　C. 遂见听许（3）
　　D. 生为人所不知（3）
　　E. 迷于道趣（3）

4. 以下各句不含有宾语前置句的是
（　　）
　　A. 问中庶子喜方者曰（1）
　　B. 翁穷昼夜是习（5）
　　C. 而何怪（1）
　　D. 去本而末是务（5）
　　E. 自汝得之，于我何有（3）

5. 以下不含动词义的是（　　）
　　A. 为医或在齐（1）中的"为"
　　B. 语其节度（2）中的"语"
　　C. 人之所病，病疾多（1）中的
　　　"病"
　　D. 若当针，亦不过一两处（2）中
　　　的"针"
　　E. 针药所不能及（2）中的"针"

6. 以下各句中不含"信"义的是

7. 以下各句不含通假字的句子是
（　　）
　　A. 曾不可以告咳婴之儿（1）
　　B. 因嘻嘘服臆（1）
　　C. 诀脉结筋（1）
　　D. 国中治穰过于众事（1）
　　E. 秦太医令李醯自知伎不如扁鹊也
　　　（1）

8. 以下各句中的"为"不含动词义的
是（　　）
　　A. 少时为人舍长（1）
　　B. 暴发于外，则为中害（1）
　　C. 即为耳目痹医（1）
　　D. 亦终当不为我断此根原耳（2）
　　E. 乃使子豹为五分之熨（1）

9. 以下各句中的"以"字不含介词义
的是（　　）
　　A. 扁鹊以其言饮药三十日（1）
　　B. 尽得其学以归（5）
　　C. 以管窥天（1）
　　D. 乃以扁鹊言入报虢君（7）
　　E. 以医见业（2）

10. 以下不含有典故的是（　　）
　　A. 鸡鸣至今（1）
　　B. 昔孟母三徙以成仁（3）
　　C. 曾父烹豕以存教（3）
　　D. 执志箕山（3）
　　E. 收钓于渭滨（3）

11. 以下各句中不含表示时段的词是
（　　）
　　A. 终日，扁鹊仰天叹曰（1）中的

（　　）
　　A. 当得家书（2）中的"书"
　　B. 太祖累书呼（2）中的"书"
　　C. 时人谓之"书淫"（3）中的
　　　"书"
　　D. 又留书骂之（2）中的"书"
　　E. 遗季公民璞书曰（6）中的"书"

"终日"

    B. 有间，太子苏（1）中的"有间"

    C. 斯须尽服之（2）中的"斯须"

    D. 太子病血气不时（1）中的"不时"

    E. 食顷，吐出三升许虫（2）中的"食顷"

12. 以下各句中不是判断句的是（　　）

    A. 且贫者，士之常（3）

    B. 庸夫锦衣，不称其服也（3）

    C. 人之所美者，及时也（3）

    D. 天，阳也（5）

    E. 夫行，本也（5）

13. 下列各句中的"以为"或"以……为"不含"认为"义的是（　　）

    A. 故天下尽以扁鹊为能生死人（1）

    B. 子以吾言为不诚（1）

    C. 欲以不疾者为功（1）

    D. 佗以为其人盛怒则差（2）

    E. 谧以为非圣人孰能兼存出处（3）

14. 以下各句中不表示约数的词是（　　）

    A. "府君胃中有虫数升"（2）中的"数"

    B. "吐出三升许虫"（2）中的"许"

    C. "长可尺所"（2）中的"所"

    D. "言久服去三虫"（2）中的"三"

    E. "此病后三期当发"（2）中的"期"

15. 以下各句不表示"随即"的词是（　　）

    A. "立吐蛇一枚"（2）中的"立"

    B. "病亦应除"（2）中的"应"

    C. "须臾便如醉死"（2）中的"须臾"

    D. "所患寻差"（2）中的"寻"

    E. "随手而差"（2）中的"随手"

16. 下列各句中不含有使动用法的句子是（　　）

    A. 臣能生之（1）

    B. 寻当下之（2）

    C. 不能以起之（5）

    D. 罗乃进之（5）

    E. 世之名公卿多折节下之（5）

17. 以下不能表示痊愈意思的词是（　　）

    A. "明旦并起"（2）中的"起"

    B. "今病已结"（2）中的"已结"

    C. "不出三日必间"（1）中的"间"

    D. "病如失"（5）中的"如失"

    E. "其后服参膏尽数斤，病已"（5）中的"已"

18. 以下各句中古今词义范围没有发生变化的词是（　　）

    A. "望见桓侯而退走"（1）中的"走"

    B. "扁鹊已逃去"（1）中的"去"

    C. "流涕长潸"（1）中的"涕"

    D. "长终而不得反"（1）中的"长"

    E. "当闻其耳鸣而鼻张"（1）中的"闻"

19. 下列各句中的"卒"不含有"最终"、"结束"义的是（　　）

    A. 言未卒（1）

    B. 而卒为梓匠轮舆所笑（30）

    C. 昕卒头眩堕车（2）

    D. 卒与法合（4）

    E. 而卒与古合（5）

20. 下列不是地名词语的是（　　）

    A. "余历吴门"（6）中的"吴门"

    B. "秣陵为高皇帝故都"（6）中的

"秣陵"

    C. "登匡庐"（6）中的"匡庐"

    D. "及还武林"（5）中的"武林"

    E. "宋理宗朝寺人"（5）中的"寺人"

21. 下列各句中不含异体字的是（　　）

    A. 其气哽哽（4）

    B. 固以法噉之（4）

    C. 三饮之甦矣（5）

    D. 以赀爵万户（6）

    E. 犂然可采（6）

22. 下列各句中的"药"不属于名词的是（　　）

    A. 皆授之药（4）

    B. 吾药再泻肝而不少却（4）

    C. 又服寒食药（3）

    D. 医以药温之（3）

    E. 人或得异药（4）

23. 下列各句中的"病"不含动词义的是（　　）

    A. 浦江郑义士病滞下（5）

    B. 天台周进士病恶寒（5）

    C. 四方以病来迎者（5）

    D. 一男子病小便不通（5）

    E. 一贫妇寡居病癞（5）

24. 下列各句中不含"死"的婉言的是（　　）

    A. 长终而不得反（1）

    B. 弃捐填沟壑（1）

    C. 一子早世（4）

    D. 即含不瞑（6）

    E. 民莹将捐馆舍（6）

25. 以下不是出于儒家经典的是（　　）

    A. 喑聋之徒（3）

    B. 朝闻道，夕死可矣（3）

    C. 殆古所谓直谅多闻之益友（5）

    D. 非其友不友（5）

    E. 相彼梁木，胡然而先拨（6）

26. 以下不含通假字的句子是（　　）

    A. 摭其轶事志之（6）

    B. 孳孳务修业（6）

    C. 不问梱外事（6）

    D. 神益王矣（6）

    E. 盖廑有存（6）

27. 以下各句中的"适"不含"刚刚"、"正巧"义的是（　　）

    A. 适至，佗谓昕曰（2）

    B. 适值佗见收（2）

    C. 适有故不时往（4）

    D. 小臣适当其愈（4）

    E. 衣食不能适（1）

28. 以下不含有医方的句子是（　　）

    A. 进黄土汤而愈（4）

    B. 固石膏汤而愈（4）

    C. 内观以养神（5）

    D. 仍用防风通圣饮之（5）

    E. 后复投四物汤数百（5）

（三）B 型题

    A. 钱颢　　　　B. 吕君

    C. 长桑君　　　D. 许文懿

    E. 罗知悌

1. 扁鹊受业的老师是（　　）（1）

2. 朱丹溪学医的老师是（　　）（5）

3. 钱乙学医的老师是（　　）（4）

    A. 宾语前置　　B. 为动用法

    C. 使动用法　　D. 意动用法

    E. 被动句

4. 不能以起之（　　）（5）

5. 去本而末是务（　　）（5）

6. 佗脉之曰（　　）（2）

    A. 一般衣服

    B. 名字

    C. 官宦的代称

    D. 妇女封赠的称号

    E. 百姓的代称

7. "当世以布衣称作者"（6）中的"布衣"意思是（　　）

8. "母郑安人以暴疾终"（6）中的"安人"意思是（　　）

9. "而缙绅学士争愿从游"（6）中的"缙绅"意思是（　　）
　　A．倦怠　　　　B．关心
　　C．水流　　　　D．弘大貌
　　E．显著盛大貌

10. "泱泱乎大观"（6）中的"泱泱"意思是（　　）

11. "其于国事，则尤惓惓"（6）中的"惓惓"意思是（　　）

12. "藉藉称名家"（6）中的"藉藉"意思是（　　）
　　A．黄头发的人　B．年纪高的人
　　C．死的婉词　　D．起不来的人
　　E．子女的身体

13. "恶用乎黄发"（6）中的"黄发"意思是（　　）

14. "卒不起"（6）中的"不起"意思是（　　）

15. "谓父母遗体何"（6）中的"遗体"意思是（　　）
　　A．人名　　　　B．坐席
　　C．去向　　　　D．学术志趣
　　E．弃官引退

16. "就乡人席坦受书"（3）中的"席坦"意思是（　　）

17. "迷于道趣"（3）中的"道趣"意思是（　　）

18. "因疾抽簪"（3）中的"抽簪"意思是（　　）
　　A．离开　　　　B．前往
　　C．藏　　　　　D．驱除
　　E．赶走

19. "无何离去"（2）中的"去"的意思是（　　）

20. "久服去三虫"（2）中的"去"意思是（　　）

21. "何忍无急去药"（2）中的"去"意思是（　　）
　　A．来　　　　　B．凭借
　　C．就　　　　　D．把
　　E．用

22. "何以言太子可生也"（1）中的"以"意思是（　　）

23. "曾不可以告咳婴儿"（1）中的"以"意思是（　　）

24. "以八减之齐和煮之"（1）中的"以"意思是（　　）
　　A．长　　　　　B．修理
　　C．经营　　　　D．修改
　　E．修订

25. "况命之修短分定悬天乎"（3）中的"修"意思是（　　）

26. "孳孳务修业"（6）中的"修"意思是（　　）

27. "修祠事"（6）中的"修"意思是（　　）
　　A．纲绳　　　　B．熟悉
　　C．才智低下　　D．才俊之士
　　E．美丽漂亮

28. "人纲不闲"（3）中的"闲"意思是（　　）

29. "况臣糠糒"（3）中的"糠糒"意思是（　　）

30. "更旌瑰俊"（3）中的"瑰俊"意思是（　　）
　　A．泪水　　　　B．鼻涕
　　C．听说　　　　D．溜走
　　E．跑掉

31. "流涕长潸"（1）中的"涕"意思是（　　）

32. "窃闻高义之日久矣"（1）中的"闻"意思是（　　）

33．"望见桓侯而退走"(1)中的"走"意思是(   )
   A．过去发生　　B．旧的事情
   C．留住过夜　　D．半夜
   E．年老而有名望

34．"止宿交接"(2)中的"止宿"意思是(   )

35．"载归家，中宿死"(2)中的"中宿"意思是(   )

36．"诸老宿莫能持难"(4)中的"老宿"意思是(   )
   A．《左传·昭公三年》
   B．《孟子·告子下》
   C．《论语·季氏》
   D．《周易·系辞上》
   E．《诗经》

37．"至于一语一默，一出一处"(5)语出(   )

38．"殆古所谓直谅多闻之益友"(5)语出(   )

39．"仁人之言，其利溥哉"(5)语出(   )
   A．孟子的故事　　B．孔子的故事
   C．曾参的故事　　D．梁柳的故事
   E．许由的故事

40．"昔孟母三徙以成仁"(3)是有关(   )

41．"曾父烹豕以存教"(3)是有关(   )

42．"执志箕山，犹当容之"(3)是有关(   )
   A．百姓　　　B．不才之人
   C．坏人　　　D．没主见的人
   E．自己

43．"鸟兽为群"(3)中的"鸟兽"喻(   )

44．"并收蒿艾"(3)中的"蒿艾"喻(   )

45．"无令泥滓久浊清流"(3)中的"泥滓"喻(   )
   A．张仲景　　　B．钱乙
   C．华佗　　　　D．皇甫谧
   E．朱震亨

46．"所著书有《伤寒论指微》五卷"(4)作者是(   )

47．"又撰……《玄晏春秋》"(3)作者是(   )

48．"而著《格致余论》……诸书"(5)作者是(   )
   A．钱乙　　　B．朱震亨
   C．严君平　　D．江民莹
   E．罗知悌

49．"史称其风声气节，足以激贪而厉俗"(5)是指(   )

50．"凡有关于伦理者，尤谆谆训诲，使人奋迅感慨激励之不暇"(5)是指(   )

51．"为方博达，不名一师，所治种种皆通"(4)是指(   )
   A．官名　　　B．人名
   C．各位学生　D．秀才
   E．官吏

52．"唯季若汪中丞"(6)中的"中丞"指(   )

53．"民璞补县诸生"(6)中的"诸生"指(   )

54．"浙有司下遏粜令"(6)中的"有司"指(   )
   A．搬迁宿舍　　B．死的婉词
   C．推荐人才　　D．谋划策略
   E．同"画册"

55．"民莹将捐馆舍"(6)中的"捐馆舍"意思是(   )

56．"则尤推毂民莹"(6)中的"推毂"意思是(   )

57．"其画策何可胜穷"(6)中的"画策"意思是(   )

8

A. 聚集　　B. 车辐
C. 选拔人才　　D. 采摘兰花
E. 栋梁之才

58. "遂辐凑于道"（5）中的"辐凑"喻（　）

59. "相彼梁木"（6）中的"梁木"喻（　）

60. "陛下披榛采兰"（3）中的"采兰"喻（　）

A. 朱震亨　　B. 华佗
C. 皇甫谧　　D. 钱乙
E. 江民莹

61. "沛相陈珪举孝廉"（2）中的"举孝廉"推举的是（　）

62. "其后武帝频下诏敦逼不已"（3）中的"敦逼"的人指的是（　）

63. "神宗皇帝召见褒谕"（4）"召见"的人是（　）

A. 姓名＋官职
B. 姓名＋名号
C. 姓＋官职
D. 地名＋姓名
E. 姓＋封号

64. "江处士瓘，歙人"（6）中的"江处士瓘"是（　）

65. "唯季若汪中丞"（6）中的"汪中丞"是（　）

66. "母郑安人以暴疾终"（6）中的"郑安人"是（　）

（四）X 型题

1. 含有通假字的是（　）
A. 不出千里，决者至众（1）
B. 因五脏之输，乃割皮解肌（1）
C. 能使良医得蚤从事（1）
D. 因嘘唏服臆（1）
E. 厉针砥石（1）

2. 含有"死"的婉言的是（　）
A. 弃捐填沟壑（1）

B. 厥有新阡（6）
C. 一子早世（4）
D. 君子归之，是曰九原（6）
E. 民莹将捐馆舍（6）

3. 含有异体字的是（　）
A. 固以法瘝之（4）
B. 累累满前（4）
C. 闻儿嗁（4）
D. 请往跡父（4）
E. 获扶携褓负（4）

4. 含有宾语前置的句子是（　）
A. 问中庶子喜方者（1）
B. 血脉治也，而何怪（1）
C. 何以言太子可生也（1）
D. 而欲生之（1）
E. 臣是以无请也（1）

5. 含有使动用法的句子是（　）
A. 问中庶子喜方者（1）
B. 故天下尽以扁鹊为能生死人（1）
C. 便饮其麻沸散（2）
D. 仍用防风通圣饮之（5）
E. 罗乃进之（5）

6. 下列不含偏义复词的句子是（　）
A. 则依蓍龟为陈其利害（5）
B. 一以三纲五纪为去就（5）
C. 翁穷昼夜是习（5）
D. 好论古今得失（5）
E. 又当消息而用之（5）

7. 有名词活用作动词的句子是（　）
A. 盖得之病后酒且内（5）
B. 浦江郑义士病滞下（5）
C. 窃录其医之可传者为翁传（5）
D. 事母夫人也（5）
E. 学者尊之曰丹溪翁（5）

8. 含有典故的句子是（　）
A. 陛下披榛采兰（3）
B. 曾父烹彘以存教（3）
C. 是以皋陶振褐，不仁者远（3）

D. 故郤子入周，祸延王叔（3）

E. 况臣糠粃，鞍之雕胡（3）

9. 含有名词作状语的句子是（　　）

　　A. 始皆心服口誉（5）

　　B. 缝腹膏摩（2）

　　C. 佗久远家思归（2）

　　D. 家人车载欲往就医（2）

　　E. 熊颈鸱顾（2）

10. 含有异体字的句子是（　　）

　　A. 然嗜酒喜遊（4）

　　B. 乃迎以归（4）

　　C. 三饮之甦矣（5）

　　D. 请往跡父（4）

　　E. 酌酒剧谈（5）

11. 含有定语后置的句子是（　　）

　　A. 扁鹊独奇之（1）

　　B. 问中庶子喜方者（1）

　　C. 于是诸医之笑且排者（5）

　　D. 使人奋迅感慨激厉之不暇（5）

　　E. 乡之诸医泥陈、裴之学者（5）

12. 以下各句中的“焉”，属兼词的是（　　）

　　A. 必上窍通而后下窍之水出焉（5）

　　B. 翁往谒焉（5）

　　C. 施之君父，逆莫大焉（9）

　　D. 一于医致力焉（5）

　　E. 学者多诵习而取则焉（5）

13. 含有判断句的是（　　）

　　A. 沉静寡语，始有高尚之志（3）

　　B. 人之所至惜者，命也（3）

　　C. 富贵，人之所欲（3）

　　D. 且贫者，士之常（3）

　　E. 城阳太守梁柳，谧从姑子也（3）

14. 表示疾病相同的句子是（　　）

　　A. 吾能移之，使病在末（4）

　　B. 躯半不仁，右脚偏小（3）

C. 皇子仪国公病瘖痪（4）

D. 浦江郑义士病滞下（5）

E. 文懿得末疾（5）

15. 下列句子中含有表“一会儿”义的词的是（　　）

　　A. 有间，太子苏（1）

　　B. 终日，扁鹊仰天叹曰（1）

　　C. 明旦并起（2）

　　D. 有顷，佗偶至主人许（2）

　　E. 俄以病免（4）

16. 以下句子中含有“拘泥”义的词是（　　）

　　A. 尽去而旧学，非是也（5）

　　B. 乃悉焚弃向所习举子业（5）

　　C. 不胶于古方（5）

　　D. 他人靳靳守古（5）

　　E. 操古方以治今病，其势不能以尽合（5）

17. 下列句子中含有表示“时间很短”义的词是（　　）

　　A. 言未卒，因嘘唏服臆（1）

　　B. 佗令温汤近热（2）

　　C. 病亦应除（2）

　　D. 须臾便如醉死（2）

　　E. 病亦行差（2）

18. 表示被动的句子是（　　）

　　A. 贫者不以酒肉为礼（3）

　　B. 谧辞切言至，遂见听许（3）

　　C. 臣以尪弊，迷于道趣（3）

　　D. 并重于世（3）

　　E. 违错节度，辛苦荼毒（3）

19. 含有表示“病愈”义词的句子是（　　）

　　A. 所患寻差（2）

　　B. 即各与药，明旦并起（2）

　　C. 今疾已结（2）

　　D. 而病辄皆瘳（2）

　　E. 病亦应除（2）

20．含有表示"离去"义词的是（　　）

　　A．辞以妻病（2）

　　B．何忍无急去药（2）

　　C．舍去，辄愈（2）

　　D．无何弃去（2）

　　E．相继引去（6）

21．下列句子含有"前往"义词的句子是（　　）

　　A．宜赴京城，称寿阙外（3）

　　B．当之官，人劝谧饯之（3）

　　C．今作郡而送之（3）

　　D．病者日造门（4）

　　E．则之越之吴之楚（6）

22．下列句子的"数"含有"屡次、多次"（副词）义的是（　　）

　　A．合汤不过数种（2）

　　B．见佗北壁悬此蛇辈约以十数（2）

　　C．盐渎严昕与数人共候佗（2）

　　D．数乞期不返（2）

　　E．数谓余言（4）

23．下列句子中的"故"含有"所以"意思的是（　　）

　　A．故治之宜殊（2）

　　B．故使多脊痛（2）

　　C．已故到谯（2）

　　D．不足故自刳裂（2）

　　E．故令不时愈（2）

24．下列句子中的"卒"通"猝"的是（　　）

　　A．五日卒（2）

　　B．则仓卒之间，何所趋赖（26）

　　C．昕卒头眩堕车（2）

　　D．卒与法合（4）

　　E．卒不起（6）

25．下列句子中的"治"用作动词的是（　　）

　　A．血脉治也，而何怪（1）

　　B．国中治穰过于众事（1）

　　C．不治恐深（1）

　　D．故治之宜殊（2）

　　E．遂治装出游（5）

26．含有"一会儿"、"很快"意思的句子是（　　）

　　A．须臾便如醉死（2）

　　B．渍手其中，卒可得寐（2）

　　C．佗遂下手（2）

　　D．所患寻差（2）

　　E．向来道边有卖饼家（2）

27．有名讳、避讳词的句子是（　　）

　　A．太祖闻而召佗（2）

　　B．其后武帝频下诏敦逼不已（3）

　　C．元丰中，长公主女有疾（4）

　　D．姓朱氏，讳震亨（5）

　　E．距生宏治癸亥（6）

28．含有"全部"义词的句子是（　　）

　　A．兼通数经（2）

　　B．阅月而尽（5）

　　C．而一断于经（5）

　　D．尽去而旧学，非是也（5）

　　E．一以三纲五纪为去就（5）

29．含有"主旨"义词的句子是（　　）

　　A．以寻其指归（5）

　　B．因涉猎医家指要（6）

　　C．尔有文德（6）

　　D．辄引春秋大义上书部使者（6）

　　E．民莹属辞尔雅（6）

30．含有为动用法的句子是（　　）

　　A．佗脉之曰（2）

　　B．多所全济（2）

　　C．并利蹄足（2）

　　D．号笑非益死损生也（3）

　　E．异时史家序方术之士（4）

二、填空题

1．"视见垣一方人"（1）中的"垣"音＿＿＿＿＿，意思是＿＿＿＿。

2．"闻病之阳"（1）中的"阳"指，__
_____"论得其阴"（1）中的"阴"指____
___。

3．"曾不可以告咳婴之儿"（1）中的
"咳"同_____，意思是_____。

4．"随俗为变"（1）的意思是_____
_____。

5．"太尉黄琬辟"（2）中的"辟"音__
_____，表示_____的意思。

6．华佗被称为"外科之祖"，他发明了
_____，"晓养性之术"，他又发明了____
___。

7．"妇稍小差"（2）中的"稍"是____
___的意思。

8．"孟母三徙"（3）喻_____。

9．"事官鞅掌"（3）中的"鞅掌"本是
_____的意思，此谓_____。

10．《甲乙经》是皇甫谧根据_____、
_____和_____三书整理归纳而成。

11．"因疾抽簪"（3）的"抽簪"喻__
_____。

12．"无令泥滓久浊清流"（3）中的
"泥滓"喻_____，"清流"喻_____。

13．钱乙的_____一书被称为幼科之
鼻祖。

14．"胆衡不下"（4）的意思是_____
__，衡，通"_____"。

15．"杜门不冠屦"（4）中的"杜门"
是_____意思。

16．"肝乘肺"（4）的"乘"是_____
__意思。

17．"因以法啮之"（4）中的"啮"是
_____的异体字。

18．"繇此虽偏废"（4）的"繇"，通__
____字。

19．朱震亨跟_____学习理学，跟__
__学习医学。

20．朱震亨把哲理与医理相结合作____

____及_____二论。

21．"殆古所谓直谅多闻之益友"（5）
中的"直谅多闻之益友"是出自于_____
一书，其中"直"谓_____，"谅"谓__
_____，"多闻"是_____的意思。

22．"盖士之渊薮也"（6）中的"渊薮"
喻_____。

三、改错题

1．"常谨遇之"（1）的"谨"表示"谨
慎"的意思。

2．"公毋泄"（1）的"毋"是"没有"
的意思。

3．"视见垣一方人"（1）的"垣"是
"土堆"的意思。

4．"其后扁鹊过虢"（1）的"过"是
"路过"的意思。

5．"鸡鸣至今"（1）的"鸡鸣"是"鸡
叫的时候"。

6．"切脉、望色、听声、写形"中的
"写形"（1）谓"病人诉说病状"。

7．"不可曲止"（1）是"不会停止"。

8．"向来道边有卖饼家"（2）中的
"饼"指"汤面"。

9．"小人养吾病"（2）中的"小人"意
为"小人物"。

10．"故当死"（2）中的"故"是"所
以"的意思。

11．"因疾抽簪"（3）中的"抽簪"是
说"屡荐不仕"。

12．"岂中古人之道"（3）中的"中"
是"其中"的意思。

13．"饥寒不赡"（3）中的"不赡"是
"不能赡养"的意思。

14．"致灾速祸"（3）中的"速"是
"很快"的意思。

15．"唯陛下留神垂恕"（3）中的"唯"
表示"只有"的意思。

16．"请往迹父"（4）中的"迹"是"行迹"的意思。

17．"小臣适当其愈"（4）中的"适当"是"合适"的意思。

18．"累累满前"（4）中的"累累"表"众多貌"。

19．"使人十数辈趣之至"（4）中的"趣"通"趋"。

20．"赐绯"是（皇帝）赐给粉红色丝帛官服。

21．"异时史家序方术之士"（4）的"序"是使动用法。

22．"翁穷昼夜是习"（5）中的"昼夜"是复词偏义，偏指"昼"。

23．"尽去而旧学，非是也"（5）中的"非是也"意思是"那样做是不对的"。

24．"然翁讲学行事之大方"（5）中的"大方"是"大的方面"的意思。

25．"仍用防风通圣饮之"（5）中的"仍"是"仍然"的意思。

26．"内观以养神"（5）中的"内观"谓"观察自己"。

27．"浦江郑义士病滞下"（5）中的"滞下"是"大便不畅通"的意思。

28．"孳孳务修业"（6）中的"修业"是"进修学业"的意思。

29．"而缙绅学士争愿从游"（6）中的"缙绅"是指士大夫。

30．"季子游困而归"（6）中的"季子"是指民璞。

31．"习朝市之隐"（6）中的"朝市"是泛指"名利场所"。

32．"辄引春秋大义上书部使者"（6）中的"春秋大义"是指"春秋义法"。

四、词义解释题

1．间与语曰。（1）　　　　语：

2．殆非人也。（1）　　　　殆：

3．先生得无诞之乎。（1）　　　诞：

4．望见桓侯而退走。（1）　　　走：

5．不可曲止也。（1）　　　　曲：

6．目眩然而不瞚。（1）　　　瞚：

7．舌挢然而不下。（1）　　挢然：

8．出见扁鹊于中阙。（1）　　中阙：

9．曾不可告咳婴之儿。（1）　　咳：

10．切脉、望色、听声、写形。（1）

　　　　　　　　　　　　写形：

11．因唏嘘服臆。（1）　　　服臆：

12．流涕长潸。（1）　　　　涕：

13．烫熨之所及也。（1）　　　及：

14．能使良医得蚤从事。（1）　　蚤：

15．闻贵妇人。（1）　　　　贵：

16．有此一者，则重难治也。（1）　重：

17．由扁鹊也。（1）　　　　由：

18．太尉黄琬辟。（2）　　　辟：

19．时人以为年且百岁。（2）　　且：

20．舍去，辄愈。（2）　　舍去：

21．病亦行差。（2）　　　行差：

22．故甘陵相夫人有娠六月。（2）　故：

23．府吏兒寻，李延共止。（2）　兒：

24．昕卒头眩堕车。（2）　　　卒：

25．中宿死。（2）　　　　中宿：

26．呻呼无赖。（2）　　　无赖：

27．佗偶至主人许。（2）　　　许：

28．小儿戏门前，逆见。（2）　　逆：

29．向来道边有卖饼家。（2）　　向：

30．蒜齑大酢。（2）　　　大酢：

31．妇稍小差。（2）　　　　稍：

32．故使多脊痛。（2）　　　多：

33．长可尺所。（2）　　　　可：

34．以医见业。（2）　　　　见：

35．数乞期不反。（2）　　　数：

36．若妻信病。（2）　　　　信：

37．于是传付许狱。（2）　　　传：

38．佗术实工。（2）　　　　工：

39．宜含宥之。（2）　　　含宥：

13

40．小人养吾病。（2） 养：

41．何忍无急去药。（2） 去：

42．吾有一术，名五禽戏。（2） 禽：

43．徙居新安。（3） 徙：

44．事官鞅掌。（3） 鞅掌：

45．何哉？体足也。（3） 足：

46．耽玩典籍。（3） 耽玩：

47．或有箴其过笃。（3） 箴：

48．岂中古人之道。（3） 中：

49．谧上疏自称草莽臣。（3） 草莽臣：

50．人纲不闲。（3） 闲：

51．致灾速祸。（3） 速：

52．久婴笃疾。（3） 婴：

53．救命呼翁。（3） 呼翁：

54．况臣糠䵂。（3） 糠䵂：

55．下有输实之臣。（3） 输实：

56．更旌瑰俊。（3） 旌：

57．无令泥滓久浊清流。（3） 浊：

58．为之收葬行服。（4） 行服：

59．请往迹父。（4） 迹：

60．吕将殁。（4） 殁：

61．且诸医所治垂愈。（4） 垂：

62．诸老宿莫能持难。（4） 老宿：

63．居亡何，左手足挛不能用。（4）
　　　　　　　 居亡何：

64．杜门不冠屦。（4） 杜门：

65．或扶携襁负。（4） 襁负：

66．使人十数辈趣之至。（4） 趣：

67．火急直视。（4） 火急：

68．翁不怿。（4） 怿：

69．于书无不窥。（4） 窥：

70．其笃行似儒。（4） 笃行：

71．曩学六元五运。（4） 曩：

72．然性褊甚。（4） 褊：

73．涣焉无少凝滞于胸臆。（4） 涣焉：

74．文懿得末疾。（4） 末疾：

75．遂辐凑于道。（5） 辐凑：

76．班班可纪。（5） 班班：

77．脉大无伦。（5） 伦：

78．一妇人产后有物不上如衣裾。（5）
　　　　　　　 衣裾：

79．内观以养神。（5） 内观：

80．少选，子宫上。（5） 少选：

81．翁教之亹亹忘疲。（5） 亹亹：

82．翁春秋既高。（5） 春秋：

83．若将浼焉。（5） 浼：

84．仁人之言，其利溥哉。（5） 溥：

85．殆古所谓直谅多闻之益友。（5）
　　　　　　　 谅：

86．又可以医师少之哉。（5） 少：

87．则余窃多江民莹。（6） 多：

88．遗季公民璞书曰。（6） 遗：

89．乃今要我以平生之言。（6） 乃今：

90．撼其轶事志之。（6） 撼：

91．伏轼而游。（6） 伏轼：

92．盖士之渊薮。（6） 渊薮：

93．其士好修。（6） 好修：

94．此其大较也。（6） 大较：

95．而缙绅学士争愿从游。（6） 缙绅：

96．居常于于近人。（6） 于于：

97．侮诸医。（6） 侮：

98．亦能以生死下士乎。（6） 下：

99．犁然可采。（6） 犁然：

100．胡然而终藏。（6） 胡然：

五、语译题

1．舍客长桑君过，扁鹊独奇之，常谨遇之。长桑君亦知扁鹊非常人也。出入十余年，乃呼扁鹊私坐。

2．扁鹊曰："血脉治也，而何怪？昔秦穆公尝如此，七日而寤。今主君之病与之同，不出三日必间。"居二日半，简子寤。

3．闻病之阳，论得其阴；闻病之阴，论得其阳。病应见于大表，不出千里，决者至众，不可曲止也。

4．使圣人预知微，能使良医得蚤从事，

14

则疾可已，身可活也。人之所病，病疾多；而医之所病，病道少。

5．游学徐土，兼通数经。沛相陈珪举孝廉，太尉黄琬辟，皆不就。

6．即如佗言，立吐虵一枚，县车边，欲造佗。佗尚未还，小儿戏门前，逆见，自相谓曰："似逢我公，车边病是也。"

7．于是传付许狱，考验首服。荀或请曰："佗术实工，人命所县，宜含宥之。"

8．佗语普曰："人体欲得劳动，但不当使极尔。动摇则谷气得消，血脉流通，病不得生，譬犹户枢不朽是也。"

9．谧乃感激，就乡人席坦受书，勤力不怠。居贫，躬自稼穑，带经而农，遂博综典籍百家之言。沉静寡欲，始有高尚之志，以著述为务，自号玄晏先生。

10．柳为布衣时过吾，吾送迎不出门，食不过盐菜，贫者不以酒肉为礼。今作郡而送之，是贵城阳太守而贱梁柳，其中古人之道？是非吾心所安也。

11．臣以尪弊，迷于道趣，因疾抽簪，散发林皋，人纲不闲，鸟兽为群。陛下披榛采兰，并收蒿艾。是以皋陶振褐，不仁者远。

12．臣闻上有明圣之主，下有输实之臣，上有在宽之政，下有委情之人。唯陛下留神垂恕，更旌瑰俊，索隐于傅岩，收钓于渭滨，无令泥滓久浊清流。

13．其论医，诸老宿莫能持难。俄以病免。哲宗皇帝复招宿直禁中。久之，复辞疾赐告，遂不复起。

14．退居里舍，杜门不冠屦，坐卧一榻上，时时阅史书杂说，客至，酌酒剧谈。意欲之适，则使二仆夫舆之，出没闾巷，人或邀致之，不肯往也。病者日造门，或扶携襁负，累累满前。

15．乙为方博达，不名一师，所治种种皆通，非但小儿医也。于书无不窥，他人靳

靳守古，独度越纵舍，卒于法合。

16．刘跂曰：乙非独其医可称也。其笃行似儒，其奇节似侠，术盛行而身隐约，又类夫有道者。

17．即慨然曰："士苟精一艺，以推及物之仁，虽不仕于时，犹仕也。"乃悉焚弃向所习举子业，一于医致力焉。

18．他人靳靳守古，翁则操纵取舍，而卒与古合。一时学者咸声随影附，翁教之亹亹忘疲。

19．非其友不友，非其道不道。好论古今得失，慨然有天下之忧。世之名公卿多折节下之，翁为直陈治道，无所顾忌。

20．左丘明有云："仁人之言，其利溥哉！"信矣。若翁者，殆古所谓直谅多闻之益友，又可以医师少之哉？

21．父命之商，民莹则商，挈挈务修业。会督学使者萧子雕行县，并举民莹、民璞补县诸生。

22．遂谢学官，罢举子业。日键关，坐便坐，几上置《离骚》、《素问》诸书，卧起自如，不问梱外事，即家务左右梦起，终不入于心，由是就业益多，神益王矣。

23．岁饥，浙有司下遏粜令，辄引春秋大义上书部使者，请罢之。语在集中，不具载。

24．藉茅令得志，其画策何可胜穷！乃今食不过上农，年不逮中寿，家人之产，盖屡有存，惜也！

六、阅读题

(一)扁鹊过赵赵王太子暴疾而死鹊造宫门曰吾闻国中卒有壤土之事得无有急乎中庶子之好方者应之曰然王太子暴疾而死扁鹊曰入言郑医秦越人能活太子中庶子难之曰吾闻上古之为医者曰苗父苗父之为医也以菅为席以刍为狗北面而祝发十言耳请扶而来者举而来者皆平复如故子之方能如此乎扁鹊曰不

15

能又曰吾闻中古之为医者曰俞柎俞柎之为医也搦脑髓束肓莫炊灼九窍而定经络死人复为生人故曰俞柎子之方能若是乎扁鹊曰不能中庶子曰子之方如此譬若以管窥天以锥刺地所窥者甚大所见者甚少钧若子之方岂足以变骇童子哉扁鹊曰不然物故有昧揥而中蛟头掩目而别白黑者太子之疾所谓尸厥者也以为不然入诊之太子股阴当湿耳中焦焦如有啸者声然者皆可治也中庶子入报赵王赵王跣而趋出门曰先生远辱幸临寡人先生幸而有之则粪土之息得蒙天履地而长为人矣先生不有之则先犬马填沟壑矣言未已涕泣沾襟扁鹊遂为诊之先造轩光之灶八成之汤砥针砺石取三阳五输子容祷药子明吹耳阳仪反神子越扶形子游矫摩太子遂得复生天下闻之皆曰扁鹊能生死人鹊辞曰予非能生死人也特使夫当生者活耳夫死者犹不可药而生也悲夫乱君之治不可药而息也诗曰多将熇熇不可救药甚之之辞也（汉·刘向《说苑·辨物》）

要求：

1. 给上文标点

2. 注释文中加点号的词语

3. 今译文中加横线的句子

4. 文意理解

①中庶子赞扬俞柎的一段文字，反映俞柎命名的含义是什么？

②赵王所称“粪土之息”与“犬马”指什么？反映古人称谓上的什么现象？

③“乱君之治，不可药而息也”与全文是什么关系？

（二）史称华佗以恃能厌事为曹公所怒荀文若请曰佗术实工人命系焉宜议能以宥曹公曰忧天下无此鼠辈邪遂考竟佗至仓舒病且死见医不能生始有悔之之叹嗟乎以操之明略见几然犹轻杀材能如是文若之智力地望以的然之理攻之然犹不能返其恚执柄者之恚真可畏诸亦可慎诸原夫史氏之书于册也是使后之人宽能者之刑纳贤者之谕而惩暴者之轻杀故自恃能至有悔悉书焉后之惑者复用是为口实悲哉夫贤能不能无过苟置之理矣或必有宽之之请彼壬人皆曰忧天下无材邪曾不知悔之日方痛材之不可多也或必有惜之之叹彼壬人皆曰譬彼死矣将若何曾不知悔之日方痛生之不可再也可不谓大哀乎（唐·刘禹锡《刘宾客文集·华佗论》）

要求：

1. 给上文标点

2. 注释文中加点号的词语

3. 今译文中加横线的句子

4. 文意理解

①“自‘恃能’至‘有悔’悉书”的意思是什么？其用意何在？

②作者认为最大的悲哀是什么？

（三）按七略艺文志黄帝内经十八卷今有针经九卷素问九卷二九十八卷即内经也亦有所亡失其论遐远然称述多而切事少有不编次比按仓公传其学皆出于素问论病精微九卷是原本经脉其义深奥不易览也又有明堂孔穴针灸治要皆黄帝岐伯选事也三部同归文多重复错互非一甘露中吾病风加苦聋百日方治要皆浅近乃撰集三部使事类相从删其浮辞除其重复论其精要至为十二卷易曰观其所聚而天地之情事见矣况物理乎事类相从聚之义也夫受先人之体有八尺之躯而不知医事此所谓游魂耳若不精通于医道虽有忠孝之心仁慈之性君父危困赤子涂地无以济之此固圣贤所以精思极论尽其理也由此言之焉可忽乎其本论其文有理虽不切于近事不甚删也若必精要俟其闲暇当撰核以为教经云尔（晋·皇甫谧《甲乙经·序》）

要求：

1. 给上文标点

2. 注释文中加点号的词语

3. 今译文中加横线的句子

4．文意理解

①皇甫谧为什么要编写《甲乙经》？

②《甲乙经》是由哪三部书整理、归纳而成的？

（四）医之为艺诚难矣而治小儿为尤难自六岁以下黄帝不载其说始有颅囟经以占寿夭死生之候则小儿之病虽黄帝犹难之其难一也脉法虽曰八至为和平十至为有病然小儿脉微难见医为持脉又多惊啼而不得其审其难二也脉既难凭必资外证而其骨气未成形声未正悲啼喜笑变态不常其难三也问而知之医之工也而小儿多未能言言亦未足取信其难四也脏腑柔弱易虚易实易寒易热又所用多犀珠龙麝医苟难辨何以已疾其难五也<u>种种隐奥其难固多余尝致思于此又目见庸医妄施方药而杀之者十常四五良可哀也盖小儿治法散在诸书又多出于近世臆说汗漫难据求其要妙岂易得哉</u>太医丞钱乙字仲阳汶上人其治小儿该括古今又多自得著名于时其法简易精审如指诸掌（宋·阎孝忠《小儿药证直诀·原序》）

要求：

1．给上文标点

2．注释文中加点号的词语

3．今译文中加横线的句子

4．文意理解

①作者认为小儿病难治的原因有哪几种？

②序言用主要篇幅分析什么问题？

（五）<u>素问载道之书也词简而义深去古渐远衍文错简仍或有之故非吾儒不能读学者以易心求之宜其茫若望洋淡如嚼蜡遂直以为古书不宜于今厌而弃之相率以为局方之学间有读者又以济其方技漫不之省医道隐晦职此之由可叹也</u>震亨三十岁时因母之患脾疼众工束手由是有志于医遂取素问读之三年似有所得又二年母氏之疾以药而安因追念先子之内

伤伯考之瞀闷叔考之鼻衄幼弟之腿痛室人之积痰一皆殁于药之误也心胆摧裂痛不可追然犹虑学之未明至四十岁复取而读之顾以质钝遂朝夕钻研缺其所可疑通其所可通又四年而得罗太无讳知悌者为之师因见河间戴人东垣海藏诸书始悟湿热相火为病甚多又知医之为书非素问无以立论非本草无以立方有方无论无以识病有论无方何以模仿夫假说问答仲景之书也而详于外感明著性味东垣之书也而详于内伤医之为书至是始备医之为道至是始明由是不能不致疑于局方也局方流行自宋迄今罔间南北翕然而成俗岂无其故哉徐而思之湿热相火自王太仆注文已成湮没至张李诸老始有发明人之一身阴不足而阳有余虽谆谆然见于素问而诸老犹未表章是宜局方之盛行也震亨不揣荒陋陈于编册并述金匮之治法以证局方之未备间以己意附之于后古人以医为吾儒格物致知之一事故目其篇曰格致余论未知其果是否耶后之君子幸改而正诸（朱震亨《格致余论·序》）

要求：

1．给上文标点

2．注释文中加点号的词语

3．今译文中加横线的句子

4．文意理解

①在学习《素问》问题上作者批评了当时社会存在哪些错误态度？

②作者如何评价《素问》和《本草》在医学中的作用？

③作者是如何看待《局方》的？

（六）予读褚氏遗书有曰博涉知病多诊识脉屡用达药尝抚卷以为名言山居僻处博历何由于是广辑古今名贤治法奇验之迹类摘门分世采人列为书曰名医类案是亦褚氏博历之意也<u>自夫三坟坠而九邱湮方书繁而经论废或指素难以语人鲜不以为迂者医之术日益滥觞通经学古世不多见</u>昔郑·公孙侨聘于晋适晋

侯有疾卜云实沉台骀为祟史莫之知乃问于侨侨具述高辛元冥之遗参汾主封之故四时节宣之道通国惊异以侨为博物君子太史公作史记传淳于意备书其治病死生主名病状诊候方脉详悉弗遗盖将以析同异极变化求合神圣之道以立权度于万世轩岐俞扁之书匪直为虚诜已也今予斯编虽未敢僭拟先哲然宣明往范昭示来学既不诡于圣经复易通乎时俗指迷广见或庶几焉耳学者譬之由规矩以求班因彀以求羿引而伸之溯流穷源推常达变将不可胜用矣书凡十二卷为门一百八十有奇间附说于其下云嘉靖己酉莫秋既望撰（明·江瓘《名医类案·自序》）

要求：

1. 给上文标点
2. 注释文中加点号的词语
3. 今译文中加横线的句子
4. 文意理解

① 《褚氏遗书》的名言是什么内容？
② 《名医类案》取名之意是什么？
③ 文中"由规矩以求班，因彀以求羿"两句是什么意思？其中"班"、"羿"指谁？

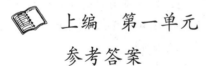

上编 第一单元
参考答案

一、选择题

（一）A₁型题

1.B	2.A	3.E	4.A	5.C
6.A	7.C	8.E	9.B	10.B
11.E	12.A	13.C	14.A	15.C
16.A	17.D	18.B	19.B	20.D
21.C	22.A	23.A	24.E	25.B
26.D	27.E	28.A	29.D	30.B
31.E	32.C	33.D	34.B	35.E
36.A	37.B	38.D	39.D	40.A

（二）A₂型题

1.B	2.C	3.A	4.A	5.E
6.C	7.A	8.D	9.B	10.A
11.D	12.B	13.C	14.E	15.C
16.E	17.D	18.D	19.C	20.E
21.A	22.B	23.C	24.A	25.A
26.C	27.E	28.C		

（三）B型题

1.C	2.E	3.B	4.C	5.A
6.B	7.E	8.D	9.C	10.D
11.C	12.D	13.B	14.C	15.E
16.A	17.D	18.E	19.A	20.D
21.C	22.E	23.D	24.E	25.A
26.C	27.E	28.B	29.C	30.D
31.A	32.C	33.E	34.C	35.D
36.E	37.D	38.C	39.A	40.A
41.C	42.E	43.A	44.B	45.E
46.B	47.D	48.E	49.C	50.B
51.A	52.A	53.D	54.E	55.B
56.C	57.D	58.A	59.E	60.C
61.B	62.C	63.D	64.B	65.C
66.E				

（四）X型题

1.B、C、D	2.A、C、E
3.A、C、D	4.B、C、E
5.B、C、D、E	6.B、C、D、E
7.A、B、C、D	8.B、C、D
9.A、B、D、E	10.A、C、D
11.B、C、E	12.A、C、E
13.B、C、D、E	14.A、C、E
15.A、D、E	16.C、D
17.C、D、E	18.B、C、D、E
19.A、B、D、E	20.C、D、E
21.A、B、D	22.D、E
23.A、B、E	24.C
25.B、C、D、E	26.A、B、D
27.D、E	28.C、D、E
29.A、B、D	30.A、E

二、填空题

1. yuán　矮墙
2. 病证　病因
3. 孩　小儿笑声
4. 随着当地风俗的不同而改变行医科目
5. bì　征召
6. 麻沸散　五禽戏
7. 渐渐地
8. 母教之德
9. 失容　公事繁忙
10.《素问》　《针经》　《明堂孔穴针灸治要》
11. 弃官引退
12. 作者自己　贤才
13.《小儿药证直诀》
14. 胆气偏盛,横逆不下　"横"
15. 闭门
16. 侵凌
17. 唉
18. 由
19. 许文懿　罗知悌
20.《相火论》　《阳有余阴不足》
21.《论语》　正直　诚信　博学
22. 人或物聚集之地

三、改错题

1. "谨慎"当改为"恭敬地"。
2. "没有"当改为"不要"。
3. "土堆"当改为"矮墙"。
4. "路过"当改为"到"。
5. "鸡叫的时候"当改为"古代时辰名,相当于凌晨1~3时"。
6. "病人诉说病状"当改为"从外形审察病人"。
7. "不会停止"当改为"不可详尽说出"。
8. "汤面"当改为"面食的统称"。
9. "小人物"当改为"蔑称,指华佗"。
10. "所以"当改为"必定"。
11. "屡荐不仕"当改为"谓'弃官引退'"。
12. "其中"当改为"符合"。
13. "不能赡养"当改为"不富足"。
14. "很快"当改为"招致"。
15. "只有"当改为"希望"。
16. "行迹"当改为"追踪"。
17. "合适"当改为"接近"。
18. "众多貌"当改为"连续不断"。
19. "通'趋'"当改为"逼使"。
20. "(皇帝)赐给粉红色丝帛官服"当改为"赤色"。
21. "使动"当改为"为动"。
22. "复词偏义,偏指'昼'"当改为"夜以继日"。
23. "那样做是不对的"当改为"(过去所学的东西)那些是错误的"。
24. "大的方面"当改为"大略"。
25. "仍然"当改为"又"。
26. "观察自己"当改为"排除杂念"。
27. "大便不畅通"当改为"泄下病"。
28. "进修学业"当改为"经营产业"。
29. "士大夫"当改为"旧时官宦的代称"。
30. "民璞"当改为"战国苏秦,字季子"。
31. "名利场所"当改为"尘世"。
32. "春秋义法"当改为《春秋》一书所阐明的要旨"。

四、词义解释题

1. 语:告诉。
2. 殆:大概。
3. 诞:欺骗。
4. 走:跑。

5. 曲：委曲、详尽。

6. 瞚：同"瞬"，眨眼。

7. 挢然：举起貌。

8. 中阙：宫殿中门。

9. 咳：小儿笑声。

10. 写形：谓从外形审察病人。

11. 服臆：气郁满胸中　服，通"愊"。

12. 涕：眼泪。

13. 及：达到。

14. 蚤：通"早"。

15. 贵：尊重。

16. 重：很。

17. 由：遵循。

18. 辟：征召。

19. 且：将近。

20. 舍去：放弃离开。

21. 行差：随即痊愈。

22. 故：过去，从前。

23. 兒：姓。

24. 卒：通"猝"。

25. 中宿：半夜。

26. 无赖：无奈。

27. 许：处所。

28. 逆：迎面。

29. 向：刚才。

30. 大酢：甚酸。

31. 稍：渐渐地。

32. 多：常常。

33. 可：大约。

34. 见：立。

35. 数：屡次。

36. 信：确实。

37. 传：递解，递送。

38. 工：精良。

39. 含宥：宽容、饶恕。

40. 养：拖延。

41. 去：藏。

42. 禽：鸟兽总称。

43. 徒：迁移。

44. 鞅掌：失容。

45. 足：完备。

46. 耽玩：酷嗜研习。

47. 箴：规劝。

48. 中：符合。

49. 草莽臣：在野臣子。

50. 闲：通"娴"，熟悉。

51. 速：招致。

52. 婴：遭受。

53. 呼禽：一息之间，形容顷刻之间。

54. 糠麩：指粗劣的食粮，喻才智低下。

55. 输实：竭尽忠诚。

56. 旍：识别。

57. 浊：搅混。

58. 行服：谓穿孝服居丧。

59. 迹：追踪。

60. 殁：死。

61. 垂：接近。

62. 老宿：指年老而有名望的人。

63. 居亡何：过了不久。

64. 杜门：闭门。

65. 襁负：用襁褓包着而背来的小儿。

66. 趣：逼使。

67. 火急：指面部所现赤色甚重。

68. 怿：高兴。

69. 窥："窥"的异体字，看，阅读。

70. 笃行：行为淳厚，纯正踏实。

71. 曩：从前，过去。

72. 褊：指心胸狭隘。

73. 涣焉：消散貌。

74. 末疾：四肢的疾患。

75. 辐凑：车辐集中于轴心。喻聚集。

76. 班班：明显貌。

77. 伦：条理。

78. 衣裾：衣服的前襟。

79. 内观：犹内视，谓不视外物，排除杂念。

80. 少选：一会儿。

81. 矻矻：勤奋不倦貌。

82. 春秋：指年龄。

83. 涴：沾污。

84. 溥：广大之义。

85. 谅：诚信。

86. 少：轻视。

87. 多：推崇。

88. 遗：wei，给予。

89. 乃今：而今。

90. 摭：摘取；拾取。

91. 伏轼：驾车。

92. 渊薮：喻人或物聚集之地。

93. 好修：喜好修饰仪容。喻重视道德修养。

94. 大较：大略情况。

95. 缙绅：旧时官宦的代称。

96. 于于：悠悠自得的样子。

97. 侮：轻慢。

98. 下：鄙视；轻视。

99. 犁然：明辨貌。

100. 胡然：为什么；怎么。

五、语译题

1. 客馆里的客人长桑君到，只有扁鹊认为他奇特不凡，常常恭敬地款待他，长桑君也知道扁鹊不是一般人。出入客馆十多年才叫来扁鹊私下留坐。

2. 扁鹊说："血脉正常，奇怪什么呢？过去秦穆公曾经像这样，七天就醒过来了，现在您主君的病跟秦穆公相同，不超过三天一定痊愈。"过了两天半，赵简子就醒过来了。

3. 听到疾病的症状，就能说出它的病因；听到疾病的原因，就能指出它的症状。疾病反映在人的体表，不超出千里远的地方，确诊的根据非常多，不可详尽地说出。

4. 假使齐桓侯预先知道病的征兆，能

让良医得以早一点从事治疗，那么疾病可以痊愈，身体可以存活。人们所担心的事情，担心疾病多；而医生所担心的事情，担心治病的方法少。

5. 在徐州一带拜师求学，同时通晓多种经书。沛国的最高行政领导人举荐他做孝廉，太尉黄琬征召他，他都不就位。

6. 随即如同华佗所说，病人立刻吐出一条寄生虫，悬挂在车边，打算前往华佗那儿。华佗还没有回家，他的小儿在门前戏耍，迎见病人，自言自语地说："好像遇到了我的父亲，车边的寄生虫就是证明。"

7. 于是押解交付给许昌的监狱，考察验证，华佗低头认罪。荀彧请求说："华佗的医术确实精良，是人命所关涉的人，应该宽恕他。"

8. 华佗告诉吴普说："人的身体应该得到活动，但是不应当使它疲惫。活动使五谷化生的精微物质得以消化吸收，血脉流通，疾病不能发生，比方像户枢不腐朽，就是这个道理。"

9. 皇甫谧就感激后叔母，跟从乡里叫席坦的人学习，勤奋努力而不懈怠。安于贫困生活，亲自播种收获，带着经书干农活，于是广泛研究各家典籍的理论。安心而很少有欲望，才有了高尚的志向，以著述为追求目标，自称玄晏先生。

10. 梁柳作百姓时到我这里，我迎送不出大门，吃的不外乎是盐菜，贫穷的人不用酒肉作为礼节。今天他作了郡守，而迎送他，这是以城阳太守为高贵，而以梁柳为低贱，难道符合古人的道德标准吗？这不是我心安的事情。

11. 我因为尪瘁症，被学术的旨趣所迷，因病弃官引退，散发在山林丘陵，与官员们不熟悉了，和百姓们为伍，皇帝陛下拨开榛丛，采摘兰花，同时收采了青蒿和艾草，因此皋陶抖掉粗麻短衣上的尘土，入朝为官，不仁者难以存在。

12．我听说上有圣明的君主，在下就有竭尽忠诚臣子；在上存在宽厚的政治，在下就有倾注全身的臣子。希望陛下保存流传神明、宽厚的精神，再识别俊杰之士，在傅岩寻求傅说那样的隐士，在渭河之滨，访求垂钓的姜子牙，不要让泥沙搅浑清澈的流水。

13．他谈论医学的道理，各位年老而有名望的人不能自持己见而问难。不久后，他因为自己有病，便不再给别人看病。哲宗皇帝又召见他到宫禁之中侍侯。过了很久，钱乙又以疾病为由辞官回乡，皇上准许带着印绶回家治疗，于是不再起用做官。

14．告退后回到家乡居住，闭门不戴帽也不穿鞋，坐卧在床上，经常阅读历史杂说一类的书籍，有客人来访时就以酒款待畅谈。如果想到哪里去，就叫两个仆人抬着轿子，出入在里巷之间，别人有时邀请他，也不肯去。病人每天登门求治，有的扶携着老弱病人或背着小孩，接连不断地到他家里来找他治病。

15．钱乙治病处方用药广泛，不认为某一师出名就墨守其法，所治各种疾病都通晓，不仅仅是小儿科医生。对各种书没有不阅读的，别的医生墨守古法，钱乙治病常超越古人的法则，舍弃成规，最终与前人治法的疗效相合。

16．刘跂评赞说：钱乙不只是他的医术值得称赞啊。他的品行厚重，像一个儒者一样，他的奇特不凡的气节，像扶弱抑强、仗义相助的豪侠一样。他只愿意行医而不愿意做官显名，又类似有道德修养的人。

17．就感慨地说："读书人如果精通一种技艺，把爱己的仁爱之心推及到众人身上，即使在当时不出仕做官，好像做官一样。"于是朱震亨全部地焚烧抛弃过去所学习的科举考试的学业，专心致力于医学。

18．其它人拘泥固执，死守古法，丹溪翁则灵活掌握，变化运用，而最后与古代的经典相吻合。当时学习的人都像声音一样随响，像影子一样附形，丹溪翁教诲他们勤奋不倦，忘记疲劳。

19．不是自己心目当中的朋友不结交，不是心目中的道理不谈论。喜好谈论古今的得与失，有天下之忧的感慨。社会上有名望的公卿多有屈己下问的，丹溪翁为他们直接陈述治国治民的道理，没有顾虑和回避。

20．左丘明曾经说："仁人的话，它的好处广大啊！"确实啊。像丹溪翁这样的人，大概就是古代所说的正直、诚信、博学的好朋友，又怎么可以因为他是医师而轻视他呢。

21．父亲叫他经商，民莹便经商，勤勉不懈地经营产业。后来遇上督学使者萧子雍巡视歙县，一起举荐民莹、民璞，补为县里的生员秀才。

22．于是他辞谢了学官，舍弃了科举考试的学生。每天拴上门把自己关在房里，随心而坐，书桌上放置有《离骚》、《素问》等书，睡觉起床自便，一概不问门外事，即便是家务或左右纠纷，始终不影响他的思想，因此收获逐渐多起来，精神更旺。

23．有一年闹饥荒，浙江官员下令阻止粮食出境救荒，民莹便引证《春秋》一书中所阐述的要旨，写信给朝廷的部吏，请求取消这道禁令。这封信收在文集中，这里不记载。

24．如果他能得志，那他的谋智策划又怎可用得尽呢？而如今他的家，吃的不超过上等农家水平，享年不到中寿，家中之财产是仅有现存之物。真可叹息啊！

六、阅读题

（一）

1．扁鹊过赵，赵王太子暴疾而死，鹊造宫门，曰："吾闻国中卒有壤土之事，得无有急乎？"中庶子之好方者应之曰："然。王太子暴疾而死。"扁鹊曰："入言郑医秦越人能活太子。"中庶子难之曰："吾闻上古之为医者曰苗父，苗父之为医也，以菅为席，以刍为狗，北面而祝，发十言耳，请扶而来者，举而来者，皆平复如故。子之方能如此乎？"扁鹊曰："不能。"又曰："吾闻中古之为医者曰俞柎，俞柎之为医也，搦脑髓，束肓莫，炊灼九窍，而定经络，死人复为生人，故曰俞柎。子之方能若是乎？"扁鹊曰："不能。"中庶子曰："子之方如此，譬若以管窥天，以锥刺地，所窥者甚大，所见者甚少，钧若子之方，岂足以变骇童子哉？"扁鹊曰："不然。物故有昧揣而中蛟头，掩目而别白黑者。太子之疾，所谓尸厥者也。以为不然，入诊之，太子股阴当湿耳，中焦焦如有啸者，声然者，皆可治也。"中庶子入报赵王。赵王跣而趋出门，曰："先生远辱，幸临寡人，先生幸而有之，则粪土之息，得蒙天履地，而长为人矣。先生不有之，则先犬马填沟壑矣。"言未已，涕泣沾襟。扁鹊遂为诊之，先造轩光之灶，八成之汤，砥针砺石，取三阳五输，子容捣药，子明吹耳，阳仪反神，子越扶形，子游矫摩，太子遂得复。生天下闻之，皆曰扁鹊能生死人，鹊辞曰："予非能生死人也，特使夫当生者活耳，夫死者犹不可药而生也。"悲夫！乱君之治，不可药而息也，《诗》曰："多将熇熇，不可救药。"甚之之辞也。

2.①造：到 ②卒：通"猝"。突然。③得无：莫不是；该不是。 ④肓莫：膏肓与横隔膜。莫，通"膜"。 ⑤昧揣：暗中抛出。 ⑥跣：赤脚；光着脚。 ⑦趋：急行；奔跑。 ⑧反神：恢复精神。 ⑨息：子息，儿子。 ⑩将：就要。

3.①中庶子责问他说："我听说上古有个做医生的叫苗父，苗父行医，用菅草编成席子，用刍草扎成狗，面向北方祝祷，不过

念十句咒语，那些被扶着来的，抬着来的，都康复如故。您的治病方法能像这样吗？"

②中庶子说："您的治病方法是如此不行，好比用竹管看天，用铁锥刺地，被看的事物很大，见到的东西很少。像您的方法，怎么能吓唬小孩呢？"

4.①俞柎之为医也，搦脑髓，束肓莫，炊灼九窍，而定经络，死人复为生人，故曰俞柎。

②赵王所称"粪土之息"是自谦之词，犹"贱臣之子"的意思。"犬马"是臣子对君上的自卑之称，亦用为卑幼者对尊长的自谦之称。反映了古人称谓上的自谦现象。

③这句话是由上面的故事引发的感慨，也是作者把上面的故事升华到一个理性的概括。

（二）

1.史称华佗以恃能厌事，为曹公所怒，荀文若请曰："佗术实工，人命系焉，宜议能以宥。"曹公曰："忧天下无此鼠辈邪？"遂考竟佗。至仓舒病且死，见医不能生，始有悔之之叹，嗟乎！以操之明略见几，然犹轻杀材能如是；文若之智力地望，以的然之理攻之，然犹不能返其患，执柄者之患，真可畏诸！亦可慎诸！原夫史氏之书于册也，是使后之人宽能者之刑，纳贤者之谕，而惩暴者之轻杀，故自"恃能"至"有悔"，悉书焉。后之惑者，复用是为口实，悲哉！夫贤能不能无过，苟置之理矣，或必有宽之之请，彼壬人皆曰："忧天下无材邪？"曾不知悔之日，方痛材之不可多也。或必有惜之之叹，彼壬人皆曰："譬彼死矣，将若何？"曾不知悔之日，方痛生之不可再也。可不谓大哀乎？

2.①工：精良。 ②宥：宽恕。 ③原：原来。 ④轻：轻率。 ⑤口实：话柄。 ⑥苟：如果。 ⑦壬人：佞人。花言巧语献媚之人。 ⑧曾：竟然。 ⑨再：第

二次活。

3. 啊！凭着曹操的聪明才略，能够看见事物的征兆，仍然还是像这样杀害有才能的人；凭着荀文若的智能地位名望，用言之有据的道理来说服曹操，然而还是不能使曹操的愤怒平息，掌握权柄的人的愤怒，真是可怕啊！也是值得谨慎小心啊！

4. ①意思是作者感叹凭借曹操的聪明和大略，能够观察到事物不明显的情况，但却轻易地杀害了像华佗这样的人才。像荀文若这样具有很高名望的谋士，仍然不能劝说曹操，改变他的愤怒。可见，掌权人的愤怒是多么的可怕啊！也要慎重地对待这样的人。其用意在于告诫后人要宽恕那些有一技之长而有不足的人，要倾听像荀文若那样的贤能人的规劝，而惩罚那些轻率杀戮无辜的残暴者。

②作者认为最大的悲哀是："夫贤能不能无过，苟置之理矣，或必有宽之之请，彼壬人皆曰：'忧天下无材邪？'曾不知悔之日，方痛材之不可多也。或必有惜之之叹，彼壬人皆曰：'譬彼死矣，将若何？'曾不知悔之日，方痛生之不可再也。可不谓大哀乎？"

（三）

1. 按《七略》、《艺文志》：《黄帝内经》十八卷。今有《针经》九卷、《素问》九卷，二九十八卷，即《内经》也。亦有所亡失，其论遐远，然称述多，而切事少，有不编次。比按《仓公传》，其学皆出于《素问》，论病精微。《九卷》是原本经脉，其义深奥，不易览也。又有《明堂孔穴针灸治要》，皆黄帝岐伯选事也。三部同归，文多重复，错互非一。甘露中，吾病风加苦聋，百日方治，要皆浅近，乃撰集三部，使事类相从。删其浮辞，除其重复，论其精要，至为十二卷。《易》曰："观其所聚，而天地之情事见矣。"况物理乎？事类相从，聚之义也。夫

受先人之体，有八尺之躯，而不知医事，此所谓游魂耳！若不精通于医道，虽有忠孝之心，仁慈之性，君父危困，赤子涂地，无以济之。此固圣贤所以精思极论尽其理也。由此言之，焉可忽乎？其本论，其文有理，虽不切于近事，不甚删也。若必精要，俟其闲暇，当撰核以为教经云尔。

2. ①遐远：深远，广博。 ②有：通"又"。 ③错互：交错、互见。 ④要：大致。 ⑤浮辞：空泛不实的言辞。 ⑥先人：指亡故的父母。 ⑦八尺：指身长。 ⑧赤子：本指初生的婴儿，这里泛指老百姓。 ⑨焉：怎么。 ⑩俟：等待。

3. ①等到考查《仓公传》，他的学问都出自于《素问》，《素问》论病精深，《九卷》是以经脉为论述根本，它的义理深奥，不易阅读。

②于是编撰收集三部书籍，使内容类别排列好，删除其中空泛不实之辞，除去重复的言论，选择精辟重要的部分，成为十二卷。

4. ①皇甫谧认为他所见到的《内经》已经不完全了，有所遗失，而且它的论述已经很久远了，其中的内容叙述多而联系临床的少，又不能编排。《素问》论病精细，《灵枢》含义深奥，不易阅读，《明堂孔穴针灸治要》也是黄帝、岐伯的书，三部书籍主旨相同，文字多有重复，错杂交互不止一处。为了使这三部书籍类别统一，删去无用的词句，除掉重复的地方，论述精辟的地方，所以皇甫谧决心编写《甲乙经》。

②《甲乙经》是由《针经》、《素问》、《明堂孔穴针灸治要》三部书整理归纳而成。

（四）

1. 医之为艺诚难矣！而治小儿为尤难。自六岁以下，黄帝不载其说，始有《颅囟经》以占寿夭死生之候。则小儿之病，虽黄帝犹难之，其难一也。《脉法》虽曰："八至

24

为和平，十至为有病。然小儿脉微难见，医为持脉，又多惊啼，而不得其审，其难二也。脉既难凭，必资外证，而其骨气未成，形声未正，悲啼喜笑，变态不常，其难三也。问而知之，医之工也；而小儿多未能言，言亦未足取信，其难四也。脏腑柔弱，易虚易实，易寒易热；又所用多犀珠龙麝，医苟难辨，何以已疾，其难五也。种种隐奥，其难固多，余尝致思于此。又目见庸医，妄施方药，而杀之者，十常四五，良可哀也。盖小儿治法，散在诸书，又多出于近世臆说，汗漫难据，求其要妙，岂易得哉？太医丞钱乙，字仲阳，汶上人，其治小儿，该括古今，又多自得，著名于时，其法简易精审，如指诸掌。

2.①黄帝：传说中原华夏各族的共同祖先。少典之子，姓公孙，居轩辕之丘，故号轩辕氏。 ②难：认为……困难。 ③和平：平和的脉象。 ④见：同"现"。显现。 ⑤凭：作凭证。 ⑥资：依靠。 ⑦骨气：骨骼与气血。 ⑧工：通"功"。事。 ⑨已：治愈。 ⑩指诸掌：即了如指掌。喻对小儿病的治疗非常熟悉了解。诸："之于"的合音词。

3.上述种种隐情与奥妙之处，其中的困难本来就很多，我常常对此深思。又亲眼看到庸医，胡乱开方用药，而伤害患儿的情况十有四五，实在可悲啊。由于小儿病的治法，散在各类医书中，又常出现近代医生的主观臆说，不着边际，难以为据，要探求其中的要领妙理，哪里容易得到呢？

4.①作者认为小儿病有五个方面难治：（一）六岁以下小儿病，《黄帝内经》没有系统的理论论述；（二）小儿脉微，难以显现，医生把脉时，小儿又多害怕惊啼，而不易审察；（三）小儿骨骼气血没有形成，形体和声音都没有成熟，悲啼嬉笑变化无常；（四）小儿多未能完整表述疾病，而他所说的又不

能完全作为凭据；（五）小儿脏腑柔弱，容易得虚证，也容易得实证，容易得寒证，也容易得热证，医生又多用贵重的细药治疗，医生如果对病辨别不利，小儿病就难以治愈。

②序言用主要篇幅论述治小儿病尤其困难的几个原因。

（五）

1.《素问》，载道之书也，词简而义深，去古渐远，衍文错简，仍或有之，故非吾儒不能读。学者以易心求之，宜其茫若望洋，淡如嚼蜡。遂直以为古书不宜于今，厌而弃之，相率以为《局方》之学。间有读者，又以济其方技，漫之省。医道隐晦，职此之由，可叹也。震亨三十岁时，因母之患脾疼，众工束手，由是有志于医。遂取《素问》读之，三年似有所得。又二年，母氏之疾以药而安。因追念先子之内伤，伯考之瞀闷，叔考之鼻衄，幼弟之腿痛，室人之积痰，一皆殁于药之误也。心胆摧裂，痛不可追，然犹虑学之未明。至四十岁，复取而读之。顾以质钝，遂朝夕钻研，缺其所可疑，通其所可通。又四年，而得罗太无讳知悌者为之师，因见河间戴人、东垣、海藏诸书，始悟湿热相火为病甚多，又知医之为书，非《素问》无以立论，非《本草》无以立方。有方无论，无以识病；有论无方，何以模仿？夫假说问答，仲景之书也，而详于外感；明著性味，东垣之书也，而详于内伤。医之为书，至是始备；医之为道，至是始明。由是不能不致疑于《局方》也。《局方》流行，自宋迄今，罔间南北，翕然而成俗，岂无其故哉？徐而思之，湿热相火，自王太仆注文，已成湮没；至张、李诸老，始有发明。人之一身，阴不足而阳有余，虽谆谆然见于《素问》，而诸老犹未表章，是宜《局方》之盛行也。震亨不揣荒陋，陈于编册，并述《金匮》之治法，以证《局方》之未

备。间以己意附之于后。古人以医为吾儒格物致知之一事，故目其篇曰《格致余论》，未知其果是否耶？后之君子，幸改而正诸。

2.①束手：束手无策，没有办法。　②先子：先父，即亡父。　③考：对死去的父辈的称呼。　④室人：妻子。　⑤顾：只是。　⑥间：阻隔。　⑦翕然：一致。　⑧揣：估量。　⑨格物致知：研究事物，获得知识。　⑩诸：之乎。兼词。

3.《素问》是记载医学理论的著作。（它）文辞简约而含义深奥，离上古遥远，多出的文字，错排的简片，还是有这类情况的，所以不是我们儒士是不能阅读它的。可是学习它的人们以不定之心来探求它，他们必然是茫然不知，仰视叹息，就像嚼蜡一样淡而无味。于是只是认为古书不适用于现在，就厌弃了它，一致去学习《局方》之学。偶然有读《素问》的人，又只是用来辅助一下自己的医术，完全不明白它的真正内容。医学理论隐讳不明，主要是这些原因，真是可叹息啊！

4.①在学习《素问》上作者批评了当时学习《素问》以易心求之，不求甚解，并认为古书不适合今天，产生厌倦和抛弃的思想，转而舍本求末，把《局方》之学作为主要的学习内容。又有人完全不了解方剂，因此使医学的理论被埋没。

②作者认为"非《素问》无以立论，非《本草》无以立方。有方无论，无以识病；有论无方，何以模仿？"

③《局方》流行，自宋迄今，罔间南北，翕然而成俗，岂无其故哉？震亨不揣荒陋，陈于编册，并述《金匮》之治法，以证《局方》之未备。

（六）

1.予读《褚氏遗书》有曰："博涉知病，多诊识脉，屡用达药。"尝抚卷以为名言，山居僻处，博历何由？于是广辑古今名贤治法，奇验之迹，类摘门分，世采人列，为书曰《名医类案》，是亦褚氏博历之意也。自夫三坟坠而九邱湮，方书繁而经论废，或指《素》《难》以语人，鲜不以为迂者。医之术日益滥觞，通经学古，世不多见。昔郑·公孙侨聘于晋，适晋侯有疾，卜云："实沉、台骀为祟。"史莫之知，乃问于侨。侨具述高辛、元冥之遗，参汾主封之故，四时节宣之道，通国惊异，以侨为博物君子。太史公作《史记》传淳于意，备书其治病、死生、主名、病状、诊候、方脉，详悉弗遗，盖将以析同异，极变化，求合神圣之道，以立权度于万世。轩岐、俞扁之书，匪直为虚诙已也。今予斯编，虽未敢僭拟先，哲然宣明往范，昭示来学，既不诡于圣经，复易通乎时俗，指迷广见，或庶几焉耳。学者譬之，由规矩以求班，因彀以求羿，引而伸之，溯流穷源，推常达变，将不可胜用矣。书凡十二卷，为门一百八十有奇，间附说于其下云。嘉靖己酉莫秋既望撰。

2.①史莫之知：太史们也不知道他们（指实沉与台骀）是谁。"之"是宾语前置。　②传：为……作传。　③备：完备；齐备。　④权度：准则法度。　⑤虚诙：荒诞的玩笑。　⑥僭：超越本分。　⑦诡：违反。　⑧庶几：希望。　⑨胜：尽也。　⑩莫秋：暮秋。莫，同"暮"。

3.自从三坟（传说中三皇之书）失传而九邱（传说中为九州之志）被湮没，医方书虽很多而医论却偏废，有人指着《素问》、《难经》来告诉别人，很少不被认为是不合时宜的人。医术一天天日渐衰微，通晓经论学习古代名医的人，在社会上也不多见。

4.①《褚氏遗书》的名言是："博涉知病，多诊识脉，屡用达药。"即广泛地涉猎医学理论就会懂得疾病，多诊病就会认识脉象，经常地用药就会通达药理的意思。

②《名医类案》取名之意是："广辑古

今名贤治法，奇验之迹，类摘门分，世采人列，为书曰《名医类案》，是亦褚氏博历之意也。"

③"由规矩以求班，因彀以求羿"两句意思是遵循规矩因此学习鲁班，掌握弓箭就要学习后羿。喻学习要求从本原开始。其中"班"指鲁班，我国古代杰出的建筑工匠，传为春秋时鲁国人，姓公输，名班（般），后世被尊为建筑工匠的祖师。"羿"指后羿，古代神话传说中善射的人。

第二单元 序言（7～16课）

习题

一、选择题（答案在P65）

（一）A₁型题

1. "昔仲尼没而微言绝"（7）中"没"意思是（　）
   - A. 没有
   - B. 沉没
   - C. 死亡
   - D. 隐没
   - E. 没落

2. "汉兴，改秦之败"（7）中"败"意思是（　）
   - A. 衰败
   - B. 失败
   - C. 败坏
   - D. 弊政
   - E. 败绩

3. "迄孝武世，书缺简脱，礼坏乐崩"（7）中"孝武"为（　）
   - A. 谥号
   - B. 庙号
   - C. 年号
   - D. 字号
   - E. 别号

4. "每一书已，向辄条其篇目"（7）中"条"意思是（　）
   - A. 条理
   - B. 条目
   - C. 分条
   - D. 分条列出
   - E. 条条

5. "今删其要，以备篇籍"（7）中"删"意思是（　）
   - A. 删去
   - B. 缩减
   - C. 调整
   - D. 节取
   - E. 修改

6. "医经者，原人血脉、经落"（7）中"原"意思是（　）
   - A. 原来
   - B. 推原
   - C. 原因
   - D. 本原
   - E. 缘故

7. "同死生之域，而无怵惕于胸中"（7）中"怵惕"意思是（　）
   - A. 忧虑
   - B. 恐惧
   - C. 警惕
   - D. 痛苦
   - E. 烦恼

8. "七十子丧而大义乖"（7）中"大义"意思是（　）
   - A. 礼义
   - B. 正道
   - C. 六经要旨
   - D. 大德
   - E. 正义

9. "下及诸子传说，皆充秘府"（7）中"府"是（　）
   - A. 直接引申义
   - B. 本义
   - C. 间接引申义
   - D. 假借义
   - E. 比喻义

10. "余宗族素多，向余二百"（8）中"向"意思是（　）
    - A. 一向
    - B. 从前
    - C. 趋向
    - D. 刚才
    - E. 向着

11. "若能寻余所集，思过半矣"（8）中"思过半"意思是（　）
    - A. 发现很多
    - B. 思考很多
    - C. 收益很多
    - D. 很多
    - E. 疑虑很多

12. "明堂阙庭，尽不见察"（8）中"见"意思是（　）
    - A. 看见
    - B. 同"现"
    - C. 见解
    - D. 相当于"被"
    - E. 能够

13．"省病问疾，务在口给"（8）中"口给"意思是（　　）

    A．才能出众   B．聪明敏锐

    C．见解高明   D．口才敏捷

    E．言语木呐

14．"赍百年之寿命，持至贵之重器"（8）中"赍"意思是（　　）

    A．奉献   B．拿着

    C．赏赐   D．断送

    E．依赖

15．"若是轻生，彼何荣势之云哉"（8）句中的前置宾语是（　　）

    A．云   B．之

    C．彼   D．何

    E．何荣势

16．"自非才高识妙，岂能探其理致哉"（8）意思是（　　）

    A．若不是才学高深之人，怎能探求医理要旨

    B．自己不是才学高深之人，怎能探求医理要旨

    C．虽然自己才学不高，仍能探求医理要旨

    D．若医理高深，怎能探求医理要旨

    E．自恃才学高深，何不探求医理要旨

17．"运阴阳以播物"（9）中"播"的意思是（　　）

    A．传播   B．维持

    C．繁殖   D．覆盖

    E．运行

18．"资亭育以尽年"（9）中"亭"的意思是（　　）

    A．充分   B．长期

    C．养育   D．稳定

    E．仔细

19．"而五味或爽，时昧甘辛之节"（9）

中的"或"意思是（　　）

    A．假如   B．或许

    C．有时   D．有人

    E．语气助词

20．"撼陶氏之乖违"（9）中的"撼"意思是（　　）

    A．指出   B．改正

    C．检取   D．删去

    E．罗列

21．以下属于同义词复用的是（　　）

    A．"惜其年代浸远"（9）中的"浸远"

    B．"或两论并吞，而都为一目"（11）中的"并吞"

    C．"名医继轨，更相祖述"（9）中的"祖述"

    D．"历十二年，方臻理要"（11）中的"理要"

    E．"定偃侧于人形"（9）中的"偃侧"

22．"窃以动植形生，因方舛性"（9）中的"方"意思是（　　）

    A．产地   B．处方

    C．炮制方法   D．方向

    E．贮藏方法

23．"中外交侵，形神分战"（9）中的"中外"指（　　）

    A．体内外   B．内外邪

    C．阴阳   D．表里

    E．虚实

24．"六气斯沴，易愆寒燠之宜"（9）中"愆"意思是（　　）

    A．阻塞   B．形成

    C．失去   D．推迟

    E．通"迁"

25．"范金揉木，逐欲之道方滋"（9）中的"范"意思是（　　）

    A．规范

B.用模型铸造

C.像模型一样

D.铸造器物的模子

E.用模型

26."饮食伺衅,成肠胃之眚"(9)中的"衅"的意思是(　　)

    A.挑衅　　　　B.灾害

    C.征兆　　　　D.间隙

    E.饥饿

27."渐固膏肓,期于夭折"(9)的"期"的意思是(　　)

    A.必定　　　　B.期望

    C.时期　　　　D.一年

    E.预期

28."梁陶宏景雅好摄生"(9)中"雅"的意思是(　　)

    A.高雅　　　　B.崇尚

    C.平素　　　　D.非常

    E.经常

29."丹青绮焕,备庶物之形容"(9)中"形容"的意思是(　　)

    A.形象仪容　　B.形态状貌

    C.炮制方法　　D.性质作用

    E.种类

30."渐固膏肓,期于夭折"(9)中"固"的意思是(　　)

    A.深入

    B.牢固

    C.通"痼",顽疾

    D.必定

    E.固定

31."俾厥土宇,用能康宁"(10)中"土宇"意思是(　　)

    A.土地　　　　B.领土

    C.百姓　　　　D.宇宙

    E.天地

32."泊周之王,亦有冢卿"(10)中"王"意思是(　　)

    A.帝王　　　　B.王朝

    C.王业　　　　D.成就王业

    E.王侯

33."格于医道,掌其政令"(10)中"格"意思是(　　)

    A.拒,阻　　　B.掌握

    C.探究　　　　D.纠正

    E.顺从

34."岁终稽考而制其食"(10)中"制其食"意思是(　　)

    A.制定他们的饮食标准

    B.控制他们的饮食

    C.确定他们的俸禄

    D.限制他们的俸禄

    E.创立新食谱

35."我国家率由兹典,动取厥中"(10)中"率由"意思是(　　)

    A.遵循　　　　B.率领

    C.大抵　　　　D.由于

    E.大多

36."夫圣人之德,又何加于此乎"(10)中"加"意思是(　　)

    A.超过　　　　B.增加

    C.施加　　　　D.加强

    E.侵害

37."载祀绵远"(10)意思是(　　)

    A.书籍久远　　B.年代久远

    C.文字深奥　　D.祭祀古圣

    E.记载深远

38."简编亏替"(10)的意思是(　　)

    A.书简匮乏

    B.书简编排不易

    C.替代的书简

    D.书简残缺不全

    E.竹简缺少

39."讨简则功倍力烦,取舍则论甘忌苦"(10)中"论甘忌苦"谓(　　)

    A.无论甘苦

B. 有甘有苦

C. 义偏在"论甘"

D. 义偏在"忌苦"

E. 进退两难

40. "永言笔削，未暇尸之"（10）中
"尸"意思是（　　）

A. 表现　　　B. 主持

C. 陈列　　　D. 空谈

E. 操作

41. "便繁台阁二十余载"（10）中"便
繁"意思是（　　）

A. 多次供职　　B. 多次出入

C. 便于拥有　　D. 便于多次

E. 方便繁荣

42. "遭逢有道，遂踬亨衢"（10）中
"亨衢"意思是（　　）

A. 喻大道

B. 喻道路畅通

C. 喻官运

D. 喻官运亨通

E. 四通八达的道路

43. "不诬方将，请俟来哲"（10）中
"不诬方将"谓（　　）

A. 不诬蔑将来学医的人

B. 不诬蔑正在学医的人

C. 不欺骗正在学医的人

D. 不欺骗将来学医的人

E. 不诬蔑医生

44. "今并味精英，钤其要妙"（10）中
"并味"意思是（　　）

A. 一起体会　　B. 同时体会

C. 共同获取　　D. 汇总研究

E. 并要研究

45. "岁在执徐月之哉生明者也"（10）
中"岁在执徐"属于（　　）

A. 年号记年　　B. 干支纪年

C. 生肖纪年　　D. 太岁纪年

E. 岁星纪年

46. "拯黎元于仁寿，济赢劣以获安者"
（11）中"赢劣"的意思是（　　）

A. 衣食粗劣之人

B. 品质恶劣之人

C. 体弱多病之人

D. 处境险恶之人

E. 疏于养生之人

47. "葳谋虽属乎生知，标格亦资于诂
训"（11）意在强调（　　）

A. 天资之聪明　B. 知识之完备

C. 见解之周密　D. 训诂之重要

E. 方法之得当

48. "然而其文简，其意博，其理奥，
其趣深"（11）中"趣"的意思是（　　）

A. 趣味　　　B. 旨意

C. 兴趣　　　D. 趋向

E. 影响

49. "而命世奇杰，时时间出焉"（11）
中"命世"的意思是（　　）

A. 命名于世　　B. 命世人

C. 闻名于世　　D. 使世人

E. 诞生于世

50. "岁月既淹，袭以成弊"（11）中
"淹"的意思是（　　）

A. 滞留　　　B. 长久

C. 淹没　　　D. 埋没

E. 流逝

51. "至道流行，徽音累属"（11）中的
"属"的意思是（　　）

A. 接续

B. 属于

C. 种类　　　D. 通"嘱"，嘱托

E. 产生

52. "幸遇真经，式为龟镜"（11）中的
"式"意思是（　　）

A. 用　　　　B. 通"试"

C. 法式　　　D. 遵照

E. 当作

53. "泊雷公请问其道"（12）中"泊"

31

的意思是( )

    A. 发语词   B. 表敬副词

    C. 自从   D. 等到

    E. 当初

54. "王泽不流,则奸生于下"(12)中"流"的意思是( )

    A. 流动   B. 传播

    C. 分布   D. 流变

    E. 颂传

55. "故谨医砭以救民"(12)中"谨"的意思是( )

    A. 谨慎   B. 恭敬

    C. 注重   D. 守护

    E. 使用

56. "去圣寝远,其学难精"(12)中"寝"的意思是( )

    A. 浸润   B. 久远

    C. 逐渐   D. 虽然

    E. 已经

57. "洪惟我后,勤哀兆庶"(12)中的"洪"的意思是( )

    A. 大福   B. 大恩

    C. 洪大   D. 语首助词

    E. 表谦副词

58. "丸艾而坏肝,投针而失胃"(12)中"丸艾"的意思是( )

    A. 艾丸

    B. 药丸和艾灸

    C. 用艾丸灸之

    D. 抟成艾炷灸之

    E. 义偏于"艾",指艾灸

59. "迪帝轩之遗烈,祗文母之慈训"(12)中的"迪"的意思是( )

    A. 启迪   B. 发扬

    C. 继承   D. 遵循

    E. 仰慕

60. "增古今之救验,刊日相之破漏"(12)中"刊"的意思是( )

    A. 订正   B. 公布

    C. 删除   D. 发现

    E. 指出

61. "窍而达中,刻题于侧"(12)中"窍"的意思是( )

    A. 孔窍   B. 凿成孔窍

    C. 穴位   D. 窍门

    E. 贯通

62. "肇颁四方,景式万代"(12)中"景式"的意思是( )

    A. 大力推广   B. 大的模式

    C. 好的模式   D. 做最好的模式

    E. 永久留传

63. "窍而达中,刻题于侧"(12)中"题"的意思是( )

    A. 题写   B. 刻写

    C. 名称   D. 孔窍

    E. 题目

64. "亦仅仅晨星耳中"(13)中的"晨星"喻( )

    A. 常见的人和事

    B. 早上的星星

    C. 宝物稀少

    D. 人才稀少

    E. 佳作稀少

65. "碔玉莫剖,朱紫相倾"(13)中的"朱紫相倾"比喻意思是( )

    A. 互相倾慕

    B. 朱紫色相比较

    C. 朱紫色相排挤

    D. 朱紫色相差很远

    E. 真伪混淆

66. "如对冰壶玉鉴,毛发可指数也"(13)是比喻《本草纲目》一书( )

    A. 文采华美   B. 构思独特

    C. 条理清晰   D. 文句整齐

    E. 文词精练

67. "李君用心嘉惠何勤哉"(13)中的

"嘉惠"意思是( )

    A.嘉奖恩惠   B.美的恩惠

    C.普遍的恩惠 D.施加恩惠

    E.良好；美好

68."藏之深山石室无当，盍锓之"(13)中的"盍"意思是( )

    A.通"河"   B.通"去"

    C.为何   D.应该

    E.何不

69.次以集解、辨疑、正误，详其土产形状也（13）此句中"正、详"分别是( )

    A.动词 动词

    B.形容词 形容词

    C.形容词 动词

    D.名词 形容词

    E.动词 形容词

70."巨细通融，歧贰毕彻"(14)中"毕"的同义词是( )

    A.巨   B.细

    C.通   D.融

    E.彻

71."继而绎之久"(14)中"绎"的意思是( )

    A.练习   B.学习

    C.探究   D.阅读

    E.编写

72."藏府治内，经络治外"(14)中的"治"意思是( )

    A.治疗   B.主宰

    C.治理   D.正常

    E.探究

73."反复更秋，稍得其绪"(14)可译为( )

    A.反复多次整理，才掌握其内容

    B.多次更改，才理出头绪

    C.反复多年，逐渐掌握内容

    D.经历多年，逐渐理出头绪

E.多年更改，逐渐掌握内容

74."知必有阙余之谬而随议其后者"(14)中的"阙"意思是( )

    A.敢   B.喊叫

    C.显现   D.看到

    E.了解

75."岂直规规治疾方术已哉"(14)中"直"意思是( )

    A.只是   B.简直

    C.值得   D.等同

    E.遇到

76."并是书且弁髦置之者"(14)中"弁髦置之"谓( )

    A.把缁布冠及额前的短发放在一边

    B.以缁布冠为时髦

    C.当作珍贵之物放置起来

    D.当作无用之物弃置一边

    E.丢弃弁髦

77."因敢忘陋效颦，勉图蚊负"(14)中"蚊负"比喻( )

    A.见识浅陋

    B.能力小而责任重

    C.众说纷纭，无所适从

    D.事物繁多，数不胜数

    E.身小志大

78."正以经文奥衍，研阅诚难"(14)中"衍"意思是( )

    A.繁多   B.深奥

    C.多余   D.错误

    E.久远

79."及乎近代诸家，尤不过顺文敷演"(14)中"敷演"意思是( )

    A.演变   B.扩大

    C.敷衍了事 D.铺叙引申

    E.推陈出新

80."阴阳既立，三才位矣"(14)中"位"意思是( )

A. 位置　　　　B. 并列
C. 位置确定　　D. 固定
E. 出现

81. "《难经》出自《内经》，而仅得其什一"（14）中"什一"是（　　）
A. 约数　　　　B. 分数
C. 虚数　　　　D. 序数
E. 基数

82. "固非敢弄斧班门，然不屑沿街持钵"（14）中的"不屑沿街持钵"意思是（　　）
A. 不愿依赖别人
B. 不愿沿街乞讨
C. 不愿做化缘的和尚
D. 瞧不起沿街乞讨的人
E. 不会瞧不起别人

83. "不拾以图，其精莫聚"（14）中"拾"意思是（　　）
A. 记录　　　　B. 检查
C. 验证　　　　D. 补充
E. 检取

84. "垂不朽之仁慈，开生民之寿域"（14）中"垂"意思是（　　）
A. 开创　　　　B. 钟爱
C. 流传　　　　D. 产生
E. 谦词

85. "时大明天启四年，岁次甲子黄钟之吉"（14）中"黄钟"属于（　　）
A. 月名纪月　　B. 律吕纪月
C. 四季纪月　　D. 序数纪月
E. 太岁纪月

86. "昔欧阳子暴利几绝，乞药于牛医；李防御治嗽得官，传方于下走"（15）此句说明作者对走方医的态度是（　　）
A. 感叹其鲜为人知
B. 批评其乃小道
C. 揶揄只能止痢疗嗽
D. 赞扬其也有可取之处

E. 对其从走方医中得到药方感到遗憾

87. "今之游权门、食厚奉者"（15）中"食"意思是（　　）
A. 食用　　　　B. 享受
C. 供养　　　　D. 俸禄
E. 接受

88. "俨然踞高座、侈功德矣"（15）中"侈"意思是（　　）
A. 奢侈　　　　B. 夸耀
C. 放纵　　　　D. 占据
E. 大

89. "败草毒剂，悉曰仙遗"（15）中"遗"意思是（　　）
A. 遗留　　　　B. 赠送
C. 发放　　　　D. 派遣
E. 创立

90. "部居别白，都成一编"（15）中"部"意思是（　　）
A. 种类　　　　B. 部分
C. 按种类　　　D. 全部
E. 部署

91. "顾其方，旁涉元禁，琐及游戏"（15）中"旁"意思是（　　）
A. 旁边　　　　B. 广泛
C. 别的　　　　D. 同时
E. 除此之外

92. 能替代"败草毒剂，悉曰仙遗"（15）中"悉"的词是（　　）
A. "达内外，定方剂，十全无失者乎"（15）中"全"
B. "存其可济于世者，部居别白，都成一编"（15）中"都"
C. "胥能识证、知脉、辨药，通其元妙者乎"（15）中"胥"
D. "此圣贤所以精思极论尽其理也"（15）中"尽"
E. "有得，辄钞撮忘倦"（15）中

的"辄"

93. "抗志以希古人"(16)中"希"意思是(　　)
　　A. 羡慕　　　B. 仰慕
　　C. 仿效　　　D. 胜过
　　E. 学习

94. "亡如世鲜知十之才士"(16)中"如"意思是(　　)
　　A. 到……去　B. 像
　　C. 词尾　　　D. 奈
　　E. 如何

95. "六气之中,君相两火无论已"(16)中"已"意思是(　　)
　　A. 完　　　　B. 过
　　C. 通"以"　D. 通"矣"
　　E. 停止

96. 句中"以"与"至成帝时,以书颇散亡"(7)中"以"义相同的是(　　)
　　A. 所谓温者,寒中之温,以其书本论伤寒也(16)
　　B. 父以授子,师以传弟(16)
　　C. 推而行之,以治六气可也(16)
　　D. 以阙如为耻,不能举一反三(16)
　　E. 抗志以希古人(16)

97. 句中"于"与"未有甚于温病者矣"(16)中"于"用法相同的是(　　)
　　A. 重加芟订,存其可济于世者(15)
　　B. 天下之病孰有多于温病者乎(16)
　　C. 方书始于仲景(16)
　　D. 虽列温病于伤寒之外(16)
　　E. 将见择于圣人矣(14)

98. "且惧世之未信之也,藏诸笥者久之"(16)中"诸"意思是(　　)
　　A. 之　　　　B. 各
　　C. 之于　　　D. 众多

E. 于

99. "咸知溯原《灵》《素》,问道长沙"(16)中"问道长沙"谓(　　)
　　A. 询问到长沙的路
　　B. 向张长沙(仲景)问路
　　C. 向张仲景请教
　　D. 向张仲景的著作求教
　　E. 向长沙问路

100. "子云其人必当旦暮遇之"(16)中"旦暮"意思是(　　)
　　A. 早上　　　B. 晚上
　　C. 早晚　　　D. 很快
　　E. 一会儿

101. "穷源竟委,作为是书"(16)中"穷源竟委"意思是(　　)
　　A. 探究流派　B. 探究源流
　　C. 探究根源　D. 不分源委
　　E. 分清本末

102. "世俗乐其浅近,相与宗之,而生民之祸亟矣"(16)中"亟"意思是(　　)
　　A. 频繁　　　B. 急躁
　　C. 迫切　　　D. 赶快
　　E. 加重

(二) A₂型题

1. 以下不属于通假字的是(　　)
　　A. "至齐之得,犹慈石取铁,以物相使"(7)中的"慈"
　　B. "聊以荡意平心,同死生之域"(7)中的"荡"
　　C. "因气感之宜,辩五苦六辛,致水火之齐"(7)中的"辩"
　　D. "战国从衡真伪分争"(7)中的"衡"
　　E. "医经者,原人血脉、经落"(7)中的"落"

2. 以下不属于古今字的是(　　)
　　A. "昔仲尼没而微言绝"(7)中的"没"

35

B. "战国从衡真伪分争"（7）中的"从"

C. "诸子之言纷然殽乱"（7）中的"殽"

D. "因气感之宜，辩五苦六辛，致水火之齐"（7）中的"齐"

E. "以通闭解结，反之于平"（7）中的"反"

3. 以下不属于异体字的是（　　）

A. "战国从衡真伪分争"（7）中的"从"

B. "今其技术晻昧，故论其书，以序方技为四种"（7）中的"晻"

C. "诸子之言纷然殽乱"（7）中的"殽"

D. "聊以盪意平心，同死生之域"（7）中的"盪"

E. "神僊者，所以保性命之真"（7）中的"僊"

4. 以下不属于词类活用的词是（　　）

A. "聊以荡意平心，同死生之域"（7）中的"同"

B. "诸子之言纷然殽乱"（7）中的"殽"

C. "每一书已，向辄条其篇目，撮其指意，录而奏之"（7）中的"条"

D. "方技者，皆生生之具，王官之一守也"（7）中的第一个"生"

E. "至秦患之，乃燔灭文章，以愚黔首"（7）中的"愚"

5. 以下不属于宾语前置的句子是（　　）

A. 下此以往，未之闻也（8）

B. 彼何荣势之云哉（8）

C. 皮之不存，毛将安附焉（8）

D. 明堂阙庭，尽不见察（8）

E. 日用不知，于今是赖（9）

6. 不属于通假字的是（　　）

A. "乃勤求古训，博采众方，撰用《素问》、《九卷》"（8）中的"撰"

B. "并平脉辨证，为《伤寒杂病论》，合十六卷"（8）中的"平"

C. "经络府俞，阴阳会通"（8）中的"俞"

D. "蒙蒙昧昧，惷若游魂"（8）中的"惷"

E. "至齐之得，犹慈石取铁"（7）中的"慈"

7. 以下不含形容词活用作动词的句子是（　　）

A. 丹青绮焕，备庶物之形容（9）

B. 资亭育以尽年（9）

C. 别目以冠篇首（11）

D. 详其指趣，削去繁杂（11）

E. 敕大医以谨方技（12）

8. 以下不含"百姓、众生"义的是（　　）

A. "保我黎烝，介乎寿考"（12）中的"黎烝"

B. "将使多瘠咸诏，巨刺靡差"（12）中的"多瘠"

C. "大庇苍生，普济黔首"（9）中的"黔首"

D. "洪惟我后，勤哀兆庶"（12）中的"兆庶"

E. "咸日新其用，大济蒸人"（11）中的"蒸人"

9. 以下不属于同义（含近义）词复用的是（　　）

A. "六气斯沴，易愆寒燠之宜"（9）中的"寒燠"

B. "拯黎元于仁寿，济羸劣以获安者"（11）中的"羸劣"

C. "标格亦资于诂训"（11）中的

"诂训"

    D."文字昭晰，义理环周"（11）中的"环周"

    E."文字昭晰，义理环周"（11）中的"昭晰"

10．以下不属于同义（含近义）词复用的是（　　）

    A."君臣请问，礼仪乖失者"（11）中的"乖失"

    B."考校尊卑，增益以光其意"（11）中的"增益"

    C."庶厥昭彰圣旨，敷畅玄言"（11）中的"昭彰"

    D."且将升岱岳，非径奚为"（11）中的"岱岳"

    E."而世本纰缪，篇目重迭"（11）中的"纰缪"

11．以下"惟"不属于范围副词的是（　　）

    A．孜孜汲汲，惟名利是务（8）

    B．洪惟我后，勤哀兆庶（12）

    C．学者惟明，至道流行（11）

    D．今之奉行，惟八卷尔（11）

    E．在昔未臻，惟帝时宪（12）

12．以下哪个词语与自谦无关（　　）

    A．"勉图蚊负"（14）中的"蚊负"

    B．"然不屑沿街持钵"（14）中的"沿街持钵"

    C．"因敢忘陋效颦"（14）中的"效颦"

    D．"是编者倘亦有千虑之一得"（14）中的"千虑之一得"

    E．"所谓河海一流，泰山一壤，盖亦欲共掖其高深耳"（14）中的"河海一流，泰山一壤"

13．以下不表示"常常"义的词语是（　　）

    A．"故动则有成，犹鬼神幽赞

（11）中"动"

    B．"故凡遇驳正之处，每多不讳"（14）中"每"

    C．"悬解先觉，吾常闻之"（10）中"常"

    D．"我国家率由兹典，动取厥中"（10）中"动"

    E．"欲宏览而无由，尝引以为撼"（15）中"尝"

14．以下与"为问今之乘华轩、繁徒卫者"（15）中"繁"用法不同的是（　　）

    A．"人每贱薄之"（15）中"贱薄"

    B．"伊然峨高冠、窃虚誉矣"（15）中"峨"

    C．"俨然踞高座、侈功德矣"（15）中"侈"

    D．"沉痼之疾，乌能起废"（15）中"起"

    E．"详其指趣，削去繁杂"（11）中"详"

15．以下不能替代"胥能决死生、达内外、定方剂，十全无失者乎"（15）中"胥"的词是（　　）

    A．"见便得趣，由堂入室，具悉本源"（14）中"具"

    B．"巨细通融，歧贰毕彻"（14）中"通"

    C．"败草毒剂，悉曰仙遗"（15）中"悉"

    D．"存其可济于世者，部居别白，都成一编"（15）中"都"

    E．"巨细通融，歧贰毕彻"（14）中"毕"

16．下列句中的"其"不能用作语气副词的是（　　）

    A．独文懿喜曰："吾疾其遂瘳矣乎！"（5）

    B．繇此言之，儒其可不尽心是书乎

（14）

C. 后世有子云其悯余劳而锡之斤正焉，岂非幸中又幸（14）

D. 秉生受形，咸有定分，药石其如命何（10）

E. 此其臆度无稽，固不足深辨（14）

17. 下列不表示假设含义的是(　　)

A. "使辨之不力，将终无救正日矣"（14）中的"使"

B. "其于至道未明，而欲冀夫通神运微，断乎不能矣"（14）中"其"

C. "若乃分天地至数，别阴阳至候"（10）中"若乃"

D. "自非才高识妙，岂能探其理致哉"（8）中"自"

E. "则圣人不合启金滕，贤者曷为条玉版"（10）中"则"

18. 下列没有形容词词尾的是(　　)

A. 以阙如为耻（16）

B. 俨然峨高冠，窃虚誉矣（15）

C. 亡如世鲜知十之才士（16）

D. 从老得终，闷若无端（18）

E. 夫以蕞尔之躯，攻之者非一涂（18）

19. 下列词不能替换"第以人心积习既久"（14）中"第"的是(　　)

A. 皆　　　　　　B. 但

C. 惟　　　　　　D. 直

E. 特

20. 下列不表示第一人称的词是(　　)

A. "言之未竟，知必有阙余之谬而随议其后者"（14）中的"其"

B. "后世有子云其悯余劳而锡之斤正焉"（14）中的"之"

C. "而相成之德，谓孰非后进之吾师云"（14）中的"相"

D. "斯言之玷，窃为吾子羞之"（10）中的"吾子"

E. "戊寅航海归，过予谭艺"（15）中的"予"

21. 以下不属于词组的是(　　)

A. "发明至理，以遗教后世"（14）中的"发明"

B. "以其书本论伤寒也"（16）中的"书本"

C. "无不首先发表，杂以消导"（16）中的"发表"

D. "昧性命之玄要，盛盛虚虚"（14）中的"盛盛"

E. "恐散于末学，绝彼师资"（11）中的"师资"

22. 下列句中不属于通假字的是(　　)

A. "繇此言之，儒其可不尽心是书乎"（14）中的"繇"

B. "此余之所以载思而不敢避也"（14）中的"载"

C. "能葆其真，合乎天矣"（14）中的"葆"

D. "至于遁天倍情，悬解先觉，吾常闻之矣"（10）中的"常"

E. "今之游权门、食厚奉者"（15）中的"奉"

23. 下列句中没有通假字的是(　　)

A. 此余之所以载思而不敢避也（14）

B. 病斯世之贸贸也，撼先贤之格言（16）

C. 虽百医守疾，众药聚门，适足多疑（10）

D. 王惟一素授禁方，尤工厉石（10）

E. 戊寅航海归，过予谭艺（15）

24. 下列句中没有名词作动词的是(　　)

38

A. 知我罪我，一任当世（16）

B. 洎周之王，亦有冢卿（10）

C. 阴阳既立，三才位矣（14）

D. 上极天文，下穷地纪（14）

E. 而又有目医为小道（14）

25. 下列句中没有使动用法的是（　　）

A. 盛盛虚虚，而遗人夭殃（14）

B. 然后附意阐发，庶晰其蕴（14）

C. 亦所以极元气之和也（10）

D. 便繁台阁二十余载（10）

E. 至于啬神养和，休老补病者，可得闻见也（10）

26. 下列句中没有意动用法的是（　　）

A. 亦所以极元气之和也（10）

B. 吾甚非之，请论其目（10）

C. 斯言之玷，窃为吾子羞之（10）

D. 犹且各是师说，恶闻至论（16）

E. 齐桓侯客之（1）

27. 下列句中的"所以"不表原因的是（　　）

A. 此圣贤所以精思极论尽其理也（14）

B. 此余所以载思而不敢避也（14）

C. 亦所以极元气之和也（10）

D. 而不知其所以然（15）

E. 仆所以心折而信以为不朽之人也（30）

28. 下列句中没有名词作状语的是（　　）

A. 分条索隐，血脉贯矣（14）

B. 并是书且弁髦置之者（14）

C. 靡不缕指而胪列焉（14）

D. 以婚姻之故，贬守房陵（10）

E. 上极天文，下穷地纪（14）

29. 以下词语不表示"只"、"仅仅"义的是（　　）

A. "岂直规规治疾方术已哉"（14）的"直"

B. "苞无穷，协惟一"（14）的"惟"

C. "第以人心积习既久"（14）的"第"

D. "众药聚门，适足多疑"（10）的"适"

E. "即病者亦但知膏肓难挽"（16）的"但"

30. 以下没有宾语前置现象的句子是（　　）

A. 且惧人之未信之也（16）

B. 其何神之与有（14）

C. 其余五气，概未之及（16）

D. 贤者阖为条玉版（10）

E. 第以人心积习既久，讹以传讹（14）

31. 以下不能替换"辨专车之骨，必俟鲁儒"（13）中"俟"的是（　　）

A. 见　　　　B. 待

C. 须　　　　D. 候

E. 胥

32. 以下不含有"研究"、"探究"义的是（　　）

A. "若能寻余所集，思过半矣"（8）中的"寻"

B. "今并味精英，钤其要妙"（10）中的"味"

C. "实性理之精微，格物之通典"（13）中的"格"

D. "予开卷细玩"（13）中的"玩"

E. "岁终稽考而制其食"（10）中的"稽"

33. 以下不含"由"义的是（　　）

A. "繇此言之，儒其可不尽心是书乎"（14）中的"繇"

B. "繇是睹奥升堂"（10）中的"繇"

C. "俾厥土宇用能康宁"（10）中

39

的"用"

D."我国家率由兹典"（10）中的
"由"

E."如此之患，岂由天乎"（10）
中的"由"

34.以下不含语首助词（发语词）的是
（　　）

A.呼！余何人斯（14）

B.粤稽往古（14）

C.洪唯我后，勤哀兆庶（12）

D.夫天布五行，以运万类（8）

E.盖自叔和而下，大约皆以伤寒
之法疗六气之疴（16）

35.以下不能替换"沉瘤之疾，乌能起
废"（15）中"乌"的是（　　）

A.恶　　　　　B.勿

C.岂　　　　　D.安

E.焉

36.以下不含"辨别"义的是（　　）

A."辩五苦六辛，致水火之齐"
（7）中的"辩"

B."并平脉辨证，为《伤寒杂病
论》"中的"平"

C."夫欲视死别生，实为难矣"
（8）中的"视"

D."夫欲视死别生"（8）中的
"别"

E."区分事类，别目以冠篇首"
（11）中的"别"

37.以下不含"一向"义的是（　　）

A."余宗族素多，向余二百"（8）
中的"素"

B."新撰者向数千百卷"（10）中
的"向"

C."余宿尚方术，请事斯语"（8）
中的"宿"

D."梁陶宏景雅好摄生"（9）中
的"雅"

E."冰弱龄慕道，夙好养生"（11）
中的"夙"

38.以下不为"年"义的是（　　）

A."虽复年移代革，而授学犹存"
中的"代"

B."是岁天宝十一载"（10）中的
"载"

C."俾至道不尽明于世者，迨四千
余祀矣"（14）中的"祀"

D."皆出入再三，伏念旬岁"（10）
中的"岁"

E."岁历三十稔，书考八百余家"
（13）中的"稔"

39.下列句中的"益"不是"增加"义
的是（　　）

A.及失其宜者，以热益热（7）

B.梁陶宏景益以注释（9）

C.考校尊卑，增益以光其意（11）

D.而征医之难，于斯益见（26）

E.或益之以畎浍，而泄之以尾闾
（18）

40.以下不含有实词活用现象的是
（　　）

A.故谨医砭以救民（12）

B.肇颁四方，景式万代（12）

C.在昔未臻，惟帝时宪（12）

D.丸艾而坏肝，投针而失胃（12）

E.保我黎烝，介乎寿考（12）

（三）B型题

A.古字　　　　B.通假字

C.异体字　　　D.避讳字

E.繁体字

1."昔仲尼没而微言绝"（7）中
"没"（　　）

2."战国从衡，真伪分争"（7）中的
"衡"（　　）

3."因气感之宜，辩五苦六辛，致水火
之齐"（7）中的"辩"（　　）

A．使动用法　　B．意动用法

C．为动用法　　D．名词用作动词

E．名词作状语

4．"聊以荡意平心，同死生之域"（7）中的"同"（　　）

5．"每一书已，向辄条其篇目，撮其指意，录而奏之"（7）中的"条"（　　）

6．"方技者，皆生生之具，王官之一守也"（7）中第一个"生"（　　）

A．同义复词　　B．偏义复词

C．连绵词　　　D．名词用作动词

E．使动用法

7．"每一书已，向辄条其篇目，撮其指意，录而奏之"（7）中的"条"（　　）

8．"同死生之域，而无怵惕于胸中"（7）中的"怵惕"（　　）

9．"今其技术晻昧，故论其书，以序方技为四种"（7）中的"晻昧"（　　）

A．列举　　　B．排列

C．摘录　　　D．阐发

E．估量

10．"以起百病之本，死生之分"（7）中的"起"（　　）

11．"而用度箴石汤火所施，调百药齐和之所宜"（7）中的"度"（　　）

12．"向辄条其篇目，撮其指意，录而奏之"（7）中的"撮"（　　）

A．同义复词　　B．特殊副词

C．连绵词　　　D．名词用作动词

E．偏义复词

13．"短期未知决诊，九候曾无仿佛"（8）中的"仿佛"（　　）

14．"感往昔之沦丧，伤横夭之莫救"（8）中的"横夭"（　　）

15．"相对斯须，便处汤药（8）"中的"相"（　　）

A．深　　　B．久

C．逐渐　　D．必

E．稍

16．"惜其年代浸远，简编残蠹"（9）中"浸"的意思是（　　）

17．"岁月既淹，袭以成弊"（11）中"淹"的意思是（　　）

18．"披图洞视，如旧饮于上池"（12）中"旧"的意思是（　　）

A．修治　　　B．敬奉

C．因袭　　　D．继承

E．改正

19．"迪帝轩之遗烈，祗文母之慈训"（12）中"祗"的意思是（　　）

20．"命百工以修政令，敕大医以谨方技"（12）中"修"的意思是（　　）

21．"日用尤急，思革其谬"（12）中"革"的意思是（　　）

A．坚持　　　B．固执

C．工匠　　　D．众官员

E．众百姓

22．"洪惟我后，勤哀兆庶"（12）中"兆庶"的意思是（　　）

23．"命百工以修政令，敕大医以谨方技"（12）中"百工"的意思是（　　）

24．"上又以古经训诂至精，学者封执多失"（12）中"封执"的意思是（　　）

A．失去　　　B．造成

C．等同　　　D．超越

E．败坏

25．"六气斯沴，易愆寒燠之宜"（9）中"愆"的意思是（　　）

26．"风湿候隙，遘手足之灾"（9）中"遘"的意思是（　　）

27．"功侔造化，恩迈财成"（9）中"迈"的意思是（　　）

A．化生万物　　B．繁殖

C．相克相乱　　D．病患

E．不符合

28．"饮食伺衅，成肠胃之眚"（9）中

41

"眚"的意思是( )

29．"盖闻天地之大德曰生"（9）中"生"的意思是( )

30．"六气斯沴，易愆寒燠之宜"（9）中"沴"的意思是( )

    A．改动   B．编写

    C．订正   D．删除

    E．变迁

31．"以为《本草经》者，神农之所作，不刊之书也"（9）中"刊"的意思是( )

32．"虽方技分镳，名医继轨，更相祖述，罕能厘正"（9）中"厘正"的意思是( )

33．"兴言撰缉，勒成一家"（9）中"勒"的意思是( )

    A．前人的论述

    B．效法前人，加以论述

    C．个人的学识

    D．神奇的规范

    E．皇上的意图

34．"诠释拘于独学"（9）中"独学"的意思是( )

35．"于是上禀神规，下询众议"（9）中"神规"的意思是( )

36．"名医继轨，更相祖述"（9）中"祖述"的意思是( )

    A．收集   B．检取

    C．符合   D．遵循

    E．精华

37．"遂表请修订，深副圣怀"（9）中"副"的意思是( )

38．"于是上禀神规，下询众议"（9）中"禀"的意思是( )

39．"根、茎、花、实，有名咸萃"（9）中"萃"的意思是( )

    A．完善的理论

    B．完备而周密的见解

    C．经文的精髓要旨

    D．对经文正确理解的标准

    E．全面陈述阐发

40．"庶厥昭彰圣旨，敷畅玄言"（11）中"敷畅"的意思是( )

41．"葳谋虽属乎生知"（11）中"葳谋"的意思是( )

42．"标格亦资于诂训"（11）中"标格"的意思是( )

    A．用   B．汇总

    C．兼   D．前面

    E．在前面加上

43．"或两论并吞，而都为一目"（11）中"都"的意思是( )

44．"幸遇真经，式为龟镜"（11）中"式"的意思是( )

45．"重《经合》而冠《针服》"（11）中"冠"的意思是( )

    A．淹没   B．将要

    C．完备   D．长久

    E．而且将要

46．"岁月既淹，袭以成弊"（11）中"淹"的意思是( )

47．"且将升岱岳，非径奚为"（11）中"且将"的意思是( )

48．"文字昭晰，义理环周"（11）中"环周"的意思是( )

    A．名词作状语

    B．名词用作动词

    C．形容词用作动词

    D．形容词作状语

    E．动词用作名词

49．"范金揉木，逐欲之道方滋"（9）中"范"的用法是( )

50．"遂表请修订，深副圣怀"（9）中"表"的用法是( )

51．"详其指趣，削去繁杂"（11）中"详"的用法是( )

    A．以前   B．接近

C. 方向　　　　D. 归向

　　E. 对着

52. 新撰者向数千百卷（10）（　　）

53. 好学之士，咸知向方（16）（　　）

　　A. 指示代词，这

　　B. 副词，才

　　C. 语气助词

　　D. 副词，就

　　E. 通"渐"，全

54. 具悉本源，斯不致误己误人（14）
（　　）

55. 余何人斯，敢妄正先贤之训（14）
（　　）

56. 六气斯沴，易愆寒燠之宜（9）
（　　）

　　A. 仍然　　　　B. 并且

　　C. 将要　　　　D. 等到

　　E. 如今

57. "犹且各是师说"（16）的"犹且"
（　　）

58. "且将有阐明其意，裨补其疏"
（16）的"且将"（　　）

59. "今且老矣"（15）的"今且"
（　　）

　　A. 大概　　　　B. 如果

　　C. 我　　　　　D. 难道

　　E. 他

60. 此其臆度无稽，故不足深辨（14）
（　　）

61. 繇此言之，儒其可不尽心是书乎
（14）（　　）

62. 知必有阙余之谬而随议其后者
（14）（　　）

　　A. 功业　　　　B. 已经

　　C. 从事　　　　D. 学业

　　E. 职业

63. 宋臣高保衡等叙业已辟之（14）
（　　）

64. 奈何今之业医者（14）（　　）

65. 所谓业擅专门者（14）（　　）

（四）X 型题

1. 属于使动用法的是(　　)

　　A. "聊以荡意平心，同死生之域"
（7）之"同"

　　B. "致水火之齐，以通闭解结，反
之于平"（7）之"反"

　　C. "每一书已，向辄条其篇目，撮
其指意，录而奏之"（7）之
"条"

　　D. "方技者，皆生生之具，王官之
一守也"（7）中第一个"生"

　　E. "今其技术晻昧，故论其书，以
序方技为四种"（7）之"序"

2. 从《汉书·艺文志》序一文可知，西
汉时奉诏整理古籍的总负责人先后是(　　)

　　A. 陈农　　　　B. 刘向

　　C. 任宏　　　　D. 尹咸

　　E. 刘歆

3. 句中"以"作介词，表工具方式的
是(　　)

　　A. 以热益热，以寒增寒（7）

　　B. 以愈为剧，以生为死（7）

　　C. 先王之乐，所以节百事也（7）

　　D. 盖论病以及国（7）

　　E. 以书颇散亡，使谒者陈农求遗书
于天下（7）

4. 以下含有古今字的句子是(　　)

　　A. 辩五苦六辛，致水火之齐（7）

　　B. 以通闭解结，反之于平（7）

　　C. 犹慈石取铁，以物相使（7）

　　D.《宓戏杂子道》二十篇（7）

　　E. 医经者，原人血脉、经落、骨
髓、阴阳、表里

5. 属于联绵词的是(　　)

　　A. "驰竞浮华，不固根本"（8）中
"驰竞"

43

B. "患及祸至，而方震栗"(8)中"震栗"

C. "九候曾无仿佛"(8)中"仿佛"

D. "相对斯须，便处汤药"(8)中"斯须"

E. "咄嗟呜呼"(8)中"咄嗟"

6. "之"用作宾语前置标志的是( )

  A. 若是轻生，彼何荣势之云哉(8)

  B. 皮之不存，毛将安附焉(8)

  C. 多闻博识，知之次也(8)

  D. 下此以往，未之闻也(8)

  E. 精处仍不能发，其何神之与有(14)

7. 以下不含宾语前置的句子是( )

  A. 日用不知，于今是赖(9)

  B. 多闻博识，知之次也(8)

  C. 后世有述焉，吾不为之也(7)

  D. 孜孜汲汲，惟名利是务(8)

  E. 贤者曷为条玉版(10)

8. 以下含有"全"、"都"义的词是( )

  A. "资亭育以尽年"(9)中的"尽"

  B. "草木咸得其性"(9)中的"咸"

  C. "事非金议，诠释拘于独学"(9)中的"金"

  D. "丹青绮焕，备庶物之形容"(9)中的"备"

  E. "凡所加字，皆朱书其文"(11)中的"皆"

9. 以下含有"此"义的词是( )

  A. "六气斯沴，易愆寒燠之宜"(9)中的"斯"

  B. "日用不知，于今是赖"(9)中的"是"

  C. "永嘉丧乱，斯道尚存"(9)中的"斯"

  D. "乖于采摘，乃物是而时非"(9)中的"是"

E. "自时厥后，以迄于今"(9)中的"时"

10. 以下义指"黄帝"的词语是( )

  A. "云瑞名官，穷诊候之术"(9)中的"云瑞"

  B. "昔我圣祖之问岐伯也"(12)中的"圣祖"

  C. "洪惟我后，勤哀兆庶"(12)中的"后"

  D. "迪帝轩之遗烈"(12)中的"帝轩"

  E. "在昔未臻，惟帝时宪"(12)中的"帝"

11. 以下"方"意思是"地方"、"产地"的是( )

  A. 范金揉木，逐欲之道方滋(9)

  B. 窃以动植形生，因方舛性(9)

  C. 然而时钟鼎峙，闻见阙于殊方(9)

  D. 开涤耳目，尽医方之妙极(9)

  E. 亦以雕琢经方，润色医业(9)

12. 以下含有"错误"义的词是( )

  A. "名实既爽，寒温多谬"(9)中的"爽"

  B. "永嘉丧乱，斯道尚存"(9)中的"乱"

  C. "施之君父，逆莫大焉"(9)中的"逆"

  D. "乖于采摘，乃物是而时非"(9)中的"乖"

  E. "《本经》虽阙，有验必书"(9)中的"阙"

13. 以下属于异体字的是( )

  A. "兼《灵枢》九卷，迺其数焉"(11)中的"迺"

  B. "未尝有行不由迳"(11)中的"迳"

  C. "咸日新其用，大济蒸人"(11)

中的"蒸"

D. "华叶递荣，声实相副"（11）中的"华"

E. "且将升岱嶽，非径奚为"（11）中的"嶽"

14. 以下属于通假字的是( )

A. "风湿候隙，遘手足之灾"（9）中的"遘"

B. "暨炎晖纪物，识药石之功"（19）中的"纪"

C. "秋采榆人，冬收云实"（9）中的"人"

D. "更相祖述，罕能釐正"（9）中的"釐"

E. "撰陶氏之乖违"（9）中的"撰"

15. 以下不用作语气助词的是( )

A. "非夫圣人，孰救兹患"（12）中的"夫"

B. "洪惟我后，勤哀兆庶"（12）中的"洪"

C. "保我黎烝，介乎寿考"（12）中的"乎"

D. "昔我圣祖之问岐伯也"（12）中的"之"

E. "葳谋虽属乎生知"（11）中的"乎"

16. 以下属于同义词复用的是( )

A. "与桐、雷众记，颇或蹐驳"（9）中的"蹐驳"

B. "疾瘵多殆，良深慨叹"（9）中的"疾瘵"

C. "铅翰昭章，定群言之得失"（9）中的"昭章"

D. "文字昭晰，义理环周"（11）中的"环周"

E. "至道流行，徽音累属"（11）中的"至道"

17. 以下含有名词活用作状语的句子是( )

A. 咸日新其用，大济蒸人（11）

B. 或识契真要，则目牛无全（11）

C. 辨俗用之纰紊，遂表请修订（9）

D. 秋采榆人，冬收云实（9）

E. 疑者涣然而冰释（12）

18. 以下含有名词活用作状语的句子是( )

A. 凡所加字，皆朱书其文（11）

B. 一以参详，群疑冰释（11）

C. 区分事类，别目以冠篇首（11）

D. 肇颁四方，景式万代（12）

E. 于是上禀神规，下询众议（11）

19. 以下含有名词活用作动词的句子是( )

A. 在昔未臻，惟帝时宪（12）

B. 乃命侍臣为之序引（12）

C. 论病以及国，原诊以知政（12）

D. 咸日新其用，大济蒸人（11）

E. 日用尤急，思革其谬（12）

20. 以下含有名词活用作动词的句子是( )

A. 将使多瘠咸诏，巨刺靡差（12）

B. 区分事类，别目以冠篇首（11）

C. 遂表请修订，深副圣怀（9）

D. 丸艾而坏肝，投针而失胃（12）

E. 孔穴所安，窍而达中（12）

21. 以下含有形容词使动用法的句子是( )

A. 开涤耳目，尽医方之妙极（9）

B. 咸日新其用，大济蒸人（11）

C. 庶厥昭彰圣旨，敷畅玄言（11）

D. 资亭育以尽年（9）

E. 量其意趣，加字以昭其义（11）

22. 以下解释正确的是( )

A. 自时厥后，以迄于今（9）自

时：即那时

    B. 渐固膏肓，期于夭折（9）期：预期

    C. 疾瘵多殆，良深慨叹（9）良：副词，表肯定

    D. 阴阳之候列（11）候：脉候

    E. 诚可谓至道之宗（11）宗：本源

23. 以下注音、释义有误的是（   ）

    A. 验之事不忒（11）忒（tè）：误差

    B. 摭陶氏之乖违（9）摭（shù）：检取

    C. 六气斯沴，易愆寒燠之宜（9）沴（lì）：不和

    D. 事非佥议，诠释拘于独学（9）佥（qiàn）：周密

    E. 洎雷公请问其道（12）洎（jì）：等到

24. 以下用为"流传"、"传播"义的是（   ）

    A. "王泽不流，则好生于下"（12）中的"流"

    B. "悬百王而不朽"（9）中的"悬"

    C. "运阴阳以播物"（9）中的"播"

    D. "《易》有数家之传"（7）中的"传"

    E. "帝炎问百药以惠人"（12）中的"惠"

25. 以下词语属于并列结构的是（   ）

    A. "学者封执多失"（12）中的"封执"

    B. "著辞不若案形"（12）中的"案形"

    C. "丸艾而坏肝"（12）中的"丸艾"

    D. "窃以动植形生，因方舛性"

（9）中的"形生"

    E. "历十二年，方臻理要"（11）中的"理要"

26. 以下"以"字用法一样的是（   ）

    A. 窃以动植形生，因方舛性（9）

    B. 后世之言明堂者以此（12）

    C. 别目以冠篇首（11）

    D. 帝炎问百药以惠人（12）

    E. 上又以古经训诂至精（12）

27. 以下注音、释义均正确的是（   ）

    A. 饮食伺衅，成肠胃之眚（9）眚（shěng）：病患

    B. 葳谋虽属乎生知（11）葳（chǎn）谋：简单的谋略

    C. 有如列宿高悬（11）列宿（xiù）：众星宿

    D. 故辨淑慝以制治（12）慝（ní）：邪恶

    E. 祇文母之慈训（12）祇（zhī）：敬奉

28. 以下陈述正确的是（   ）

    A. "洪惟我后"（12）中的"后"字应写作"後"

    B. "刊日相之破漏"（12）中的"刊"意思是"订正"

    C. "时钟鼎峙，闻见阙于殊方"（9）中的"钟"与"岁次壬寅"（11）中的"次"同义

    D. "三坟"（19）指神农、黄帝、少昊之书

    E. "命百工以修政令"（12）中的"百工"指众医官

29. 以下注释正确的是（   ）

    A. 功侔造化，恩迈财成（9）造化：指创造化育万物的天地

    B. 虽方技分镳，名医继轨（9）分镳：指医界派别林立

    C. 标格亦资于诂训（11）标格：

指对经文的正确理解

D. 开发童蒙，宣扬至理而已（11）童蒙：指幼童

E. 周天之度，三百六十有五（12）周天：谓地球绕太阳一周

30. 以下陈述正确的是（   ）

A. "宝应元年"（11）是年号纪年法

B. "岁次析木"（12）是星岁纪年法

C. "岁次壬寅"（11）是干支纪年法

D. "岁次甲子黄钟之吉"（14）中的"黄钟"是律吕纪月法

E. "嘉庆十有七年壮月既望"（16）中的"壮月"是月名纪月法

31. 以下含有假设语气的句子是（   ）

A. 若越人起死，华佗愈矍（12）

B. 或识契真要，则目牛无全（11）

C. 非夫圣人，孰救兹患（12）

D. 使观者烂然而有第（12）

E. 真气不荣，则痰动于体（12）

32. 以下各句含有发语词的是（   ）

A. 盖闻天地之大德曰生（9）

B. 且将升岱岳，非径奚为（11）

C. 盖教之著矣，亦天之假也（11）

D. 夫释缚脱艰，全真导气（11）

E. 洪惟我后，勤哀兆庶（12）

33. 以下陈述正确的是（   ）

A. "正分寸于腧募"（12）中"募"是"膜"的通假字

B. "定偃侧于人形"（12）中"偃"指人体前后腹背

C. "而五味或爽"（9）和"与桐、雷众记，颇或踳驳"（9）两句中的"或"用法一样

D. "自时厥后"（9）中的"自时"与"由是阙灸针刺之术备焉"（12）中的"由是"意思相同

E. "虽复年移代革"（11）中的"移"和"革"意思相同

34. 以下属于同义复词的是（   ）

A. "事非金议，诠释拘于独学"（9）中的"诠释"

B. "撼陶氏之乖违，辨俗用之纰紊"（9）中的"乖违"

C. "铅翰昭章，定群言之得失"（9）中的"昭章"

D. "含灵之所保曰命，资亭育以尽年"（9）中的"亭育"

E. "惜秦政煨燔，兹经不预"（9）中的"煨燔"

35. 以下含有"错误"义的词是（   ）

A. "而世本纰缪，篇目重迭"（11）中的"纰缪"

B. "稽其言有征，验之事不忒"（11）中的"忒"

C. "君臣请问，礼仪乖失者"（11）中的"乖失"

D. "君臣无夭枉之期"（11）中的"夭枉"

E. "使今古必分，字不杂糅"（11）中的"杂糅"

36. 以下属于句中语气助词的是（   ）

A. "六气斯沴，易愆寒燠之宜"（9）中的"斯"

B. "而五味或爽，时昧甘辛之节"（9）中的"或"

C. "葳谋虽属乎生知"（11）中的"乎"

D. "冀乎究尾明首，寻注会经"（11）中的"乎"

E. "俾工徒勿误，学者惟明"（11）中的"惟"

37. 以下各词含有"众"、"多"义的是（   ）

A. "事非金议，诠释拘于独学"

47

(9) 中的 "金"

B. "丹青绮焕，备庶物之形容"（9）中的 "庶"

C. "咸日新其用，大济蒸人"（11）中的 "蒸"

D. "洪惟我后，勤哀兆庶"（12）中的 "兆"

E. "保我黎烝，介乎寿考"（12）中的 "烝"

38. 以下 "惟" 当 "只" 讲的是（ ）

A. 俾工徒勿误，学者惟明（11）

B. 今之奉行，惟八卷尔（11）

C. 在昔未臻，惟帝时宪（12）

D. 洪惟我后，勤哀兆庶（12）

E. 深惟针艾之法，旧列王官之守（12）

39. 以下属于同义词复用的是（ ）

A. "窍而达中，刻题于侧"（12）中的 "刻题"

B. "上又以古经训诂至精，学者封执多失"（12）中的 "封执"

C. "保我黎烝，介乎寿考"（12）中的 "寿考"

D. "惟帝时宪，乃命侍臣为之序引"（12）中的 "序引"

E. "去圣寝远，其学难精"（12）中的 "寝远"

40. 以下用来表自谦的词语是（ ）

A. "时珍，荆楚鄙人也（13）"的 "鄙人"

B. "幼多羸疾，质成钝椎"（13）的 "钝椎"

C. "乃敢奋编摩之志"（13）的 "敢"

D. "僭名曰《本草纲目》"（13）的 "僭"

E. "愿乞一言，以托不朽"（13）的 "一言"

41. 下列注音及释义皆正确的是（ ）

A. 觇宝气辨明珠（13）觇（zhān）：看

B. 解其装，无长物（13）长（zhàng）：多余

C. 睟然貌也，癯然身也（13）睟（cuì）：憔悴

D. 兹岂仅以医书觏哉（13）觏（gòu）：看待

E. 恚博古如《丹铅卮言》后乏人也（13）恚（huì）：可惜

42. 以下 "斯" 字词义相同的是（ ）

A. 由堂入室，具悉本源，斯不致误己误人（14）

B. 余宿尚方术，请事斯语（8）

C. 张公、华公，皆得斯妙道者也（11）

D. 斯言之玷，窃为吾子羞之（10）

E. 勿约而幽明斯契（11）

43. 含有 "天地" 义词语的句子是（ ）

A. 仰大圣上智于千古之邈（14）

B. 生成之道，两仪主之（14）

C. 苟无穷，协惟一（14）

D. 人之所赖，药石为天（14）

E. 阴阳既立，三才位矣（14）

44. 以下表示 "仅仅"、"只" 义的词是（ ）

A. "今之奉行，惟八卷尔"（14）中 "惟"

B. "岂直规规治疾方术已哉"（14）中 "直"

C. "苟无穷，协惟一"（14）中 "惟"

D. "独以应策多门，操觚只手"（14）中 "独"

E. "第以人心积习既久，讹以传讹"（14）中 "第"

45．以下含有自谦义的词语是（　　）

A．"因敢忘陋效颦，勉图蚊负"（14）中"效颦"

B．"因敢忘陋效颦，勉图蚊负"（14）中"蚊负"

C．"竹头木屑，曾利兵家"（14）中"竹头木屑"

D．"是编者倘亦有千虑之一得"（14）中"千虑之一得"

E．"所谓河海一流，泰山一壤，盖亦欲共掖其高深耳"（14）中"河海一流，泰山一壤"

46．表示"都"、"全"义的词语是（　　）

A．"此圣贤所以精思极论尽其理也"（14）中"尽"

B．"夫《内经》之生全民命"（14）中"全"

C．"由堂入室，具悉本源"（14）中的"具"

D．"斯不致误己误人，咸臻至善"（14）中"咸"

E．"巨细通融，歧贰毕彻"（14）中"通"

47．含有通假字的是（　　）

A．苟无穷，协惟一（14）

B．盖以义有深邃，而言不能该者（14）

C．此余所以载思而不敢避也（14）

D．后世有子云其悯余劳而锡之斤正焉（14）

E．然不屑沿街持钵（14）

48．"而又有目医为小道，并是书且弁髦置之者"（14）中含有（　　）

A．使动用法

B．为动用法

C．名词作状语

D．名词活用作动词

E．名词的意动用法

49．下列属同义词复用的是（　　）

A．"音律象数之肇端"（14）的"肇端"

B．"宋臣高保衡等叙业已辟之"（14）的"业已"

C．"然而载祀绵远，简编亏替"（10）的"载祀"

D．"粤稽往古"（14）的"粤稽"

E．"巨细通融，歧贰毕彻"（14）的"歧贰"

50．以下可表示"主持"义的词是（　　）

A．"生成之道，两仪主之"（14）中"主"

B．"今并味精英，铃其要妙"（10）中"铃"

C．"亦有冢卿，格于医道"（10）中"格"

D．"永言笔削，未暇尸之"（10）中"尸"

E．"久知弘文馆图籍方书等"（10）中"知"

51．以下可表示"治理"义的词语是（　　）

A．"昔者农皇之治天下也"（10）中"治"

B．"藏府治内，经络治外"（14）中"治"

C．"五内洞然，三垣治矣"（14）中"治"

D．"自家刑国，由近兼远"（10）中"刑"

E．"投药治疾，庶几有瘳乎"（10）中"治"

52．下列"一"作范围副词"全、皆"讲的是（　　）

A．为之敷扬三家之旨，而一断于

经（5）

B.知我罪我，一任当世（16）

C.一以参详，群疑冰释（11）

D.苟无穷，协惟一（14）

E.众药聚门，适足多疑，而不能一愈之也（10）

53.以下可表示"到"义的词是(　　)

A."洎周之王，亦有冢卿，格于医道"（10）中的"洎"

B."迨兹厥后，仁贤间出"（10）中的"迨"

C."自南徂北，既僻且陋"（10）中的"徂"

D."上自炎皇，迄于圣唐"（10）中的"迄"

E."博哉！学乃至于此邪"（10）中的"至"

54.以下用作动词的是(　　)

A."我国家率由兹典，勤取厥中"（10）中的"勤"

B."便繁台阁二十余载"（10）中的"便繁"

C."洎周之王，亦有冢卿"（10）中的"王"

D."今并味精英，铃其要妙"（10）中的"并味"

E."皆出入再三，伏念句岁"（10）中的"伏"

55.以下属于同义复词的是(　　)

A."然而载祀绵远，简编亏替"（10）中的"亏替"

B."岁终稽考而制其食"（10）中的"稽考"

C."神功妙用，固难称述"（10）中的"称述"

D."遂发愤刊削，庶几一隅"（10）中的"刊削"

E."长好医术，遭逢有道"（10）

中的"遭逢"

56.以下表示另提一事，当"至于"讲的词语是(　　)

A."博哉！学乃至于此邪"（10）中的"至于"

B."及失其宜者，以热益热"（7）中的"及"

C."危若冰谷，至于是也"（8）中"至于"

D."若乃分天地至数"（10）中"若乃"

E."若夫折杨皇华，听然而笑"（16）中的"若夫"

57.下列词语表示无用之物的是(　　)

A."竹头木屑，曾利兵家"（14）的"竹头木屑"

B."并是书且弃置之者"（14）的"弃置"

C."所谓河海一流，泰山一壤"（14）的"河海一流，泰山一壤"

D."捐众贤之沙砾"（10）的"沙砾"

E."故鸿宝金匮、青囊绿帙"（10）的"青囊"

58.以下词语指走方医的是(　　)

A."有之，自草泽医始"（15）中"草泽医"

B."今之游权门，食厚奉者"（15）中"食厚奉者"

C."与寻常摇铃求售者迥异"（15）中"摇铃求售者"

D."昔欧阳子暴利几绝，乞药于牛医"（15）中"牛医"

E."李防御治嗽得官，传方于下走"（15）中"下走"

59.《串雅序》一文中指出走方医的缺点和弱点是(　　)

A．旁涉元禁，琐及游戏

B．游食江湖，货药吮舐

C．剽窃医绪，倡为诡异

D．刳涤魇迷，诧为神授

E．大率知其所以，而不知其所以然

60．含有"拘泥不知变通"义的词语是（　　）

A．"他人靳靳守古，翁则操纵取舍"（5）中"靳靳"

B．"御风以絺，指鹿为马"（16）中"御风以絺"

C．"不能举一反三，惟务按图索骥"（16）中"按图索骥"

D．"分三焦论治，而不墨守六经"（16）中"墨守"

E．"遂居然以杜撰之伤寒，治天下之六气"（16）中"杜撰"

二、填空题

1．据《〈汉书·艺文志〉序及方技略》（7），西汉的刘歆汇总群书编写了我国最早的目录文献＿＿＿＿＿＿。

2．东汉的＿＿＿＿＿＿在刘歆《七略》的基础上，写出我国现存最早的目录学文献＿＿＿＿＿＿。

3．《汉书·艺文志》（7）中的"方技"指的是＿＿＿＿＿＿书，《方技略》包括＿＿＿＿＿＿四种。

4．据《〈汉书·艺文志〉序及方技略》（7），西汉成帝时，奉诏负责校勘医书的人是侍医＿＿＿＿＿＿。

5．在"崇饰其末，忽弃其本，华其外而悴其内。皮之不存，毛将安附焉"（8）中"末""外""毛"表示＿＿＿＿＿＿。"本""内""皮"表示＿＿＿＿＿＿。

6．"余宿尚方术，请事斯语"（8）中"斯语"具体指＿＿＿＿＿＿。

7．"明堂阙庭，尽不见察"（8）中，"明堂、阙、庭"分别指＿＿＿＿＿＿、＿＿＿＿＿＿、＿＿＿＿＿＿。

8．"多闻博识，知之次也"（8）中"识"读＿＿＿＿＿＿，意思是＿＿＿＿＿＿。

9．"盖闻天地之大德曰生"（9）中的"生"谓＿＿＿＿＿＿；"窃以动植形生，因方舛性"（9）中的"生"义为＿＿＿＿＿＿。

10．"易怨寒燠之宜"（9）中的"怨"音＿＿＿＿＿＿，意思是＿＿＿＿＿＿；"燠"音＿＿＿＿＿＿，意思是＿＿＿＿＿＿。

11．"中外交侵，形神分战"（9）中"中外"指＿＿＿＿＿＿。

12．"暨炎晖纪物，识药石之功；云瑞名官，穷诊候之术"（9）中的"炎晖"指＿＿＿＿＿＿，"云瑞"指＿＿＿＿＿＿。

13．"功侔造化，恩迈财成"（9）中的"侔"意思是＿＿＿＿＿＿；"财"通＿＿＿＿＿＿，意思是＿＿＿＿＿＿。

14．"然而时钟鼎峙，闻见阙于殊方"（9）中的"钟"意思是＿＿＿＿＿＿；"殊方"指＿＿＿＿＿＿。

15．"事非金议，诠释拘于独学"（9）中"金"意思是＿＿＿＿＿＿；"独学"意思是＿＿＿＿＿＿。

16．"自时厥后"（9）中"自时"即＿＿＿＿＿＿，其中"时"通＿＿＿＿＿＿。

17．"摭陶氏之乖违"（9）中"摭"音＿＿＿＿＿＿，意思是＿＿＿＿＿＿。

18．"虽方技分镳，名医继轨"（9）句中"分镳"犹言＿＿＿＿＿＿，文中意谓＿＿＿＿＿＿。

19．"羽、毛、鳞、介，无远不臻"（9）中"羽、毛、鳞、介"分别指＿＿＿＿＿＿、＿＿＿＿＿＿、＿＿＿＿＿＿和＿＿＿＿＿＿。

20．"铅翰昭章，定群言之得失，丹青绮焕，备庶物之形容"（9）中"铅翰"本指书写用的笔墨，文中指代＿＿＿＿＿＿；"丹青"

本指古代绘画时常用之色，文中指代_____。

21．"遭逢有道，遂蹑亨衢"（10）中的"有道"指_____，"蹑亨衢"喻指_____。

22．"上自炎昊，迄于圣唐"（10）中的"炎昊"指_____，"昔者农皇之治天下也"（10）中的"农皇"指_____。

23．"鸿宝金匮，青囊绿帙"（10）泛指唐代保存完好的_____。

24．"不诬方将，请俟来哲"（10）中"方将"指_____，"来哲"指_____。

25．"贬守房陵，量移大宁郡"（10）中的"量移"指_____。

26．"岁在执徐月之哉生明者也"（10）中"岁在执徐"指_____，"哉生明"指_____，"哉"通_____。

27．_____、_____、_____之书，谓之三坟，言大道也（11）

28．"惧非其人，而时有所隐"（11）中"其人"指_____，"乃精勤博访，而并有其人"（11）中的"其人"指_____。

29．"藏谋虽属乎生知"（11）中"藏"音_____，意思是_____；"生知"指_____。

30．"标格亦资于诂训"（11）中"标格"原指_____，此指_____。

31．"幸遇真经，式为龟镜"（11）中"式"意思是_____；"龟镜"比喻_____。

32．"恐散于末学，绝彼师资"（11）中"师资"指_____。

33．"徽音累属"（11）中的"徽音"本指德音，文中指_____；"属"音_____，意思是_____。

34．"故辨淑慝以制治"（12）中"淑"意思是_____；"慝"音_____，意思是_____。

35．"藏于金兰之室"（12）中"金兰之室"指_____；"时于先生郭子斋堂"（11）中"斋堂"指_____。

36．"命百工以修政令"（12）中"百工"指_____；"俾工徒勿误，学者惟明"（11）中"工徒"指_____。

37．"将使多瘠咸诏"（12）中的"多瘠"指_____，"咸诏"意思是_____。

38．"案说蠡痾，若对谈于涪水"（12）中的"案"意思是_____；"蠡"音_____，意思是_____。

39．"保我黎烝，介乎寿考"（12）中"黎烝"指_____，其中"烝"意思是_____；"介"意思是_____。

40．"昔夏后叙六极以辨疾"（12）中的"夏后"指_____；"迪帝轩之遗烈"（12）中"帝轩"指_____。

41．"时万历岁庚寅春上元日"（13）中的"上元日"指_____。

42．"综核究竟，直窥渊海"（13）中的"究竟"意思是_____；"渊海"喻_____。

43．"真北斗以南一人"（13）中的"北斗以南"指_____。

44．"遂渔猎群书，搜罗百氏"（13）中的"渔猎"喻_____。

45．"实性理之精微，格物之《通典》"（13）中的"性理"指_____；"格物"谓_____。

46．岂杀于《十三经》之启植民心（14）"杀"的读音是_____，意思是_____。

47．则周有扁鹊之摘《难》，晋有玄晏先生之类分，唐有王太仆之补削，元有滑撄宁之撮抄（14）其中"玄晏先生"、"王太仆"、"滑撄宁"的名字分别是_____、_____、_____。

48．时大明天启四年，岁次甲子黄钟之

吉（14）"黄钟"指_____，"吉"指_____。

49．"五内洞然，三垣治矣"（14）中的"五内"指_____，"三垣"指_____。

50．"操觚只手，一言一字，偷隙毫端"（14）中的"操觚"指_____，"毫端"指_____。

51．"大率知其所以，而不知其所以然"（15）中第一个"所以"意思是_____，第二个"所以"意思是_____。

52．"虽然，作者谓圣，述者谓明"（16）中"作者"谓_____，此指_____；"述者"谓_____，此指_____。

53．"亡如世鲜知十之才士，以阙如为耻"（16）中"亡如"意思是_____，其中"亡"通_____。"阙如"意思是_____，其中"阙"通_____。

54．"若夫折杨皇荂，听然而笑"（16）中"听"应读_____；"听然"意思是_____。

55．"嘉庆十有七年壮月既望"（16）中"有"通_____；"壮月"指阴历_____；"既望"指_____。

三、改错题

1．"会向卒，哀帝复使向子侍中奉车都尉歆卒父业"（7）中两个"卒"意思相同。

2．"今删其要，以备篇籍"（7）中"删"意思是"删去"。

3．"调百药齐和之所宜"和"至齐之得，犹慈石取铁"（7）两句中"齐"都是"剂"的古字，意思相同。

4．"医经者，原人血脉、经落"和"盖论病以及国，原诊以知政"（7）两句中的"原"意思不同。

5．"及失其宜者，以热益热"和"则诞欺怪迂之文弥以益多"（7）两句中"益"意思相同。

6．"多闻博识，知之次也"和"生而知之者上"（7）两句中"知"意思相同。

7．"余宗族素多，向余二百"（7）中两个"余"词义不同，在古书中用的是一个字。

8．"梁陶宏景雅好摄生"（9）可译为：梁代陶宏景特别爱好养生之术。

9．"以为《本草经》者，神农之所作，不刊之书也"中的"不刊"（9）意思是"不能刊载"。

10．"然而时钟鼎峙，闻见阙于殊方"（9）中的"殊方"指"特殊药方"。

11．"窃以动植形生，因方舛性"（9）中的"形生"意思是形态生长。

12．"讨简则功倍力烦，取舍则论甘忌苦"（10）意思是整理古籍劳力烦重，非常辛苦。

13．"惧非其人，而时有所隐"（11）中的"其人"指同一类人。

14．"葳谋虽属乎生知"（11）中的"乎"和"冀乎究尾明首，寻注会经"（11）中的"乎"均为句中语气词。

15．"索隐行怪，后世有述焉"（7）与"然刻意研精，探微索隐"（11）两句中的"索隐"意思相同。

16．"故动则有成，犹鬼神幽赞"（11）中的"动"当"行动"讲。

17．"幸遇真经，式为龟镜"（11）中的"式"意思是"模式"。

18．"询谋得失，深遂夙心"（11）中的"得失"谓收获和失误。

19．"恐散于末学，绝彼师资"（11）中的"师资"指传授知识的人。

20．"庶厥昭彰圣旨"（11）中的"圣旨"指皇帝的命令。

21．"俾工徒勿误，学者惟明"（11）中的"惟"当"只"讲。

22．"洎雷公请问其道，乃坐明堂以授

之，后世之言明堂者以此"（12）中的两个"以"词性相同。

23．"洪惟我后"（12）中的"洪"与"泪雷公请问其道"（12）中的"泪"均为语首助词。

24．"洪惟我后，勤哀兆庶"（12）中的"后"在古籍中应写作"後"。

25．"命百工以修政令，敕大医以谨方技"（12）和"俾工徒勿误，学者惟明"（11）两句中的"工"均指医生。

26．"复令创铸铜人为式"（12）和"肇颁四方，景式万代"（12）两句中的"式"均为"模式"。

27．"注解群氏旧矣"（13）中的"旧"意为陈旧。

28．"博支机之石，必访卖卜"（13）中的"博"意思是广博。

29．"详其土产形状也"（13）中的"土产"指本土所产之物。

30．"故萍实商羊，非天明莫洞"（13）中的"天明"即天亮。

31．"质成钝椎，长耽典籍"（13）中的"耽"意思是"耽误"。

32．"故谨医砭以救民"（12）中的"医砭"指医用砭石。

33．"在昔未臻，惟帝时宪"（12）中的"时宪"，意思是"当时的法令"。

34．"重《经合》而冠《针服》"（11）中的"冠"活用作动词，意思是"戴上帽子"。

35．"因敢忘陋效颦，勉图蚊负"（14）中的"蚊负"喻"身小志大"。

36．斯不致误人误己，咸臻至善（14）"斯"是代词，当"这"讲。

37．"因敢忘陋效颦，勉图蚊负，固非敢弄斧班门，然不屑沿街持钵"（14）中，两个"敢"意义相同，均为能愿动词。

38．"分条索隐，血脉贯矣"（14）中的

"血脉贯"与"自是而条理分纲目举"（14）中的"条理分"结构相同，均为主谓结构。

39．"音律象数之肇端，藏府经络之曲折"（14）中"曲折"谓内容复杂。

40．"而相成之德，谓孰非后进之吾师云"（14）中的"相成"意思是互相帮助。

41．"败草毒剂，悉曰仙遗"（15）中"遗"当"遗留"讲。

42．"而贪常习故之流，犹且各是师说"（16）中"犹且"与"方且怪而訾之"中"方且"意思相同。

43．"亡如世鲜知十之才士，以阙如为耻"（16）中的两个"如"字用法相同，均作词尾。

44．"轻者以重，重者以死"（16）和"父以授子，师以传弟"（16）两句中的四个"以"同义。

45．"阳春白雪"与"折杨皇荂"（16）意思相同，均指高雅音乐。

四、词义解释题

1．昔仲尼没而微言绝，七十子丧而大义乖。（7）

没：　　　乖：

2．战国从衡，真伪分争，诸子之言纷然殽乱。（7）

从衡：

3．汉兴，改秦之败，大收篇籍。（7）

败：

4．迄孝武世，书缺简脱，礼坏乐崩。（7）

书：　　　简：

5．每一书已，向辄条其篇目，撮其指意。（7）

撮：　　　指意：

6．会向卒，哀帝复使向子侍中奉车都尉歆卒父业。

会：　　卒：　　卒：

7．今删其要，以备篇籍。（7）　　删：

8．医经者，原人血脉、经落……。以起百病之本，死生之分。（7）

原：　　　起：

9．而用度箴石汤火所施，调百药齐和之所宜。（7）

度：　　　箴：

10．假药味之滋，因气感之宜，辩五苦六辛。（7）

因：　　　辩：

11．以通闭解结，反之于平。（7）　反：

12．房中者，性情之极，至道之际。（7）

际：

13．乐而有节，则和平寿考。（7）

寿考：

14．聊以荡意平心，同死生之域。（7）

聊：　　　荡意平心：

15．聊以荡意平心，同死生之域，而无怵惕于胸中。（7）

同：　　　怵惕：

16．诞欺怪迂之文弥以益多。（7）

迂：　　　益：

17．索隐行怪，后世有述焉，吾不为之矣。（7）

索隐行怪：　　　述：

18．方技者，皆生生之具，王官之一守也。（7）

生生：　　　守：

19．今其技术晻昧，故论其书，以序方技为四种。（7）

晻昧：　　　序：

20．然而或者专以为务，则诞欺怪迂之文弥以益多。（7）

或者：

21．怪当今居世之士，曾不留神医药。（8）

曾：

22．但竞逐荣势，企踵权豪，孜孜汲汲，惟名利是务。

企踵：　　　孜孜汲汲：

23．卒然遭邪风之气，婴非常之疾。（8）

卒然：　　　婴：

24．赍百年之寿命，持至贵之重器。（8）

赍：　　　重器：

25．委付凡医，恣其所措。（8）

措：

26．而进不能爱人知人，退不能爱身知己。（8）

进：　　　退：

27．忘躯徇物，危若冰谷，至于是也。（8）

徇：　　　冰谷：

28．感往昔之沦丧，伤横夭之莫救。（8）

感：　　　横夭：

29．若能寻余所集，思过半矣。（8）

寻：　　　思过半：

30．经络府俞，阴阳会通。（8）　府俞：

31．自非才高识妙，岂能探其理致哉（8）

自非：　　　理致：

32．不念思求经旨，以演其所知。（8）

演：

33．省病问疾，务在口给。（8）

省：　　　口给：

34．相对斯须，便处汤药。（8）

相：

35．短期未知决诊，九候曾无髣髴。（8）

短期：　　　髣髴：

36．明堂阙庭，尽不见察。（8）

明堂阙庭：　　　见：

37．夫欲视此别生，实为难矣。（8）

视：

38.余宿尚方术，请事斯语。(8)

宿：　　　请事：

39.盖闻天地之大德曰生，运阴阳以播物。(9)

生：　　　播：

40.含灵之所保曰命，资亭育以尽年。(9)

含灵：　　亭：

41.范金揉木，逐欲之道方滋。(9)

范：　　揉：

42.而五味或爽，时昧甘辛之节。(9)

或：　　爽：

43.六气斯沴，易愆寒燠之宜。(9)

沴：　　愆：

44.饮食伺衅，成肠胃之眚。(9)

衅：　　眚：

45.风湿候隙，遘手足之灾。(9)　　遘：

46.渐固膏肓，期于夭折。(9)

固：　　期：

47.功侔造化，恩迈财成。(9)

侔：　　财：

48.神农之所作，不刊之书也。(9)

刊：

49.惜其年代浸远。(9)　　浸：

50.与桐、雷众记，颇或踳驳。(9)

踳驳：

51.然而时钟鼎峙，闻见阙于殊方。(9)

钟：　　殊方：

52.事非金议，诠释拘于独学。(9)

金：　　独学：

53.凡此比例，盖亦多矣。(9)　　比例：

54.自时厥后，以迄于今。(9)

时：　　厥后：

55.更相祖述，罕能釐正。(9)

祖述：　　釐：

56.疾瘵多殆，良深慨叹。(9)

瘵：　　　良：

57.撰陶氏之乖违。(9)　　撰：

58.遂表请修订，深副圣怀。(9)

表：　　副：

59.窃以动植形生，因方舛性。(9)

窃：　　生：

60.乖于采摘，乃物是而时非。(9)

乖：　　是：

61.根、茎、花、实，有名咸萃。(9)

萃：

62.铅翰昭章，定群言之得失。(9)

铅翰：　　昭章：

63.丹青绮焕，备庶物之形容。(9)

丹青：　　绮焕：

64.丹青绮焕，备庶物之形容。(9)

庶物：　　形容：

65.则圣人不合启金滕，贤者曷为条玉版？(10)

金滕：　　玉版：

66.俾厥土宇，用能康宁，广矣哉(10)

俾：　　用：

67.不诬方将，请俟来哲。(10)

诬：　　方将：

68.永言笔削，未暇尸之。(10)

笔削：　　尸：

69.捐众贤之沙砾，掇群才之翠羽。(10)

捐：　　翠羽：

70.斯言之玷，窃为吾子羞之。(10)

玷：　　吾子：

71.以正阴阳之变沴，以救性命之昏札。(10)

变沴：　　昏札：

72.提携江上，冒犯蒸暑。(10)　提携：

73.泊周之王，亦有冢卿，格于医道。(10)

泊：　　格：

74. 皆研其总领，核其指归。（10）

总领：　　　指归：

75. 秉生受形，咸有定分，药石其如命何？（10）

定分：　　　其：

76. 勿约而幽明斯契。（11）

幽明：　　　契：

77. 葳谋虽属乎生知。（11）

葳：　　　生知：

78. 标格亦资于诂训。（11）　　　标格：

79. 或识契真要，则目牛无全。（11）

契：　　　真要：

80. 故动则有成，犹鬼神幽赞。（11）

动：　　　赞：

81. 而命世奇杰，时时间出焉。（11）

命世：

82. 咸日新其用，大济蒸人。（11）

新：　　　蒸：

83. 冰弱龄慕道，夙好养生。（11）

弱龄：　　　夙：

84. 幸遇真经，式为龟镜。（11）

式：　　　龟镜：

85. 施行不易，披会亦难。（11）　披会：

86. 岁月既淹，袭以成弊。（11）　　　淹：

87. 或两论并吞，而都为一目。（11）

都：

88. 询谋得失，深遂夙心。（11）

得失：　　　遂：

89. 文字昭晰，义理环周。（11）　环周：

90. 区分事类，别目以冠篇首。（11）

别目：　　　冠：

91. 庶厥昭彰圣旨，敷畅玄言。（11）

庶：　　　敷畅：

92. 俾工徒勿误，学者惟明。（11）

俾：　　　惟：

93. 至道流行，徽音累属。（11）

徽音：　　　属：

94. 时大唐宝应元年岁次壬寅序。（11）

95. 故辨淑慝以制治。（12）

淑：　　　慝：

96. 故谨医砭以救民。（12）

谨：　　　医砭：

97. 去圣寝远，其学难精。（12）　寝：

98. 丸艾而坏肝。（12）　　　丸艾：

99. 洪惟我后，勤哀兆庶。（12）

勤哀：　　　兆庶：

100. 迪帝轩之遗烈。（12）

迪：　　　烈：

101. 祇文母之慈训。（12）　　　祇：

102. 定偃侧于人形，正分寸于腧募。（12）

偃：　　　募：

103. 窍而达中，刻题于侧。（12）　窍：

104. 使观者烂然而有第。（12）

烂然：　　　第：

105. 在昔未臻，惟帝时宪。（12）

时宪：

106. 肇颁四方，景式万代。（12）

肇：　　　景式：

107. 将使多瘠咸诏。（12）

多瘠：　　　诏：

108. 披图洞视，如旧饮于上池。（12）

披：　　　旧：

109. 保我黎烝，介乎寿考。（12）

黎烝：　　　介：

110. 固当让德今辰，归功圣域者矣。（12）

让德：

111. 解其装，无长物。（13）　　　长物：

112. 凡子、史、经、传、声韵、农圃、医卜、星相、乐府诸家（13）

传：　　　乐府：

113. 次以气味，主治、附方，着其体用也。（13）

体用：

57

114. 上自坟典，下及传奇。(13)

坟典：　　　传奇：

115. 以共天下后世味《太玄》如子云者。(13)

共：　　　味：

116. 独以应策多门，操觚只手。(14)

应策：　　　操觚：

117. 巨细通融，歧贰毕彻。(14)

通：　　　歧贰：

118. 疾之中人，变态莫测，明能烛幽，二竖遁矣。(14)

中：　　　二竖：

119. 岂直规规治疾方术已哉？(14)

直：　　　规规：

120. 宋臣高保衡等业已辟之。(14)

辟：

121. 继而绎之久。(14)　　　绎：

122. 又若经文连属，难以强分。(14)

连属：

123. 剽窃医绪，倡为诡异。(15)

医绪：

124. 昔欧阳子暴利几绝，乞药于牛医。(15)

暴利：　　　几绝：

125. 吾友鞠通吴子，怀救世之心，秉超悟之哲。(16)

秉：　　　哲：

126. 抗志以希古人，虚心而师百氏。(16)

抗志：　　　希：

127. 述先贤之格言，摅生平之心得。(16)

摅：

128. 使夭札之民咸登仁寿者。(16)

夭札：　　　仁寿：

129. 遂相与评骘而授之梓。(16)

评骘：　　　梓：

130. 世俗乐其浅近，相与宗之，而生

民之祸亟矣。(16)

宗：　　　亟：

五、语译题

1. 战国从衡，真伪分争，诸子之言纷然淆乱。至秦患之，乃燔灭文章，以愚黔首。(7)

2. 每一书已，向辄条其篇目，撮其指意，录而奏之。会向卒，哀帝复使向子侍中奉车都尉歆卒父业。(7)

3. 医经者，原人血脉、经落、骨髓、阴阳、表里，以起百病之本，死生之分，而用度箴石汤火所施，调百药齐和之所宜。(7)

4. 经方者，本草石之寒温，量疾病之浅深，假药味之滋，因气感之宜，辩五苦六辛，致水火之齐，以通闭解结，反之于平。(7)

5. 但竞逐荣势，企踵权豪，孜孜汲汲，惟名利是务，崇饰其末，忽弃其本，华其外而悴其内，皮之不存，毛将安附焉？(8)

6. 卒然遭邪风之气，婴非常之疾，患及祸至，而方震栗。降志屈节，钦望巫祝，告穷归天，束手受败。赍百年之寿命，持至贵之重器，委付凡医，恣其所措。(8)

7. 经络府俞，阴阳会通；玄冥幽微，变化难极。自非才高识妙，岂能探其理致哉？(8)

8. 孔子云：生而知之者上，学则亚之。多闻博识，知之次也。余宿尚方术，请事斯语。(8)

9. 蛰穴栖巢，感物之情盖寡；范金揉木，逐欲之道方滋。而五味或爽，时昧甘辛之节；六气斯诊，易愆寒燠之宜。(9)

10. 大庇苍生，普济黔首。功侔造化，恩迈财成。日用不知，于今是赖。(9)

11. 梁陶宏景雅好摄生，研精药术。以为《本草经》者，神农之所作，不刊之书

58

也。惜其年代浸远，简编残蠹，与桐、雷众记，颇或踳驳。(9)

12．兴言撰辑，勒成一家，亦以雕琢经方，润色医业。然而时钟鼎峙，闻见阙于殊方；事非金议，诠释拘于独学。(9)

13．然而载祀绵远，简编亏替，所详者虽广，所略者或深。讨简则功倍力烦，取舍则论甘忌苦。永言笔削，未暇尸之。(10)

14．各擅风流，递相矛盾。或篇目重杂，或商较繁芜。今并味精英，钤其要妙，俾夜作昼，经之营之。捐众贤之砂砾，掇群才之翠羽，皆出入再三，伏念旬岁。(10)

15．洎周之王，亦有冢卿，格于医道，掌其政令，聚毒药以供其事焉，岁终稽考而制其食，十全为上，失四下之。我国家率由兹典，动取厥中，置医学，颁良方，亦所以极元气之和也。夫圣人之德，又何以加于此乎？(10)

16．余幼多疾病，长好养生，遭逢有道，遂蹑亨衢。七登南宫，两拜东掖，便繁台阁二十余载，久知弘文馆图籍方书等。繇是睹奥升堂，皆探其秘要。(10)

17．夫为人臣，为人子，自家刑国，由近兼远，何谈之容易哉？则圣人不合启金縢，贤者曷为条玉版？斯言之玷，窃为吾子羞之。(10)

18．然而其文简，其意博，其理奥，其趣深。天地之象分，阴阳之候列，变化之由表，死生之兆彰。不谋而遐迩自同，勿约而幽明斯契。稽其言有征，验之事不忒，诚可谓至道之宗，奉生之始矣。(11)

19．假若天机迅发，妙识玄通，蒇谋虽属乎生知，标格亦资于诂训，未尝有行不由迳，出不由户者也。然刻意研精，探微索隐，或识契真要，则目牛无全。(11)

20．冰弱龄慕道，夙好养生，幸遇真经，式为龟镜。而世本纰缪，篇目重迭，前后不伦，文义悬隔，施行不易，披会亦难，

岁月既淹，袭以成弊。(11)

21．且将升岱岳，非径奚为？欲诣扶桑，无舟莫适。乃精勤博访，而并有其人，历十二年，方臻理要，询谋得失，深遂夙心。(11)

22．凡所加字，皆朱书其文，使今古必分，字不杂糅。庶厥昭彰圣旨，敷畅玄言，有如列宿高悬，奎张不乱，深泉净滢，鳞介咸分。(11)

23．王泽不流，则奸生于下，故辨淑慝以制治；真气不荣，则疢动于体，故谨医砭以救民。(12)

24．去圣寖远，其学难精。虽列在经诀，绘之图素，而粉墨易糅，豕亥多讹。丸艾而坏肝，投针而失胃。平民受弊而莫赎，庸医承误而不思。非夫圣人，孰救兹患？(12)

25．洪惟我后，勤哀兆庶，迪帝轩之遗烈，祇文母之慈训，命百工以修政令，敕大医以谨方技。深惟针艾之法，旧列王官之守，人命所系，日用尤急，思革其谬，永济于民。(12)

26．殿中省尚药奉御王惟一素授禁方，尤工厉石，竭心奉诏，精意参神。定偃侧于人形，正分寸于腧募。增古今之救验，刊日相之破漏。总会诸说，勒成三篇。(12)

27．肇颁四方，景式万代，将使多瘠咸诏，巨刺靡差。案说蠲疴，若对谈于涪水；披图洞视，如旧饮于上池。保我黎烝，介乎寿考。

28．楚蕲阳李君东璧，一日过予弇山园谒予，留饮数日。予窥其人，晬然貌也，癯然身也，津津然谭议也，真北斗以南一人。解其装，无长物，有《本草纲目》数十卷。(13)

29．博而不繁，详而有要，综合究竟，真窥渊海。兹岂仅以医书觏哉？实性理之精微，格物之《通典》，帝王之秘篆，臣民之

59

重宝也。李君用心嘉惠何勤哉！（13）

30．予方著《弇州卮言》，恚博古如《丹铅卮言》后乏人也，何幸睹兹集哉！兹集也，藏之深山石室无当，盍锓之，以共天下后世味《太玄》如子云者！（13）

31．以义有深邃，而言不能该者，不拾以图，其精莫聚；图象虽显，而意有未达者，不翼以说，其奥难窥。自是而条理分，纲目举，晦者明，隐者见，巨细通融，歧贰毕彻。（14）

32．故凡遇驳正之处，每多不讳，诚知非雅。第以人心积习既久，论以传讹，即决长波犹虞难涤，使辨之不力，将终无救正日矣。此余之所以载思而不敢避也。（14）

33．音律象数之肇端，藏府经络之曲折，靡不缕指而胪列焉。大哉至哉！垂不朽之仁慈，开生民之寿域。其为德也，与天地同，与日月并，岂直规规治疾方术已哉？（14）

34．夫战国之文能是乎？宋臣高保衡等序业已辟之。此其臆度无稽，故不足深辨。而又有目医为小道，并是书且弁髦置之者，是岂巨慧明眼人欤？（14）

35．繇此言之，儒其可不尽心是书乎？奈何今之业医者，亦置《灵》《素》于罔闻，昧性命之玄要，盛盛虚虚，而遗人夭殃，致邪失正，而绝人长命。所谓业擅专门者，如是哉！（14）

36．所谓河海一流，泰山一壤，盖亦欲共掖其高深耳。后世有子云其悯余劳而锡之斤正焉，岂非幸中又幸？而相成之德，谓孰非后进之吾师云。（14）

37．为问今之乘华轩、繁徒卫者，胥能识证、知脉、辨药，通其元妙者乎？俨然峨高冠，窃虚誉矣。今之游权门、食厚奉者，胥能决死生、达内外、定方剂、十全无失者乎？（15）

38．诘其所习，大率知其所以，而不知

其所以然，鲜有通贯者。以故欲宏览而无由，尝引以为憾。（15）

39．因录其所授，重加芟订，存其可济于世者，部居别白，都成一编，名之曰《串雅》，使后之习是术者，不致为庸俗所诋毁，殆亦柏云所心许焉。（15）

40．吾友鞠通吴子，怀救世之心，秉超悟之哲，嗜学不厌，研理务精，抗志以希古人，虚心而师百氏。病斯世之贸贸也，述先贤之格言，摅生平之心得，穷源竟委，作为是书。（16）

41．虽然，作者谓圣，述者谓明，学者诚能究其文，通其义，化而裁之，推而行之，以治六气可也，以治内伤可也。亡如世鲜知十之才士，以阙如为耻，不能举一反三，惟务按图索骥。（16）

42．不独仲景之书所未言者不能发明，并仲景已定之书尽遭窜易。世俗乐其浅近，相与宗之，而生民之祸亟矣。（16）

43．好学之士，咸知向方，而贪常习故之流，犹且各是师说，恶闻至论。其粗工则又略知疏节，未达精旨，施之于用，罕得十全。（16）

44．若夫折杨皇荂，听然而笑，阳春白雪，和仅数人，自古如斯。知我罪我，一任当世，岂不善乎？吴子以为然，遂相与评骘而授之梓。（16）

六、阅读题

（一）顷余之旧契读孟坚汉书艺文志载五苦六辛之说而颜师古辈皆无注解渠特以问余余顾其内经诸书中亦不见其文既相别矣乘蹇且十里外飒然而悟欲复回以告予之旧契已归且远乃令载之以示来者夫五者五脏也脏里也六者六腑也腑者表也病在里者属阴分宜以苦寒之药涌之泄之病在表者属阳分宜以辛温之剂发之汗之此五苦六辛之意也颜师古不注盖阙其疑也乃知学不博而欲为医难矣余又

徐思五积六聚其用药亦不外于是夫五积在脏有常形属里宜以苦寒之药涌之泄之六聚在腑无常形属表宜以辛温之药发之汗之与前五苦六辛亦合<u>亦有表热而可用柴胡之凉者犹宜热而行之里寒而可用姜附之热者犹宜寒而行之</u>余恐来者不明内经发表攻里之旨故并以孟坚五苦六辛之说附于卷末（金·张从正《儒门事亲·攻里发表寒热殊途笺》）

要求：

1. **给上文断句**

2. **注释文中加点号的词语**

3. **今译文中加横线的句子**

4. **文意理解**

①张从正写这篇短文的原因是什么？

②"五苦六辛"之说有几种解释，各是什么？

（二）夫伤于寒有即病者焉有不即病者焉即病者发于所感之时不即病者过时而发于春夏也即病谓之伤寒不即病谓之温与暑夫伤寒温暑其类虽殊其所受之原则不殊也由其原之不殊故一以伤寒而为称由其类之殊故施治不得以相混以所称而混其治宜乎贻祸后人以归咎于仲景之法而委废其太半也吁使仲景之法果贻祸于后人伤寒论不作可也使仲景之法果不贻祸于后人伤寒论其可一日缺乎后人乃不归咎于己见之未至而归咎于立法之大贤可谓溺井怨伯益失火怨燧人矣夫仲景法之祖也后人虽移易无穷终莫能越其矩度由莫能越而观之则其法其方果可委废太半哉<u>虽然立言垂训之士犹不免失于此彼碌碌者固无足消矣夫惟立言垂训之士有形乎著述之间其碌碌者当趑趄犹预之余得不靡然从令争先快覩而趋简略之地乎夫其法其方委废太半而不知返日惟简便是趋此民生所以无藉而仲景之心之所以不能别白矣</u>鸣呼法也者方也仲景专为即病之伤寒设不兼为不即病之温暑设也后人能知仲景之书本为即病者设不为不即病者设则尚恨其

法散落所存不多而莫能御夫粗工妄治之万变果可惮烦而或废之乎是知委废太半而不觉其非者由乎不能得其所以立法之意故也（元·王履《医经溯洄集·张仲景伤寒立法考》）

要求：

1. **给上文断句**

2. **注释文中加点号的词语**

3. **今译文中加横线的句子**

4. **文意理解**

①怎样辨别伤寒与温、暑？在治法上应当如何区别对待？

②不明仲景立法意会造成怎样的后果？

③文中"溺井怨伯益，失火怨燧人"指哪种人？

（三）隐居先生在乎茅山岩岭之上以吐纳余暇颇游意方技览本草药性以为尽圣人之心故撰而论之旧说皆称神农本经余以为信然昔神农氏之王天下也画八卦以通鬼神之情造耕种以省杀生之弊宣药疗疾以拯夭伤之命此三道者历众圣而滋彰<u>文王孔子彖象繇辞幽赞人天后稷伊尹播厥百榖惠被群生岐黄彭扁振扬辅导恩流含气并岁逾三千民到于今赖之但</u>轩辕以前文字未传如六爻指垂画稼穑即事成迹至于药性所主当以识识相因不尔何由得闻至于桐雷乃著在编简此书应与素问同类但后人多更修饰之尔秦皇所焚医卜方术不预故犹得全录而遭汉献迁徙晋怀奔进文籍焚靡千不遗一今之所存有此四卷是其本经所出郡县乃后汉时制疑仲景元化等所记又有桐君采药录说其花叶形色药对四卷论其佐使相须魏晋已来吴普李当之等更复损益或五百九十五或四百四十一或三百一十九或三品混糅冷热舛错草石不分虫兽无辨且所主治互有得失医家不能备见则认智有浅深今辄苞综诸经研括烦省以神农本经三品合三百六十五为主又进名医副品亦三百六十五合七百三十种精粗皆取无复遗落分别科条区畛物类兼注铭时用土地

所出及仙经道术所须并此序录合为七卷虽未足追踵前良盖亦一家撰制吾去世之后可贻诸知音尔（梁·陶弘景《本草经集注·序》）

要求：

1. 给上文断句
2. 注释文中加点号的词语
3. 今译文中加横线的句子
4. 文意理解

①文中"此三道者，历众圣而滋彰"中"三道"指什么？

②作者因何重新整理、编著《神农本草经》？

③作者编著此书的特点是什么？

（四）余沐休林下习程公敬通公之里先有玠公者成进士于轩岐之术靡不精公尤博学补诸生以馀闲从事于养生家言遂抉其奥得禁方参伍而用之活人甚众业擅一时四方造庐而请者车填咽门公以次按行东之西怨南之北怨病者望之如望岁焉间与余论方技言人秉阴阳既薄蚀于寒暑风霾又侵夺于饥饱嗜欲复戕伐于喜怒女谒身非木石何得不病<u>巨室力易于致医若瓮牖绳枢之子与逆旅迁客不幸惹恙于时仓皇则简之笥中而医师自足是方书重矣外台秘要已验之良法不下于肘后百一</u>欲广布之海内藉余弁首而行余谓病之需良医犹治之待良相美哉越人之言曰上医医国其次医家其次医身夫和静则寿域庚扰则亡征药有养命者有养性者察其虚实审其寒热时其补泄能防于未然导养得理性命自尽何夭枉之有观于身而知国未有不均于哲士而偾于庸人者公妙于上池而推重司马之书因知秘要盖方略之善者也推端见委证治较然卓越群识与素问灵枢合辙推公之志欲使人人得以尽年其仁心为质乎虽然神而明之存乎其人有不泥于秘要也者斯善读秘要者也（选自《外台秘要》明·吴士奇序）

要求：

1. 给上文断句
2. 注释文中加点号的词语
3. 今译文中加横线的句子
4. 文意理解

①玠公认为人得病的原因是什么？

②作者为何推崇《外台秘要》？

③"神而明之，存乎其人"是何义？其中"其人"具体指何种人？

（五）昔黄帝作内经十八卷灵枢九卷素问九卷乃其数焉世所奉行唯素问耳越人得其一二而述难经皇甫谧次而为甲乙诸家之说悉自此始其间或有得失未可为后世法则谓如南阳活人书称咳逆者哕也谨按灵枢经曰新谷气入于胃与故寒气相争故曰哕举而并之则理可断矣又如难经第六十五篇是越人标指灵枢本输之大略世或以为流注谨按灵枢经曰所言节者神气之所游行出入也非皮肉筋骨也又曰神气者正气也神气之所游行出入者流注也井荥输经合者本输也举而并之则知相去不啻天壤之异但恨灵枢不传久矣世莫能究夫为医者在读医书耳读而不能为医者有矣未有不读而能为医者也不读医书又非世业杀人尤毒于梃刃是故古人有言曰为人子而不读医书犹为不孝也仆本庸昧自髫迄壮潜心斯道颇涉其理辄不<u>自揣参对诸书再行校正家藏旧本灵枢九卷共八十一篇增修音释附于卷末勒为二十四卷庶使好生之人开卷易明了无差别</u>除已具状经所属申明外准使府指挥依条申转运司选官详定具书送秘书省国子监令崧专访名医更乞参详免误将来利益无穷功实有自宋绍兴乙亥仲夏望日锦官史崧题（《灵枢》南宋·史崧序）

要求：

1. 给上文断句
2. 注释文中加点号的词语
3. 今译文中加横线的句子
4. 文意理解

①作者为何反复强调"读医书"？

②作者校释《灵枢》的严谨学风体现在

哪几个方面?

（六）扁鹊有言疾在腠理熨炳之所及在血脉针石之所及其在肠胃酒醪之所及是针灸药三者得兼而后可与言医可与言医者斯周官之十全者也曩武谬以活人之术止于药故弃针与灸而莫之讲每遇伤寒热入血室闪挫诸疾非药饵所能愈而必俟夫刺者则束手无策自愧技穷因悟治病犹对垒攻守奇正量敌而应者将之良针灸药因病而施者医之良也思得师指而艰其人求之远近以针鸣者各出编集标幽玉龙肘后流注神应等书其于捻针补泻尚戾越人从卫取气从荣置气之说复取素难而研精之旁究诸家又知素难为医之鼻祖犹易为揲著求卦之原诸家医流如以钱掷甲子起卦勾陈玄武螣蛇龙虎断吉凶似易而乱易也后世针灸亦若是尔鸣呼不溯其原则昧夫古人立法之善故尝集节要一书矣不穷其流则不知后世变法之弊此聚英之所以纂也安故狃近者犹曰易穷则变变则通通则久是以诗变而骚君子取之郡县者封建之变租庸者井田之变后人因之固足以经国治世奚怪于针灸之变法哉奚是古非今为哉岂知封建井田变而卒莫如周之延祚八百针灸变而卒莫如古之能收功十全如使弊法而可因则彼放荡逾闲者可以为礼以之安上治民妖淫愁怨者可以为乐以之移风易俗哉夫易谓穷斯变通久<u>素难者垂之万世而无弊不可谓穷不容于变而自通且久也周子谓不复古礼不变今乐而欲至治者远然则不学古医不变今俗而欲收十全之功者未之有也</u>兹续编诸家而折衷以素难之旨夫然后前人之法今时之弊司命者知所去取矣时嘉靖己丑夏六月六日四明梅孤子高武识（明·高武《针灸聚英·引》）

要求:

1. **给上文断句**

2. **注释文中加点号的词语**

3. **今译文中加横线的句子**

4. **文意理解**

①怎样理解作者提出的"针灸药三者兼得"?

②作者认为取得良好疗效的关键在哪里?

③"穷则变,变则通,通则久"是何意?

（七）牵牛治水气在肺喘满肿胀下焦郁遏腰背胀重及大肠风秘气秘卓有殊功但病在血分及脾胃虚弱而痞满者则不可取快一时及常服暗伤元气也<u>一宗室夫人年几六十平生苦肠结病旬日一行甚于生产服养血润燥药则泥隔不快服硝黄通利药则若罔知如此三十余年矣</u>时珍诊其人体肥膏粱而多忧郁日吐酸痰盈许乃宽又多火病此乃三焦之气壅滞有升无降津液皆化为痰饮不能下滋肠腑非血燥比也润剂留滞硝黄徒入血分不能通气俱为痰阻故无效也乃用牵牛末皂荚膏丸与服即便通利自是但觉肠结一服就顺亦不妨食且复精爽盖牵牛能走气分通三焦气顺则痰逐饮消上下通快矣（明·李时珍《本草纲目》卷十八《牵牛子》"发明"）

要求:

1. **给上文断句**

2. **注释文中加点号的词语**

3. **今译文中加横线的句子**

4. **文意理解**

①采用牵牛子治病"卓有殊功"是何道理?

②"宗室夫人"真正的病因是什么?

（八）景岳名介宾别号通一子越之山阴人也其父为定西侯客介宾年十四即从游于京师天下承平奇才异士集于侯门介宾幼而浚齐遂遍交长者是时金梦石工医术介宾从之学尽得其传以为凡人阴阳但以血气脏腑寒热为言此特后天之有形者非先天之无形者也病者多以后天戕及先天治病者但知有形邪气不顾无

形元气自刘河间以暑火立论专用寒凉其害已甚赖东垣论脾胃之火必务温养救正实多丹溪出立阴虚火动之论寒凉之弊又复盛行故其注本草独详参附之用又慨世之医者茫无定见勉为杂应之术假兼备以幸中借和平以藏拙虚而补之又恐补之为害复制之以消实而消之又恐消之为害复制之以补若此者以药治药尚未遑又安望其及于病耶幸而偶愈亦不知其补之之力攻之之力耶及其不愈亦不知其补之为害消之为害耶是以为人治病沉思病原单方重剂莫不应手霍然一时谒病者辐辏其门沿边大帅皆遣金币致之（选自明·黄宗羲《南雷文定前集·张景岳传》）

要求：

1. 给上文断句
2. 注释文中加点号的词语
3. 今译文中加横线的句子
4. 文意理解

①张介宾所谓"后天有形者"与"先天无形者"具体指什么？

②张介宾对三家之论持何种态度？他自己的学术思想是什么？

③张介宾治病能霍然取效的主要原因是什么？

（九）负笈行医周游四方俗呼为走方其术肇于扁鹊华佗继之故其所传诸法与国医少异治外以针刺蒸灸胜治内以顶串禁截胜取其速验不计万全也走医有三字诀一曰贱药物不取贵也二曰验以下咽即能去病也三曰便山林僻邑仓卒即有能守三字之要者便是此中之杰出者也走医有四验以坚信流俗一取牙二点痔三去翳四捉虫皆凭药力手法有四要用针要知补泻推拿要识虚实揉拉在缓而不痛钳取在速而不乱志欲敖礼欲恭语欲大心欲小持此勿失遂踞上流药上行者曰顶下行者曰串故顶药多吐串药多泻顶串而外则曰截截绝也使其病截然而止按此即古汗吐下三法也然有顶中之串

串中之顶妙用入神则又不可以常格论也药有常用之品有常弃之品走医皆收之病有常见之症有罕见之症走医皆习之故有二难曰用药难识症难非通乎阴阳察乎微妙安能使沉疴顿起名医拱手谁谓小道不有可观者欤然今之煦煦然惟利是求言伪而辩者开方则笔似悬槌临症则目如枯炭直谓之医奴可耳此走医之罪人也药有异性不必医皆知之而走医不可不知脉有奇经不必医尽知之而走医不可不知用奇乘间一时之捷径也得心应手平日之功用也古人出则行道入则读书盖医学通乎性命知医则知立命而一切诊砭不能中之可以却病延年否则己身之危不能免又焉能救人之危耶医本期于济世能治则治之不必存贪得之心近率以医为行业谓求富者莫如医之一途于是朋党角立趋利若鹜入主出奴各成门户在延医者每以病试医在为医者又以药试病彼此茫然迄无成效幸而偶中则伪窃标榜走医之术类聚既非乡里论道罕见精微惟各挟一长以遨游逐食忌则相贼合则相呼如雀隼之交讙诎莫定有如此者勿读吾书医者意也用药不如用意治有未效必以意求苟意入元微自理有洞解然后用药无不立验今则每恃祖方为长技用而偶验则留根不除俟再发而再获也用而不验则率用猛毒之药以攻之所谓下杀手也在实症或间有转机而虚损之人不且立毙乎不知全在平日用心之讲求也若终岁群居科诨入市招摇贪饕沉凶不知潜心理道者勿读吾书（选自清·赵学敏《串雅内编·绪论》）

要求：

1. 给上文标点
2. 注释文中加点号的词语
3. 今译文中加横线的句子
4. 文意理解

①本文主要讲到哪些内容？

②"笔似悬槌"与"目如枯炭"用以形容什么？

（十）夫立德立功立言圣贤事也瑭何人斯敢以自任缘瑭十九岁时父病年余至于不起瑭愧恨难名哀痛欲绝以为父病不知医尚复何颜立天地间遂购方书伏读于苫块之余至张长沙外逐荣势内忘身命之论因慨然弃举子业专事方术越四载犹子巧官病温初起喉痹外科吹以冰硼散喉遂闭又偏延诸时医治之大抵不越双解散人参败毒散之外其于温病治法茫乎未之闻也后至发黄而死瑭以初学未敢妄赞一词然于证亦未得其要领盖张长沙悲宗族之死作玉函经为后世医学之祖奈玉函中之卒病论亡于兵火后世学者无从仿效遂至各起异说得不偿失又越三载来游京师检校四库全书得明季吴又可温疫论观其议论宏阔实有发前人所未发遂专心学步焉细察其法亦不免支离驳杂大抵功过两不相掩盖用心良苦而学术未精也又偏考晋唐以来诸贤议论非不珠璧琳琅求一美备者盖不可得其何以传信于来兹瑭进与病谋退与心谋十阅春秋然后有得然未敢轻治一人癸丑岁都下温役大行诸友强起瑭治之大抵已成坏病幸存活数十人其死于世俗之手者不可胜数呜呼生民何辜不死于病而死于医是有医不若无医也学医不精不若不学医也因志采辑历代名贤著述去其驳杂取其精微间附己意以及考验合成一书名曰温病除条辨然未敢轻易落笔又历六年至于戊午吾乡汪瑟庵先生促瑭曰来岁己未湿土正化二气中温厉大行子盍速成是书或者有益于民生乎瑭愧不敏未敢自信恐以救人之心获欺人之罪转相仿效至于无穷罪何自赎哉然是书不出其得失终未可见因不揣固陋黾勉成章就正海内名贤指其疵谬历为驳正将万世赖之无穷期也淮阴吴瑭自序

（清·吴瑭《温病条辨·自序》）

要求：

1．给上文标点
2．注释文中加点号的词语
3．今译文中加横线的句子
4．文意理解

①吴瑭为何立志学医？

②吴瑭为何撰写《温病条辨》？

③"未敢轻易落笔"反映吴瑭何种心情？其中"落笔"的具体意义是什么？

 上编　文选　第二单元
参考答案

一、选择题

（一）A₁ 型题

1．C	2．D	3．A	4．D	5．D
6．B	7．B	8．C	9．B	10．B
11．C	12．D	13．D	14．B	15．E
16．A	17．C	18．C	19．E	20．C
21．B	22．A	23．B	24．C	25．B
26．D	27．A	28．C	29．B	30．A
31．B	32．B	33．C	34．C	35．A
36．A	37．B	38．D	39．D	40．B
41．A	42．D	43．C	44．D	45．D
46．C	47．B	48．B	49．C	50．D
51．C	52．C	53．D	54．C	55．C
56．C	57．D	58．D	59．C	60．A
61．B	62．D	63．C	64．D	65．E
66．C	67．D	68．E	69．A	70．C
71．C	72．B	73．D	74．D	75．A
76．D	77．B	78．A	79．D	80．C
81．B	82．A	83．D	84．C	85．B
86．B	87．D	88．D	89．B	90．C
91．B	92．C	93．B	94．D	95．D
96．A	97．B	98．C	99．B	100．D
101．B	102．A			

（二）A₂ 型题

1．B	2．C	3．A	4．B	5．D
6．D	7．C	8．B	9．A	10．D
11．C	12．B	13．C	14．D	15．D
16．C	17．C	18．C	19．A	20．D
21．B	22．E	23．D	24．D	25．D

26.A　27.C　28.D　29.B　30.A
31.A　32.E　33.D　34.A　35.B
36.E　37.B　38.A　39.D　40.E

（三）B型题
1.A　2.B　3.B　4.B　5.D
6.A　7.D　8.A　9.A　10.D
11.E　12.C　13.C　14.A　15.B
16.C　17.B　18.B　19.B　20.A
21.E　22.E　23.D　24.B　25.A
26.B　27.D　28.D　29.A　30.C
31.A　32.C　33.B　34.C　35.E
36.B　37.C　38.D　39.A　40.E
41.B　42.D　43.B　44.A　45.E
46.D　47.B　48.C　49.B　50.A
51.C　52.B　53.D　54.B　55.C
56.C　57.A　58.C　59.E　60.A
61.D　62.C　63.B　64.C　65.D

（四）X型题
1.B、D　　　　　　2.B、E
3.A、C　　　　　　4.A、B
5.C、D　　　　　　6.A、E
7.B、C　　　　　　8.B、E
9.B、C、E　　　　10.A、B、D
11.B、C　　　　　12.A、D
13.A、B、E　　　14.A、B、C
15.A、C、D、E　16.A、B、C、D
17.A、C、D、E　18.A、B、E
19.A、B、C　　　20.B、D、E
21.B、C、E　　　22.C、E
23.B、D　　　　　24.A、B
25.A、D、E　　　26.C、D
27.A、C、E　　　28.B、C
29.A、C、E　　　30.A、B、C、D、E
31.B、C、E　　　32.A、B、D、E
33.A、B、C、D、E　34.A、B、C、D、E
35.A、B、C　　　36.A、B、D、E
37.A、B、C、D、E　38.B、C、D
39.B、C、D　　　40.A、B、C、D

41.B、D、E　　　42.B、C、D
43.B、C、E　　　44.A、B、D、E
45.A、B、C、D、E　46.C、D、E
47.A、B、C、D　48.C、D
49.A、B、C、E　50.D、E
51.A、D　　　　　52.A、B、E
53.A、B、C、D、E　54.B、C、D
55.A、B、C、D、E　56.D、E
57.A、B、D　　　58.A、C、D、E
59.A、E　　　　　60.A、C、D

二、填空题

1.《七略》
2.班固　《汉书·艺文志》
3.医药　医经、经方、房中、神仙
4.李柱国
5.名利　身体
6.学而知之、多闻博识
7.鼻子　两眉之间　前额
8.zhì　记
9.化生万物　通"性"，秉性
10.qiān　失去　yù　热
11.内外邪
12.神农　黄帝
13.等同　"裁"　筹划
14.当　异域
15.众　个人的见解
16.从此　"是"
17.zhì　检取
18.分道扬镳　医学与本草学的研究分头进行
19.鸟　兽　鱼　甲虫类
20.文词　图谱
21.政治清明　官运亨通
22.炎帝和伏羲氏　神农氏
23.养生、卜筮、医药等书籍
24.正在学医的人　后世高明医家
25.唐代被贬远方的官吏，遇赦酌情移

66

近安置

26．壬辰年三月　初三日　"才"

27．伏羲　神农　黄帝

28．合适的人　精通《内经》或藏有珍
本的人

29．chǎn　完备　生而知之

30．风范　对经文正确理解的标准

31．用　借鉴

32．授学依据

33．百姓健康的福音　zhǔ　接续

34．善良　tè　邪恶

35．古代帝王收藏珍贵文书的地方　书
房

36．众官员　医生

37．多病的人　全受教诲

38．按照　juān　解除

39．黎民百姓　众多　佐助

40．夏禹　黄帝

41．农历正月十五

42．深入研究　内容的深入和广博

43．普天之下

44．泛览博涉

45．性命理气之学　推究事物的原理

46．shài　少

47．皇甫谧　王冰　滑寿（伯仁）

48．农历十一月　初一

49．五脏　三焦

50．写文章　写作

51．所运用的方法　这样运用的原因

52．首创者　写作《伤寒论》的张仲景
传述者　历代解释阐述《伤寒论》的医家

53．无奈　无　缺而不言（存疑）　缺

54．yǐn　张口笑的样子

55．又　农历八月　十六日

三、改错题

1．"意思相同"当改为"意思不同"。
前者意思是"死亡"，后者意思是"完成"。

2．"删去"当改为"节取"。

3．"意思相同"当改为"意思不同"。
前者意思是调配，后者意思是"方剂"。

4．"意思不同"当改为"意思相同"。
均当"探究"讲。

5．"意思相同"当改为"意思不同"。
前者意思是"增加"，后者意思是"更加"。

6．"意思相同"当改为"意思不同"。
前者同"智"，即智能，后者意思是"知
道"。

7．"是一个字"当改为"不是一个字"。
前者用"余"，后者用"餘"。

8．"特别"当改为"一向"。

9．"刊载"当改为"改动"。

10．"特殊药方"当改为"异域"。

11．"生长"当改为"禀性"。

12．"非常辛苦"当改为"忌惮辛苦"。

13．"同一类人"当改为"合适的人"。

14．"均为句中语气词"当改为"前者
同介词'于'，后者为句中语气词"。

15．"意思相同"当改为"意思不同"。
前者意思是"探求隐暗之事"，后者意思是
"探求深奥道理"。

16．"行动"当改为"常常"。

17．"模式"当改为"用"。

18．"收获和失误"当改为"收获"。

19．"传授知识的人"当改为"授学的
依据"。

20．"皇帝的命令"当改为"圣人的旨
意"。

21．"只"当改为"句中语气助词"。

22．"词性相同"当改为"词性不同"。
前者是连词，后者是介词。

23．"均为语首助词"当改为"前者是
语首助词，后者为动词，当'等到'讲"。

24．"应写作後"当改为"不能写作
後"。

25．"均指医生"当改为"前者指官员，

后者指医生"。

26．"均为模式"当改为"前者意思是模式，后者意思是做模式，用作动词"。

27．"陈旧"当改为"久远"。

28．"广博"当改为"通晓"。

29．"本土所产"当改为"产地"。

30．"天亮"当改为"天生聪明"。

31．"耽误"当改为"爱好"。

32．"医用砭石"当改为"医术"。

33．"当时的法令"当改为"应时确立了针灸的教令"。

34．"戴上帽子"当改为"在前面加上"。

35．"身小志大"当改为"能力小而责任重"。

36．"是代词，当'这'讲"当改为"是副词，当'才'讲"。

37．"意义相同，均为能愿动词"当改为"意义不同，前者为谦敬副词，后者为能愿动词"。

38．"结构相同，均为主谓结构"当改为"结构不同，前者是偏正结构（名词作状语），后者是主谓结构"。

39．"内容复杂"当改为"原委"。

40．"互相帮助"当改为"助成我"。

41．"遗留"当改为"赠送"。

42．"意思相同"当改为"意思不同"。"犹且"当"仍然"讲，"方且"当"正在"讲。

43．"用法相同，均作词尾"当改为"用法不同，前者为动词，当'奈'讲，后者为词尾"。

44．"同义"当改为"义不同。前两个'以'当'因'讲，后两个'以'当'把'讲"。

45．"意思相同，均指高雅音乐"当改为"意思不同，前者指高雅音乐，后者指通俗乐曲"。

四、词义解释题

1．没，同"殁"，死亡。 乖：错乱。

2．从衡：同"纵横"。指战国时代七国之间纵横错杂的政治形势。

3．败：弊。指弊政。

4．书：文字。 简：书简。

5．撮：摘取。 指意：要旨。

6．会：正巧。 卒：死。 卒：完成。

7．删：节取。

8．原：探究。 起：阐发。

9．度：揣度；估量。 箴：同"针"。

10．因：根据。 辩：通"辨"，辨别。

11．反：同"返"，恢复。

12．际：会合。

13．寿考：寿命长久。

14．聊：姑且。 荡意平心：净化意念，平定心境。

15．同：认为……相同。 怵惕：恐惧。

16．迂：迂曲。 益：更加。

17．索隐行怪：求隐暗之事，行怪异之道。 述：遵循。

18．生生：使生命生长不息。 守：职守。

19．晦昧：埋没。 序：以次排列。

20．或者：有的人。

21．曾：竟然。

22．企踵：仰慕。 孜孜汲汲：急急忙忙迫不及待的样子。

23．卒然：突然。卒，通"猝"。 婴：遭受。

24．赍：持。 重器：喻身体。

25．措：措置。

26．进：居官。 退：不做官。

27．徇：营求。 冰谷：薄冰和深谷。喻险境。

28．感：为……感伤。 横夭：意外

68

早死。

29．寻：探究。　思过半：谓收益多。

30．府俞：气府腧穴。俞，通"腧"。

31．自非：如果不是。　理致：道理要旨。

32．演：推衍；扩大。

33．省：诊察。　口给：口才敏捷。

34．相：指代病人，特殊副词。

35．短期：病危将死之期。　髣髴：谓印象模糊。

36．明堂阙庭：分别指鼻子、两眉之间、前额。　见：被。

37．视：辨别。

38．宿：一向。　请事：请允许我奉行。

39．生：化生万物。　播：繁殖。

40．含灵：人类。　亭：养育。

41．范：用模型铸造。　揉：使木变形，作成工具。

42．或：句中语气助词。　爽：败坏；错乱。

43．沴：不和；相克相乱。　愆：失去。

44．衅：间隙。　眚：病患。

45．遘：通"构"，造成。

46．固：深入。　期：必定。

47．侔：等同。　财：通"裁"，筹划。

48．刊：改动。

49．浸：逐渐。

50．踳驳：错误杂乱。

51．钟：当。　殊方：异域。

52．佥：众人。　独学：个人学识。

53．比例：近似的事例。

54．时：通"是"，此。　厥后：之后。

55．祖述：效法前人，加以陈述。釐："厘"的异体字，整理。

56．瘵：疾病。　良：实在。

57．摭：检取。

58．表：上表。　副：符合。

59．窃：表谦敬的副词。　生：通"性"，禀性。

60．乖：违背。　是：正确。

61．萃：聚集；收集。

62．铅翰：此指文词。　昭章：清楚明白。

63．丹青：此指药物图谱。　绮焕：美好鲜明。

64．庶物：众药物。　形容：形态容貌。

65．金縢：金属缄封的匣子。縢，封缄。　玉版：刊刻重要文字的白石板。

66．俾：使。　用：因此。

67．诬：欺骗。　方将：指正在学医的人。

68．笔削：此指整理修正古医籍。尸：主持。

69．捐：除去。　翠羽：喻精华。

70．玷：指缺点、过失。　吾子：对人亲爱的称呼。

71．变沴：变乱。　昏札：夭折。

72．提携：牵扶；携带。

73．洎：等到。　格：探究。

74．总领：主旨。　指归：意旨。

75．定分：指一定的气数。　其：难道。

76．幽明：指无形和有形的事物。契：符合。

77．蕆：完备的。　生知：生而知之者。

78．标格：风范。此指对经文正确理解的标准。

79．契：符合。　真要：指经文的精义要旨。

80．动：常常；往往。　赞：助。

81．命世：闻名于世。命，通"名"。

82．新：使……创新。　烝：通"烝"，众。

83. 弱龄：弱冠之年，二十岁。 夙：一向。

84. 式：用。 龟镜：学习的借鉴。

85. 披会：阅读领会。

86. 淹：久。

87. 都：合；汇总。

88. 得失：义偏在"得"，收获。 遂：实现。

89. 环周：全面周密。

90. 别目：另立篇目。 冠：加在前边。

91. 庶：希望；或许。 敷畅：全面陈述阐发。

92. 俾：使。 惟：句中语气助词。

93. 徽音：德音，指百姓健康的福音。 属：接续。

94. 次：值。

95. 淑：善良。 慝：邪恶。

96. 谨：注重，用作动词。 医砭：泛指医术。

97. 寖：逐渐。

98. 丸艾：将艾绒抟成艾炷而灸之。

99. 勤哀：深切同情。 兆庶：众百姓。

100. 迪：继承。 烈：业绩；功业。

101. 祗：敬奉。

102. 偃：指人体前后腹背。 募：通"膜"。

103. 窍：凿成孔窍。

104. 烂然：鲜明的样子。 第：次序。

105. 时宪：应时确立了针灸的教令。

106. 肇：开始。 景式：做最好的模式。景，大。

107. 多瘠：多病的人。 诏：教诲。

108. 披：阅读。 旧：久。

109. 黎烝：众百姓。 介：佐助。

110. 让德：给福，赐福。

111. 长物：多余的东西。

112. 传：解释经书的著作。 乐府：泛指诗词曲方面的著作。

113. 体用：药物的性质和功效。

114. 坟典：即三坟五典，泛指古代重要典籍。 传奇：泛指一般文艺作品。

115. 共：通"供"，供给。 味：研究。

116. 应策：对策，指解答《内经》中的问题。 操觚：指执竹简写作，即执笔。

117. 通：全。 歧贰：分歧。

118. 中：侵犯。 二竖：指病邪。

119. 直：只；仅仅。 规规：拘泥的样子。

120. 辟：驳斥。

121. 绎：研究。

122. 连属：连接。同义复词。

123. 医绪：指残缺不全的医学知识。

124. 暴利：急泻。 几绝：几乎绝命。

125. 秉：具有。 哲：聪慧。

126. 抗志：高尚的志向。 希：仰慕。

127. 摅：抒发；表达。

128. 夭札：遭疫病而早死。 仁寿：长寿。

129. 评骘：评定。 梓：雕书印刷的木板。此指印刷出版。

130. 宗：效法。 亟（qì）：频繁。

五、语译题

1. 战国时期，合纵连横，真伪分辨争鸣，诸子百家学说纷繁杂乱。到了秦朝，以此为忧患，就焚毁书籍，以此来使百姓愚昧无知。

2. 每一部书校订完毕，刘向便分条列出该书的篇名目录，摘取其中的内容大意，写成叙录把它呈报给皇帝。适逢刘向去世，汉哀帝又派刘向的儿子，侍中奉车都尉刘歆完成父亲的事业。

3. 医经是探究人体血脉、经络、骨髓、

70

阴阳、表里等生理特征，用来阐明各种疾病的根源，区别死生的界限，并据此揣度针刺、砭石、汤药、艾灸等施治的方法，调配成适合临证需要的各种药剂。

4.经方是根据药物的寒温特性，衡量疾病的轻重程度，凭借药物的功用，依照气候感应的适宜用药情况，辨析五脏六腑之病所适用的苦寒辛温之药，制成寒凉温热的药剂，用来疏通郁闭，解除蕴结，使身体恢复正常。

5.只是争相追求荣华权势，仰慕权贵豪门，迫不及待地追求名利地位，重视名利这末节，轻弃身体那根本，使自己的外表华美，却使自己的身体衰敝。皮不存在了，毛将附在哪里呢？

6.突然遭受迅猛的邪气，身染严重的疾病，祸患到来，方才震惊战栗。有的降低身份，屈身相从，恭敬地盼望巫祝来消灾降福，等到巫祝办法用尽，只好归于天命，束手待毙。有的拿可活百年的寿命，把最宝贵的身体，交付给平庸的医生，任凭他们摆布。

7.经络气府腧穴，阴阳交会贯通；人体的生理病理玄妙隐微，幽深奥秘，变化难以穷尽。如果不是才学高超见识精妙的人，怎么能探究其中的道理要旨呢？

8.孔子说："生来就明白事理的人是上等的，通过学习而懂得事理的人是第二等的。多闻广记，是'智'的次一等。"我一向崇尚医术，请允许我奉行"学而知之"和"多闻博识"这些话。

9.在穴居巢处的时代，人们对物质生活的需求大概很少，到了能用模型铸造金属器物，使木材弯曲制成耕具的时代，追求私欲的想法才产生。然而五味失调，时常不明饮食的常规；六气不和，容易失去寒热的适度。

10.广泛庇护百姓，普遍救助人民。功德等同创造化育万物的天地，恩惠超越筹谋

成全万物的帝王。人们天天用它却不知它的功用，到现在仍然依赖它。

11.梁代陶弘景一向爱好养生，精心研究药物医术。认为《本草经》这部书，是神农氏撰写的著作，是不可改动的经典。可惜它的年代渐远，书简残缺虫蚀，跟桐君、雷公等人著述一样，多有错讹杂乱之处。

12.立说著述可写成为自成体系的学术著作，用以深入研究经方，给医药事业增添光彩。然而，当时正值鼎足峙立的南北朝时期，他对异域药物的了解尚有欠缺，从事编撰又未经过众议，注释说明局限于个人的学识。

13.虽然这样，但是年代久远，书籍残缺不全，论述详细的内容虽然很多，论述简略的内容有的却很深奥。探求简册就工夫成倍劳力烦重，取舍简册就忌惮辛苦。总是说要修订，可是没有时间主持此事。

14.他们各自在论着中随意展示自己的气派，彼此互相矛盾。有的篇目重复混乱，有的研究比较繁杂。如今汇总探究其中的精华，掌握其中的奥妙，夜以继日，对各家文献进行分析整理。除去各家著作中的糟粕，选取其中的精华，对各种资料全都反复筛选，思考很长时间。

15.等到周王室成就王业，设有冢宰，研究医学理论，掌管医学政令，征集药物来供给医治。年终考核医疗情况而制定医生的俸禄，十个病人都能治愈的是上等，有四个误治的是下等。我们国家遵循这一准则，常常从中取法，设置医学，颁布良方，用来使人的元气和谐达到最佳境界。圣人的功德，又有什么能超过于此呢？

16.我自幼多病，长大爱好医术，逢遇政治清明的盛世，于是迈入官运亨通的仕途。七次在尚书省供职，两次授官门下省，多次供职台阁达二十多年，长期主持弘文馆的图籍方书等。由此登堂入室，都能查考医学秘籍。

17．身为人臣，为人子，从治家到治国，由近及远，哪能容许轻易谈论呢？如果周成王不应该打开金属缄封匣子，那么周公为什么在玉版上分条刻写祝文？所谓定分之类看法的过失，我私下为您感到羞愧。

18．虽然这样，但是《素问》的文字简约，内容广博，道理奥妙，含意深远。天地的现象分清，阴阳的征候列举，变化的原由表述，死生的预兆显示。这些道理，未曾商量却远近自然相同，不用约定但无形的事物和有形的事物就符合。查核它的言论有证据，检验它的事实不差错，确实可以称得上最高学说的根本，养生之道的基础。

19．假如天资敏捷聪颖，便能通晓玄妙的道理，完备的见解虽然属于生而知之的人，但是对经文的正确理解也要借助前人的训解，未曾有行走不遵循道路，出入不经过门户的人。专心致志，精深研究，探索微妙深奥的含义，如果认识符合《素问》的精义要旨，那么就会达到目牛无全那样技艺纯熟的境界。

20．我年轻时就仰慕医道，一向喜好养生，有幸接触《素问》这部真经，就用作借鉴。然而传世的版本有错误，篇目重复，前后没有条理，文义相差甚远，施行运用不易，阅读领会也困难。岁月已久，沿袭而成弊端。

21．将登泰山，没有路径怎么到达？要去扶桑，没有舟船不能前往。于是我精心努力广泛寻访，就发现诸多占有《素问》资料的医家。经过十二年，方才掌握条理要领，探讨收获之处，深感实现了宿愿。

22．凡是添加的文字，都用红色书写，使今本和原本务必区分，文字不相混杂。这样或许能使圣人的旨意显明，使深奥的理论得到全面陈述阐发，有如众星宿高悬天际，奎宿和张宿次序不乱，又如深泉清净明澈，鱼类和甲壳类动物全能分辨。

23．如果圣王的道德教化不能传播，奸邪就要在世间产生，所以要辨别善恶来制订治策；如果人的真气不够充盛，病邪就要在体内发作，所以要注重医术来救治百姓。

24．距离古圣的时代逐渐遥远，对于他们的针灸学术难以精通。虽然在医学经典方法中列入针灸学术，在图卷内绘成经络图像，但是图像容易混杂不清，文字多有错讹。错用艾灸就伤肝，误行针刺便损胃。百姓受到伤害而不能弥补，庸医承袭错误而不假思索。如果不是那些圣人，谁能救治这些病患？

25．只有我们皇上，深切同情百姓，继承轩辕黄帝留下的功业，遵奉文德之母太姒仁慈的训诲，命百官来修订国家政令，令名医来谨守医术。深念针灸之法，从前列入天子之官的一种职守，是人命相关的事情，平日应用更为重要，想纠正其中的错误，对于民众永远有益。

26．殿中省尚药奉御王惟一一向教授经典医方，尤其擅长针灸技术，尽心奉行皇帝的命令，精心参验针灸的神妙道理。在人体前后和两侧标定经络循行路线，在各个腧穴确定位置和分寸。增补古今的治疗效验，订正古代针灸取穴学说的缺漏。汇总各家学说，编集成三篇。

27．开始颁布四方，作为万代学习的最好模式，将使多病的人都得到教诲，使针灸治疗不发生错误。按照《图经》的论述除治疾病，如同在涪水边向涪翁求教针术；观看书中的图形洞察疾病，好像扁鹊久饮上池之水。保护我黎民百姓，佐助他们达到长寿。

28．楚地蕲春县李东璧，一天来到我的弇山园看望我，挽留他饮了几天酒。我观察他，面貌润泽，身材清瘦，谈吐兴浓，的确是天下第一人。解开他的行装，没有多余的东西，只有几十卷《本草纲目》。

29．内容广博却不繁杂，详细却有要

点，全面研究，深入探讨，可以直接看到它博大精深的内容，这部书难道只能当作医书看待吗？实在是有关性理命气的精深微妙的学问，穷究事物原理的通用法典，帝王的秘密簿籍，百姓的贵重宝物啊。李君尽心给人类施加恩惠是多么殷切啊！

30．我正在编写《弇州卮言》，可惜像《丹铅卮言》的作者那样通晓古代事物的后继者太少了，现在多么幸运地看到了这样一部著作啊！把它藏在深山石室不妥当，为什么不刻版印刷，来供给天下后代像杨子云研究《太玄经》那样研读《本草纲目》的人呢？

31．由于《内经》的含义有深奥而言语不能概括的，不用图像补充它，它的精华便不能集中；图像虽然明显，可是意义有不能表达的，不用解说来辅助它，它的奥妙便难以看出。从此就条理分明，纲目确立，晦涩的内容清楚，隐微的道理显露，大小问题完全明畅，分歧之处全部解决。

32．所以凡是遇到辨明是非纠正错误之处，常常多是不加避忌，实在知道这种做法不高雅。只是因为人心积习已久，以讹传讹，即使引来长河之水还担心难以洗除，假使辨正它不用力，将会永无挽回改正的日子了。这是我反复思考而不敢回避的原因啊。

33．音律象数的起源，脏腑经络的原委，没有不详细指出并陈列的。真是博大高深啊！流传不朽的仁德，开拓人民的长寿境域。它造就的功德，与天地相同，跟日月并存；难道仅仅局限于治病的方技吗？

34．战国时代的著作能这样吗？宋朝的官吏高保衡等人的序文已经驳斥了这个说法。这种主观猜测毫无根据，本来不值得深入辩驳，可是又有人把医学看成小道，连同《内经》这部书也像弁髦等无用之物一样地弃置，这难道是大智能有眼力的人吗？

35．由此说来，读书人难道可以不用心学习这部著作吗？无奈现在从事医道的人，也把《灵枢》、《素问》置于不闻不问的地步，不明白生命的玄妙要旨，使实证更实，使虚证更虚，而给人留下灾祸，招致邪气，丧失正气，而断绝人的寿命。所谓在学业上擅长专门的医生，竟像这样的啊！

36．所谓河海中的一滴水，泰山上的一块土，也想共同助成《内经》的高度深度罢了。后代有像杨子云那样的知音会怜悯我的辛劳而赐予指正，难道不是幸而又幸吗？而助成我的功德，能说谁不是我后来居上的老师啊。

37．试问如今乘坐华丽的车子、拥有众多随从的人，都能识别证候、了解脉理、辨明药性，通晓医学的奥妙道理吗？只不过是一本正经地高耸着桂冠、剽窃虚假的声誉啊。如今奔走在权贵门下，享受优厚俸禄的人，都能决断死生、通达内外、裁制方剂，完全治愈而没有失误吗？

38．询问他们学习的技艺，大抵只知道运用的方法，却不晓得这样运用的原因，很少有融会贯通的人。因此我想扩大眼界却没有机会，常常感到遗憾。

39．于是记录他传授的内容，重新加以删除订正，保存其中对于社会有帮助的部分，按类排列，区别清楚，汇集成为一部书，命名它为《串雅》，使后来学习这种医术的人，不致被庸医诽谤，大概也是柏云心中赞许的事吧。

40．我的朋友吴鞠通先生怀有救世的抱负，具有超人的智能，酷爱学习，从不满足，研究医理力求精深，立下高尚志向，仰慕古代名医，虚怀若谷，效法各家。他担忧这个社会对温病蒙昧不清，于是传述前代医家的可为法式的语言，抒发平生的心得，穷尽温病的源流，写成这部书。

41．即使这样，但是首创的人称做圣人，阐述的人叫做贤明的人，学习的人如果能彻底探求他们的文章，通晓其中的含义，变化它们，推行它们，用它们治疗六气造成的疾病是可以的，用它们治疗内伤病也是可以的。无奈社会上缺少善于触类旁通的有才识的医生，一般人认为缺漏可耻，不能举一反三，只求按照图样寻找好马般地就伤寒而论伤寒。

42. 不仅仅对张仲景没有讲到的内容未能创发新的义理，就连张仲景已写定的书也都遭到了窜改。社会上的普通人喜欢《伤寒六书》内容浅近，共同尊崇它，人民的祸害就频繁了。

43. 喜爱学习的医生都知道趋向正道，但是贪求常规的医生仍旧各自认为老师的学说正确，厌恶听取高明的理论。那些技术不高明的医生又只稍微了解一些粗浅的内容，不能明白精辟的含义，在医疗实践中运用它，很少能取得满意的疗效。

44. 《折杨皇荂》这类通俗的歌曲，人们都能领会，张嘴而笑，《阳春白雪》这类高雅的歌曲，能跟着唱和的却只有几个人，从古如此。了解我或者责备我，完全听凭当代的社会舆论，难道不好吗？吴先生认为我的话正确，于是共同讨论评定后交付刊印。

六、阅读题

（一）

1. 顷。余之旧契读孟坚汉书艺文志载五苦六辛之说。而颜师古辈皆无注解。渠特以问余。余顾其内经诸书中亦不见其文。既相别矣。乘蹇且十里外。飒然而悟。欲复回以告。予之旧契已归且远。乃令载之以示来者。夫五者。五脏也。脏者。里也。六者。六腑也。腑者。表也。病在里者属阴分。宜以苦寒之药涌之泄之。病在表者属阳分。宜以辛温之剂发之汗之。此五苦六辛之意也。颜师古不注。盖阙其疑。乃知学不博而欲为医难矣。余又徐思五积六聚。其用药亦不

外于是。夫五积在脏。有常形。属里。宜以苦寒之药涌之泄之。六聚在腑。无常形。属表。宜以辛温之药发之汗之。与前五苦六辛亦合。亦有表热而可用柴胡之凉者。犹宜热而行之。里寒而可用姜附之热者。犹宜寒而行之。余恐来者不明内经发表攻里之旨。故并以孟坚五苦六辛之说附于卷末。

2. ①顷：近来。 ②旧契：意气相投的老朋友。 ③渠：他。 ④顾：察看。 ⑤且：将近。 ⑥飒然：突然。 ⑦且：而且。 ⑧阙其疑：暂缺而存疑，不主观臆测。

3. 也有属表的六腑热病可用寒凉的柴胡汤治疗，仍适宜"热者寒之"的治则；属里的五脏寒证可用温热的干姜附子汤治疗，仍适宜"寒者热之"的治则。

4. ①因为"五苦六辛"之说是一个疑难问题，注释《汉书》的颜师古辈皆无注解，"《内经》诸书中亦不见其文"，正巧张子和的一个老朋友特向他求教这一问题，子和经过认真思索，悟出了其中的含义。故写下这则短文，以示来者。
②共有三种解释。除张子和此说外，尚有，姚明辉《汉志注解》说："五苦：黄连、苦参、黄芩、黄柏、大黄。"六辛：干姜、附子、肉桂、吴萸、蜀椒、细辛"。此外，四版《医古文》教材认为：五苦即苦温、苦热、苦甘、苦辛、苦咸。六辛即辛温、辛酸、辛热、辛甘、辛凉、辛寒。见《素问·至真要大论》。

（二）

1. 夫伤于寒。有即病者焉。有不即病者焉。即病者。发于所感之时。不即病者。过时而发于春夏也。即病谓之伤寒。不即病谓之温与暑。夫伤寒。温暑。其类虽殊。其所受之原。则不殊也。由其原之不殊。故一以伤寒而为称。由其类之殊。故施治不得以相混。以所称而混其治。宜乎贻祸后人。以

归咎于仲景之法。而委废其太半也。吁。使仲景之法果贻祸于后人。伤寒论不作可也。使仲景之法果不贻祸于后人。伤寒论其可一日缺乎。后人乃不归咎于己见之未至。而归咎于立法之大贤。可谓溺井怨伯益。失火怨燧人矣。夫仲景。法之祖也。后人虽移易无穷。终莫能越其矩度。由莫能越而观之。则其法其方。果可委废太半哉。虽然。立言垂训之士犹不免失于此。彼碌碌者固无足诮矣。夫惟立言垂训之士有形乎著述之间。其碌碌者当越趄犹预之余。得不靡然从令。争先快睹。而趋简略之地乎。夫其法其方委废太半而不知返。日惟简便是趋。此民生所以无藉。而仲景之心之所以不能别白矣。呜呼。法也。方也。仲景专为即病之伤寒设。不兼为不即病之温暑设也。后人能知仲景之书本为即病者设。不为不即病者设。则尚恨其法散落。所存不多。而莫能御夫粗工妄治之万变。果可惮烦而或废之乎。是知委废太半而不觉其非者。由乎不能得其所以立法之意故也。

2.①殊：不同。　②原：病原。　③一：都；全。　④贻：遗留。　⑤咎：罪责。　⑥委废：废弃。　⑦使：假如。　⑧矩度：标准。　⑨恨：遗憾。　⑩惮(dàn)：畏惧。

3. 即使这样，但是著书立说传布法则的人还是免不了在这方面失误，那些碌碌无为的人自然就不值得责怪了。只因那些著书立说流传法则的人有样板在著作之中，那些平庸无能之辈，在犹豫不决之后，能不唯唯从命，抢先快看，而趋赴简便的境地吗？这些人把仲景所确立的诊治大法和医方抛弃了大半却不知道改正，每天只追求简便省事，这就是老百姓的生命安全没有依靠，而仲景的意图不能辨别清楚的原因了。

4.①被寒邪所伤，当即发病的叫伤寒；不当即发病，过了这时以后在春天和夏天发作的叫温病。张仲景《伤寒论》立法是专门为当即发病的伤寒设立的，而治疗不当即发病的温病，应当用治温病的方药。

②不明仲景立法意，这就是百姓生命安全无保障，仲景的意图不能辨别清楚的原因。

③指那些自己观察不全面，分不清伤寒和温病而混同治疗，却怪罪于专为伤寒立法的贤人（张仲景）的人。

（三）

1. 隐居先生在乎茅山岩岭之上。以吐纳余暇。颇游意方技。览本草药性。以为尽圣人之心。故撰而论之。旧说皆称神农本经。余以为信然。昔神农氏之王天下也。画八卦以通鬼神之情。造耕种以省杀生之弊。宣药疗疾以拯夭伤之命。此三道者。历众圣而滋彰。文王。孔子。彖象爻辞。幽赞人天。后稷。伊尹。播厥百谷。惠被群生。岐黄彭扁。振扬辅导。恩流含气。并岁逾三千。民到于今赖之。但轩辕以前。文字未传。如六爻指垂。画象稼穑。即事成迹。至于药性所主。当以识识相因。不尔何由得闻。至于桐雷。乃著在编简。此书应与素问同类。但后人多更修饰之尔。秦皇所焚。医卜方术不预。故犹得全录。而遭汉献迁徙。晋怀奔进。文籍焚靡。千不遗一。今之所存。有此四卷。是其本经。所出郡县。乃后汉时制。疑仲景。元化等所记。又有桐君采药录。说其花叶形色。药对四卷。论其佐使相须。魏晋已来。吴普。李当之等。更复损益。或五百九十五。或四百四十一。或三百一十九。或三品混糅。冷热舛错。草石不分。虫兽无辨。且所主治。互有得失。医家不能备见。则认智有浅深。今辄苞综诸经。研括烦省。以神农本经三品。合三百六十五为主。又进名医副品。亦三百六十五。合七百三十种。精粗皆取。无复遗落。分别科条。区畛物类。兼注铭时用土地所出。及仙

75

经道术所须。并此序录。合为七卷。虽未足追踵前良。盖亦一家撰制。吾去世之后。可贻诸知音尔。

2.①游意：谓心神专注于某一境地。②尽：详尽了解。③信然：确实如此。④王（wàng）：成就王业。⑤稼穑：播种和收获，泛指农业。⑥识识相因：传统的认识相沿袭。⑦预：参预；涉及。⑧混糅：混杂。⑨苞：通"包"，包容。⑩追踵前良：赶上前代名贤。⑪贻：留下。

3.文王、孔子推演彖辞、卦象、占卜之辞，暗助人与天相应；后稷、伊尹播种那百谷，恩惠普济众生。岐伯、黄帝、巫彭、扁鹊，历代名医振兴倡导了医学，恩泽流传于世，人间含蕴正气。时间加起来已超过三千年，人民到今天仍然依赖它。

4.①三道指神农氏画八卦以通鬼神之情，造耕种以省杀生之弊，宣药疗疾以拯夭伤之命。

②因为《神农本经》问世后，岁月久远，历经战乱，经过多人所记，药味数目不一，上中下三品混杂，所记药性冷热错乱，"草石不分，虫兽无辨，且所主治互有得失"，所以作者要重新整理。

③依据《神农本经》上中下三品，合三百六十五种为主，又增名医副品，亦三百六十五种，合为七百三十种。精粗皆取，分别科条，区分物类，同时注明药物的功用和产地，汇成七卷。

（四）

1.余沐休林下。习程公敬通。公之里先有玠公者成进士。于轩岐之术靡不精。公尤博学。补诸生。以馀闲从事于养生家言。遂抉其奥。得禁方。参伍而用之。活人甚众。业擅一时。四方造庐而请者。车填咽门。公以次按行。东之西怨。南之北怨。病者望之如望岁焉。间与余论方技。言人秉阴阳。既薄蚀于寒暑风霾。又侵夺于饥饱嗜

欲。复戕伐于喜怒女谒。身非木石。何得不病。巨室力易于致医。若瓮牖绳枢之子与逆旅迁客。不幸惹恙。于时仓皇。则简之笥中。而医师自足。是方书重矣。外台秘要已验之良法。不下于肘后百一。欲广布之海内。藉余弁首而行。余谓病之需良医。犹治之待良相。美哉。越人之言曰。上医医国。其次医家。其次医身。夫和静则寿域。戾扰则亡征。药有养命者。有养性者。察其虚实。审其寒热。时其补泄。能防于未然。导养得理。性命自尽。何夭枉之有。观于身而知国。未有不均于哲士而偾于庸人者。公妙于上池。而推重司马之书。因知秘要盖方略之善者也。推端见委。证治较然。卓越群识。与素问灵枢合辙。推公之志。欲使人人得以尽年。其仁心为质乎。虽然。神而明之。存乎其人。有不泥于秘要也者。斯善读秘要者也。

2.①林下：林中。②抉：选择。③参伍：错综比较。④造庐：到其家。⑤之：往。⑥间：偶尔。⑦薄蚀：侵蚀。⑧戕伐：伤害。⑨犹：如同。⑩偾：败。⑪推端见委：寻根究底。⑫较然：明显的样子。较，通"皎"。

3.人身不是木头石头，怎么能不患病？豪门巨室之人容易得到治疗，如果是贫穷人家的子弟与客居旅馆被贬谪的人，不幸染病，在当时仓皇无奈之际，从书箱里选择此书之方，那么所需医师即可自足。可见此方书重要啊！

4.①既薄蚀于寒暑风霾，又侵夺于饥饱嗜欲，复戕伐于喜怒女谒。

②因为《外台秘要》盖方略之善者，推端见委，证治较然，卓越群识，与《素问》、《灵枢》合辙。

③体察神妙，用心领会它，在于那个运用的人。"其人"指志同道合善于运用《外台秘要》方的人。

（五）

1. 昔黄帝作内经十八卷。灵枢九卷。素问九卷。乃其数焉。世所奉行。唯素问耳。越人得其一二而述难经。皇甫谧次而为甲乙。诸家之说。悉自此始。其间或有得失。未可为后世法。则谓如南阳活人书称。咳逆者。哕也。谨按灵枢经曰。新谷气入于胃。与故寒气相争。故曰哕。举而并之。则理可断矣。又如难经第六十五篇。是越人标指灵枢本输之大略。世或以为流注。谨按灵枢经曰。所言节者。神气之所游行出入也。非皮肉筋骨也。又曰。神气者。正气也。神气之所游行出入者。流注也。井荥输经合者。本输也。举而并之。则知相去不啻天壤之异。但恨灵枢不传久矣。世莫能究。夫为医者。在读医书耳。读而不能为医者有矣。未有不读而能为医者也。不读医书。又非世业。杀人尤毒于梃刃。是故古人有言曰。为人子而不读医书。犹为不孝也。仆本庸昧。自髫迄壮。潜心斯道。颇涉其理。辄不自揣。参对诸书。再行校正家藏旧本灵枢九卷。共八十一篇。增修音释。附于卷末。勒为二十四卷。庶使好生之人开卷易明。了无差别。除已具状经所属申明外。准使府指挥依条申转运司选官详定。具书送秘书省国子监。令崧专访名医。更乞参详。免误将来。利益无穷。功实有自。宋绍兴乙亥仲夏望日。锦官史崧题。

2. ①次：编次。 ②得失：义偏在"失"。 ③法：规范。 ④标指：指明。 ⑤游行：运行。 ⑥不啻：不异于。 ⑦恨：遗憾。 ⑧世业：世代相传的事业。 ⑨梃刃：棍棒刀剑。 ⑩自：起始。

3. 我本平庸昏昧，自童年到壮年，潜心钻研医学，稍微懂得其中的道理，就不估量自己的浅陋，参合核对诸书，再行校正家藏旧本《灵枢》九卷，共八十一篇，增修音释，附在卷末，汇总为二十四卷。或许能使爱好养生的人们打开书卷容易明白，全无差错。

4. ①为医者，在读医书耳。读而不能为医者有矣，未有不读而能为医者也。不读医书，又非世业，杀人尤毒于梃刃。是故古人有言曰：为人子而不读医书，犹为不孝也。

②体现在以下三个方面：其一，参对诸书，再行校正家藏旧本《灵枢》九卷，共八十一篇；其二，增修音释，附于卷末，勒为二十四卷；其三，专访名医，更乞参详，免误将来。

（六）

1. 扁鹊有言。疾在腠理。熨炳之所及。在血脉。针石之所及。其在肠胃。酒醪之所及。是针灸药三者得兼。而后可与言医。可与言医者。斯周官之十全者也。曩武缪以活人之术止于药。故弃针与灸而莫之讲。每遇伤寒热入血室。闪挫诸疾。非药饵所能愈。而必俟夫刺者。则束手无策。自愧技穷。因悟治病犹对垒。攻守奇正。量敌而应者。将之良。针灸药因病而施者。医之良也。思得师指。而艰其人。求之远近。以针鸣者。各出编集标幽。玉龙。肘后。流注。神应等书。其于捻针补泻。尚戾越人从卫取气。从荣置气之说。复取素。难。而研精之。旁究诸家。又知素。难。为医之鼻祖。犹易为撲蓍求卦之原。诸家医流如以钱掷甲子起卦。勾陈玄武。螣蛇龙虎断吉凶。似易而乱易也。后世针灸亦若是尔。呜呼。不溯其原。则昧夫古人立法之善。故尝集节要一书矣。不穷其流。则不知后世变法之弊。此聚英之所以纂也。安故狃近者。犹曰易穷则变。变则通。通则久。是以诗变而骚。君子取之。郡县者。封建之变。租庸者。井田之变。后人因之。固足以经国治世。奚怪于针灸之变法哉。奚是古非今为哉。岂知封建井田变。而卒莫如周之延祚八百。针灸变。而卒莫如古之能收功十全。如使弊法而可因。则彼放荡逾闲者。可以为礼。以之安上治民。妖淫愁怨者。可以为乐。以之移风易俗哉。夫易谓穷斯变通久。素。难者。垂之万世而无弊。不可谓穷。不容于变。而自通且久也。周子谓不复古礼。不变今乐。而欲至治者远。然则不学古医。不变今俗。而欲收十全之功者。未之有也。兹续编诸家而折衷以素。难之旨。夫然后前人之法。今时之弊。司命者。知所去取矣。时嘉靖己丑夏六月六日。四明梅孤子高武识。

2.①莫之讲：即莫讲之，谓不去研究它。宾语前置。　②俟：等到。　③艰其人：难求到合适的人。"艰"用作动词。④戾：违反。　⑤鼻祖：始祖，来源。　⑥揲（shé）蓍：用手抽点蓍草数目，进行占卜。此指占卜。　⑦狃：习以为常。　⑧是古非今：认为古代正确，今人错误。即崇拜古人，非难今人。　⑨祚：皇位。　⑩逾闲：不守法度。闲，规矩，法度。　⑪折衷：犹言取正。此指以《内经》、《难经》作为判断标准。　⑫司命：本指掌管生命的神，此指医生。

3.《易经》所讲的"穷则变，变则通，通则久"，《素问》、《难经》流传多代而没有弊端，这不能说是穷尽，也不允许改变，而自能通达，并且长久。周敦颐认为，不恢复古代礼制，不改变当今的音乐，却希望有最完美的政治，那将差得很远。既然这样，那么若不学习古代的医家，不改变当今的习俗，却想收到完满的疗效，是不会有这种情况的。

4.①针、灸、药三者各有所主，不可偏废任何一个方面。能根据病情，恰当灵活地选取治法，才能成为疗效完满的十全上工。

②关键是"学古医"、"变今俗"，做到针灸药三者得兼。

③事物到了尽头，就要变化，变化就通达，通达就能长久。

（七）

1.牵牛治水气在肺。喘满肿胀。下焦欝遏。腰背胀重。及大肠风秘气秘。卓有殊功。但病在血分。及脾胃虚弱而痞满者。则不可取快一时。及常服。暗伤元气也。一宗室夫人。年几六十。平生苦肠结病。旬日一行。甚于生产。服养血润燥药。则泥隔不快。服硝黄通利药。则若罔知。如此三十余年矣。时珍诊其人体肥膏梁。而多忧郁。日吐酸痰盌许乃宽。又多火病。此乃三焦之气壅滞。有升无降。津液皆化为痰饮。不能下滋肠腑。非血燥比也。润剂留滞。硝黄徒入血分。不能通气。俱为痰阻。故无效也。乃用牵牛末。皂荚膏丸与服。即便通利。自是但觉肠结。一服就顺。亦不妨食。且复精爽。盖牵牛能走气分。通三焦。气顺则痰逐饮消。上下通快矣。

2.①欝遏：郁结阻遏。欝，"郁（鬱）"的异体字。　②但：只是。　③痞满：胀满不通。　④及：如果。　⑤膏梁：即膏粱。此喻人体皮肤细白。梁，通"粱"。　⑥盌："碗"的异体字。　⑦比：类。　⑧徒：只。

3.一位皇族夫人，年纪将近六十，平时患大肠秘结，十天大便一次，比分娩还难。服用养血润燥药，就凝滞胸膈，感到不舒服；服用芒硝、大黄通利药，就好像没有反应。

4.①牵牛治水气在肺，喘满肿胀，下焦郁遏，腰背肿重，及大肠风秘气秘，卓有殊功。

②其人体肥膏梁，而多忧郁，又多火病，此乃三焦之气壅滞，有升无降，津液皆化为痰饮，不能下滋肠腑，非血燥之类也。

（八）

1.景岳名介宾。别号通一子。越之山阴人也。其父为定西侯客。介宾年十四。即从游于京师。天下承平。奇才异士。集于侯门。介宾幼而浚齐。遂遍交长者。是时金梦石工医术。介宾从之学。尽得其传。以为凡人阴阳。但以血气脏腑寒热为言。此特后天之有形者。非先天之无形者也。病者多以后天戕及先天。治病者但知有形邪气。不顾无形元气。自刘河间以暑火立论。专用寒凉。其害已甚。赖东垣论脾胃之火。必务温养。救正实多。丹溪出。立阴虚火动之论。寒凉之弊。又复盛行。故其注本草。独详参附之用。又慨世之医者。茫无定见。勉为杂应之术。假兼备以幸中。借和平以藏拙。虚而补之。又恐补之为害。复制之以消。实而消之。又恐消之为害。复制之以补。若此者。以药治药尚未遑。又安望其及于病耶。幸而偶愈。亦不知其补之之力。攻之之力耶。及其不愈。亦不知其补之为害。消之为害耶。是以为人治病。沉思病原。单方重剂。莫不应手霍然。一时谒病者。辐辏其门。沿边大帅。皆遣金币致之。

2.①浚齐：犹徇齐。才智周备而敏捷。②工：精。 ③遑：闲暇。 ④霍然：形容病愈之速。 ⑤辐辏：车辐集中于轴心。喻聚集。 ⑥遣：派送。

3．又感慨社会上的医生茫然无主见，勉强从事杂投应付之术，借助用药周全完备来侥幸治愈疾病，依靠用药四平八稳来掩盖医术低劣。认为是虚证，就用补法治疗它，又怕补药造成危害，又用消导药来限制补药。认为是实证，就用消导药治疗，又怕消导药造成危害，又用补药来限制消导药。

4.①"后天之有形者"指血气脏腑寒热，"先天之无形者"指无形元气。

②关于三家之论，张介宾认为：刘河间以暑火立论，专用寒凉，其害已甚。赖东垣论脾胃之火，必务温养，救正实多。丹溪出，立阴虚火动之论，寒凉之弊，又复盛行。故其注本草，独详参附之用。张介宾的学术思想是，应当重视培补先天的无形元气，不能只顾去除后天的有形邪气。

③沉思病原，单方重剂。

（九）

1．负笈行医，周游四方，俗呼为走方。其术肇于扁鹊，华佗继之，故其所传诸法与国医少异。治外以针刺、蒸灸胜；治内以顶、串、禁、截胜。取其速验，不计万全也。走医有三字诀：一曰贱，药物不取贵也；二曰验，以下咽即能去病也；三曰便，山林僻邑仓卒即有。能守三字之要者，便是此中之杰出者也。走医有四验，以坚信流俗：一取牙，二点痔，三去翳，四捉虫。四者皆凭药力。手法有四要：用针要知补泻，推拿要识虚实，揉拉在缓而不痛，钳取在速而不乱。志欲敖，礼欲恭，语欲大，心欲小。持此勿失，遂踞上流。药上行者曰顶，下行者曰串，故顶药多吐，串药多泻。顶、串而外，则曰截。截，绝也，使其病截然而止。按此即古汗吐下三法也。然有顶中之串，串中之顶，妙用入神，则又不可以常格论也。药有常用之品，有常弃之品，走医皆收之。病有常见之症，有罕见之症，走医皆习之。故有二难：曰用药难，识症难。非通乎阴阳，察乎微妙，安能使沉疴顿起，名医拱手？谁谓小道不有可观者欤？然今之煦煦然惟利是求，言伪而辩者，开方则笔似悬槌，临症则目如枯炭，直谓之医奴可耳。此走医之罪人也。药有异性，不必医皆知之，而走医不可不知。脉有奇经，不必医尽知之，而走医不可不知。用奇乘间，一时之捷径也；得心应手，平日之功用也。古人出则行道，入则读书，盖医学通乎性命，知医则知立命。而一切沴戾不能中之，可以却病延年。否则，己身之危不能免，又焉能救人之危耶？医本期于济世，能治则治之，不必存贪得之心。近率以医为行业，谓求富者莫如医之一途。于是，朋党角立，趋利若鹜，入主出奴，各成门户。在延医者，每以病试医；在为医者，又以药试病。彼此茫然，迄

79

无成效。幸而偶中，则伪窃标榜，走医之术类聚既非，乡里论道罕见精微。惟各挟一长，以遨游逐食。忌则相贼，合则相呼，如雀隼之交，讙讪莫定。有如此者，勿读吾书。医者，意也。用药不如用意，治有未效，必以意求。苟意入元微，自理有洞解。然后用药无不立验。今则每恃祖方为长技，用而偶验，则留根不除，俟再发而再获也；用而不验，则率用猛毒之药以攻之，所谓下杀手也。在实症，或间有转机；而虚损之人，不且立毙乎？不知全在平日用心之讲求也。若终岁群居科诨，入市招摇，贪饕沉凶，不知潜心理道者，勿读吾书。

2.①仓卒（cù）：匆忙。 ②敖：同"傲"，傲慢。 ③常格：常法。 ④煦煦然：温暖热情的样子。此谓热衷于某事。 ⑤沴戾（lìlì）：指由四时不正之气而引起的疾病。 ⑥入主出奴：语出韩愈《原道》。意谓崇信一种说法，必然会排斥另一种说法，以自己所崇信的为"主"，以所排斥的为"奴"。即抬高自己，打击别人。 ⑦元微：精微。 ⑧间：偶然。 ⑨科诨：即插科打诨的简称。 ⑩贪饕（tāo）：贪婪。饕，贪。

3.①背着药箱，周游四方，民间称呼他们为走方医。这种医术从扁鹊开始，华佗继承了它。所以它所留传的各种治法与正统的医生稍有不同。

②如果不能对阴阳通晓，对疾病细微复杂的情状诊察明白，怎么能使重病很快痊愈，让名医拱手表示佩服呢？谁说走方医没有可学的地方呢？

4.①本文介绍了走方医的用药特色、治病经验、手法要点及行医的艰难，赞扬了走方医的高妙医术和治病救人的功绩，同时也批评了其中那些"惟利是求"者是"走医之罪人"。并抨击了当时医学界的丑恶现象。

②"笔似悬槌"意谓动笔处方，犹如发生盗情时忙乱击鼓一样。"目如枯炭"意谓目中无神。此处形容那些"惟利是求，言伪而辩者"茫无定见，盲目地处方用药，在临症时那种迷乱发蒙的窘迫情态。

（十）

1. 夫立德、立功、立言，圣贤事也。瑭何人斯，敢以自任？缘瑭十九岁时，父病年余，至于不起，瑭愧恨难名，哀痛欲绝，以为父病不知医，尚复何颜立天地间？遂购方书，伏读于苦块之余。至张长沙外逐荣势、内忘身命之论，因慨然弃举子业，专事方术。越四载，犹子巧官病温，初起喉痹，外科吹以冰硼散，喉遂闭。又遍延诸时医治之，大抵不越双解散、人参败毒散之外，其于温病治法，茫乎未之闻也。后至发黄而死。瑭以初学，未敢妄赞一词，然于是证亦未得其要领。盖张长沙悲宗族之死，作《玉函经》，为后世医学之祖。奈《玉函》中之《卒病论》亡于兵火，后世学者无从仿效，遂至各起异说，得不偿失。又越三载，来游京师，检校《四库全书》，得明季吴又可《温疫论》，观其议论宏阔，实有发前人所未发，遂专心学步焉。细察其法，亦不免支离驳杂，大抵功过两不相掩。盖用心良苦而学术未精也。又偏考晋唐以来诸贤议论，非不珠璧琳琅，求一美备者，盖不可得，其何以传信于来兹？瑭进与病谋，退与心谋，十阅春秋，然后有得，然未敢轻治一人。癸丑岁，都下温疫大行，诸友强起瑭治之，大抵已成坏病，幸存活数十人，其死于世俗之手者，不可胜数。呜呼！生民何辜，不死于病，而死于医，是有医不若无医也。学医不精，不若不学医也。因有志采辑历代名贤著述，去其驳杂，取其精微，间附己意，以及考验，合成一书，名曰《温病条辨》。然未敢轻易落笔。又历六年，至于戊午，吾乡汪瑟庵先生促瑭曰：来岁己未，湿土正化，二气中温疠大行，子盍速成书，或者有益于民生乎？瑭愧不敏，未敢自信，恐以救人之心，获欺人之罪，转相仿效，至于无穷，罪何自赎哉！然是书不出，其得失终未可见。因不揣固陋，黾勉成章，就正海内名贤，指其疵谬，历为驳正，将万世赖之无穷期也。淮阴吴瑭自序。

2.①犹子：侄子。 ②延：请。 ③未之闻：即"未闻之"，宾语前置。意谓未听说过温病治法。 ④奈：无奈。 ⑤季：末年。 ⑥阅：经历。 ⑦轻：轻易。 ⑧间：间或。 ⑨考验：查考验证。 ⑩盍：何不。兼词。

3.①建立功德，著书立说，这是圣贤的事业。我算什么人呢，竟敢以此为己任？只因为我十九岁时，父亲患病年余，一直未能治愈，直至去世。我感到惭愧悔恨，难以言表，悲痛欲绝。认为父患重病，自己却不知医，还有何面目立于天地间？于是购买方书，在守丧之余伏案苦读。

②于是我不估量自己的浅陋，勉力成书，求教海内名医，指出其中的缺点谬误，

——进行辩驳改正。将使后世依赖它而无穷无尽。

4.①因为吴瑭十九岁时，父病年余，医治不当，导致死亡。瑭愧恨难名，以为父病不知医，有何颜立天地间？遂购方书，在守丧之余苦读。至张长沙外逐荣势，内忘身命之论，因慨然弃举子业，专事方术。

②原因有四：其一，张仲景所著《玉函经》中的《杂病论》已亡于兵火，使后世学者无从仿效，各起异说。其二，遍考晋唐以来诸贤议论，尚无一部理法方药齐备的治疗温病的专著。其三，吴瑭"进与病谋，退与心谋，十阅春秋，然后有得"。已具备了丰富的治温病经验。其四，自己的亲属患温病，曾因得不到正确的治疗而死亡，且当时都下温疫大行，死于庸医之手者不可胜数。为救民于水火，于是，吴瑭撰写《温病条辨》。

③担心《温病条辨》书稿不完善，"恐以救人之心获欺人之罪，转相仿效"，而贻害后人。"落笔"是指定稿。

第三单元 医论 (17～31 课)

习题

一、选择题 (答案在P122)

(一) A₁ 型题

1. "天覆地载，万物悉备，莫贵于人" (17) 中的"于"意思是(   )
    A. 对于   B. 等于
    C. 向   D. 比
    E. 从

2. "君王众庶，尽欲全角" (17) 中的"庶"意思是(   )
    A. 庶几   B. 庶民
    C. 几乎   D. 希望
    E. 近乎

3. "留淫日深，着于骨髓，心私虑之" (17) 中的"私"的意思是(   )
    A. 自私   B. 私自
    C. 私下   D. 秘密
    E. 不公开

4. "此皆绝皮伤肉，血气争黑" (17) 中的"绝"意思是(   )
    A. 损坏   B. 断绝
    C. 绝对   D. 杜绝
    E. 拒绝

5. "能经天地阴阳之化者，不失四时" (17) 中"经"意思是(   )
    A. 已经   B. 效法
    C. 经过   D. 经历
    E. 早已

6. "知十二节之理者，圣智不能欺也" (17) 中的"欺"意思是(   )

    A. 欺骗   B. 欺负
    C. 欺哄   D. 欺诈
    E. 超越

7. 以下当"人"讲的是(   )
    A. "人有此三者" (17) 中的"者"
    B. "知万物者" (17) 中的"者"
    C. "人能应四时者" (17) 中的"者"
    D. "虚者实之" (17) 中的"者"
    E. "刺实者须其虚" (17) 中的"者"

8. "一溉之益固不可诬也" (18) 中的"诬"意思是(   )
    A. 诬蔑   B. 抹然
    C. 歪曲   D. 轻视
    E. 蔑视

9. "思虑销其精神" (18) 中的"销"的意思是(   )
    A. 损害   B. 推销
    C. 消除   D. 倾销
    E. 销售

10. 在"上获千余岁，下可数百年" (18) 中，"可"的意思是(   )
    A. 可以   B. 获得
    C. 能够   D. 应该
    E. 大约

11. "以"作介词使用的句子是(   )
    A. 世或有谓神仙可以学得 (18)
    B. 一衰不足以伤身 (18)
    C. 志以厌衰 (18)
    D. 中智以下 (18)
    E. 饮食不节以生百病 (18)

12. "半年一年，劳而未验，志以厌衰"

(18)中，"以"的意思是(   )

    A．因此

    B．通"已"，已经

    C．而且

    D．因而

    E．以至于

13．"是以君子知形须神而立"(18)中"须"意思是(   )

    A．需要   B．必须

    C．等待   D．依靠

    E．应当

14．"驰骋常人之域，故有一切之寿"(18)中"一切"的意思是(   )

    A．一般的   B．完全的

    C．全部的   D．完整的

    E．简单的

15．以下当"就"讲，表示转折关系的是(   )

    A．"终朝未餐，则嚣然思食"中(18)的"则"

    B．"夜分而坐，则低迷思寝"(18)中的"则"

    C．"内怀殷忧，则达旦不瞑"(18)中的"则"

    D．"纵然养生之事，则断以所见"(18)中的"则"

    E．"善养生者则不然也"(18)中的"则"

16．"不测之渊起于汀滢"(19)中的"汀滢"意思是(   )

    A．大积水   B．小水流

    C．大风浪   D．小波纹

    E．小泥坑

17．"若令服食终日，则肉飞骨腾"(19)中的"肉飞骨腾"喻(   )

    A．身体轻捷，能飞升上天

    B．身体轻捷，像腾云驾雾

    C．过分劳累，身体酸软

    D．过分劳累，身患重病

    E．遭遇危险，生命丧失

18．"用力役体，汲汲短乏者"(19)中的"汲汲"形容(   )

    A．心情急切   B．努力不倦

    C．生活困难   D．呼吸急促

    E．惴惴不安

19．"素雪堕于上，玄冰结于下"(19)中的"玄"意思是(   )

    A．厚   B．黑

    C．冻   D．深

    E．薄

20．"故医方卜筮，艺能之难精者也"(20)中的"艺能"意思是(   )

    A．方药   B．占卜

    C．技能   D．艺术

    E．能力

21．"自古名贤治病，多用生命以济危急"(20)中的"生命"指(   )

    A．虻虫   B．鸡卵

    C．水蛭   D．活物

    E．药物

22．"欲得澄神内视"(20)中的"内视"此谓(   )

    A．听取意见，自我反省

    B．重视内心，加强学习

    C．不视外物，排除杂念

    D．观察内心，明确方向

    E．严于律己，多找缺点

23．"夫壹人向隅，满堂不乐"(20)中的"向隅"文中义指(   )

    A．哭泣   B．生气

    C．有病   D．看病

    E．发怒

24．"表实者里必虚，里实者表必虚，经实者络必虚，络实者经必虚"(21)言(   )

    A．邪实是因，正虚为果

B.邪实是因，体病为果

C.正虚为因，邪实是果

D.体病为因，邪实是果

E.正虚是因，体病为果

25．"今予著此吐汗下三法之诠"（21）中的"诠"意思是（　　）

A.诠释　　　　B.说明

C.文章　　　　D.书籍

E.名称

26．"《内经》散论诸病，非一状也"（21）中的"散"意思是（　　）

A.散漫　　　　B.分别

C.散布　　　　D.论述

E.零星

27．"知其要者，一言而终"（21）中的"一言"意思是（　　）

A.一个字　　　B.一句话

C.一篇文章　　D.一次谈话

E.一本书

28．与"张长沙医如汤武之师，无非王道"（22）中的"王道"相对的是（　　）

A.人道　　　　B.仁道

C.大道　　　　D.小道

E.霸道

29．"华元化医如庖丁解牛，挥刃而肯綮无碍"（22）中的"肯綮"指（　　）

A.藏府　　　　B.四肢

C.肌肉　　　　D.关节

E.筋骨

30．以下为唐代诗人杜甫名号的是（　　）

A.康成　　　　B.濂溪

C.简斋　　　　D.少陵

E.叔微

31．以下比喻"没有目标地多用药物而效果不佳"的词语是（　　）

A.橐驼种树　　B.广络原野

C.陈兵背水　　D.济河焚舟

E.丝弦新絙

32．"余虽不敏，公不以为无似"（23）中的"敏"意思是（　　）

A.敏锐　　　　B.聪明

C.勤快　　　　D.敏感

E.快捷

33．"若孑孑然离群而独立"（23）中的"孑孑然"意思是（　　）

A.孤单的样子　B.寂寞的样子

C.冷清的样子　D.超凡的样子

E.忧愁的样子

34．"漠然若秦越肥瘠之不相维系"（23）中的"维系"意思是（　　）

A.维持　　　　B.保护

C.关联　　　　D.照顾

E.团结

35．"酬接之繁，不暇雍容"（23）中的"雍容"形容（　　）

A.轻松愉快　　B.仔细认真

C.富丽华贵　　D.从容不迫

E.宽宏大量

36．"士俗坐无竹耳"（24）中的"坐"意思是（　　）

A.因为　　　　B.为了

C.原来　　　　D.大概

E.肯定

37．"而家之东偏，隙地仅半亩"（24）中的"仅"意思是（　　）

A.大概　　　　B.只有

C.将近　　　　D.不及

E.超过

38．"于是日使僮奴壅且沃之，以须其盛"（24）中的"须"意思是（　　）

A.等待　　　　B.为了

C.希望　　　　D.需要

E.终于

39．"挺然百余，其密如簪"（24）中的"簪"指（　　）

A. 篱笆　　　　B. 竹林
C. 竹片　　　　D. 竹席
E. 竹筷

40. "阴阳者，造化之枢纽"（25）中的"造化"意思是（　）
A. 创造　　　　B. 变化
C. 福气　　　　D. 世界
E. 大自然

41. "如其拂而戾焉"（25）中的"戾"意思是（　）
A. 暴躁　　　　B. 愤怒
C. 罪过　　　　D. 违背
E. 拒绝

42. "后以裁成天地之道"（25）中的"后"意思是（　）
A. 君王　　　　B. 皇后
C. 后来　　　　D. 后代
E. 然后

43. "夫何喜怒哀乐，心思嗜欲之汨于中"（25）中的"汨"意思是（　）
A. 流行　　　　B. 扰乱
C. 奔波　　　　D. 留止
E. 触动

44. "昧真中之有假，执似是而实非"（26）中的主语是（　）
A. 局外人　　　B. 当事人
C. 常医　　　　D. 真医
E. 病家

45. "几见圯桥杰竖"（26）中的"竖"意思是（　）
A. 人才　　　　B. 医生
C. 小子　　　　D. 天才
E. 英雄

46. "然而尤有不易者，则正在知医一节耳"（26）中的"知医"意思是（　）
A. 学习医术　　B. 掌握医术
C. 相信医生　　D. 了解医生
E. 审核医生

47. "伯牙常有也，而钟期不常有；夷吾常有也，而鲍叔不常有"（26）在文中喻指（　）
A. 人才难得，真医难求
B. 真医难得，知音难求
C. 真医常有，而知真医者不常有
D. 有真医，但没有知真医者
E. 一般的医生常有，而真医不常有

48. "有性急者遭迟病，更医而致杂投"（27）中的"杂投"意思是（　）
A. 乱请医生　　B. 乱用药物
C. 多请医生　　D. 多用药物
E. 受骗上当

49. "有性缓者遭急病，濡滞而成难挽"（27）中的"濡滞"意思是（　）
A. 停滞　　　　B. 转移
C. 重病　　　　D. 拖延
E. 反复

50. "有素不相识，遇延辨证，病家既不识医，则倷赵倷钱，医家莫肯任怨，则惟芩惟梗"（27）中的"惟芩惟梗"意思是（　）
A. 用药敷衍塞责
B. 用药认真负责
C. 善用黄芩、桔梗
D. 认为黄芩、桔梗适宜病情
E. 一味使用黄芩、桔梗

51. "坐失机宜，谁之咎乎"（27）中的"咎"意思是（　）
A. 罪过　　　　B. 责备
C. 惩罚　　　　D. 祸患
E. 职责

52. "一往坚急劲切之化，反谓凉生"（28）中的"一往"意思是（　）
A. 一去　　　　B. 一派
C. 一时　　　　D. 向往
E. 往往

53.“天道不几顿乎”（28）中的“顿”意思是（　　）

  A. 整顿   B. 安顿

  C. 疲乏   D. 止息

  E. 倒下

54.“其内伤生冷成滞下者，并可从虐而比例矣”（28）中的“比例”意思是（　　）

  A. 类推   B. 比较

  C. 举例   D. 并列

  E. 对照

55.“盖肺金主气，而治节行焉”（28）中的“治节”意思是（　　）

  A. 治疗规律 B. 治理原则

  C. 治理调节 D. 管理节制

  E. 治法节度

56.“顾夏虫而却笑”（29）中的“却”意思是（　　）

  A. 退   B. 后

  C. 反而   D. 拒绝

  E. 还是

57.“无火而能令百体皆温，无水而能令五脏皆润”（29）中的“百体”意思是（　　）

  A. 所有的物体

  B. 各种体质的人

  C. 人体各个部分

  D. 所有人的身体

  E. 人的四肢及头部

58. 与“嗜欲戕之也”（29）中的“戕”意义相同的是（　　）

  A.“劳动贼之也”（29）中的“贼”

  B.“思虑扰之也”（29）中的“扰”

  C.“则绝嗜欲可以无死乎”（29）中的“绝”

  D.“则戒劳动可以无死乎”（29）中的“戒”

  E.“则屏思虑可以无死乎”（29）

中的“屏”

59.“当其受生之时，已有定分焉”（29）中的“定分”喻指（　　）

  A. 确定的天分 B. 确切的年份

  C. 明确的区分 D. 一定的发展

  E. 固定的寿限

60.“夫所谓不朽者，非必周孔而后不朽也。羿之射，秋之弈，俞跗之医，皆可以不朽也。使必待周孔而后可以不朽，则宇宙间安得有此纷纷之周孔哉”（30）这几句重点在于说明（　　）

  A. 周、孔是不朽之人

  B. 羿、秋、俞跗是不朽之人

  C. 周、孔以及羿、秋、俞跗都是不朽之人

  D. 像羿、秋、俞跗那样擅长一项技艺的人都可以成为不朽之人

  E. 古今中外没有这么多的不朽之人

61.“燕哙、子之何尝不托尧舜以鸣高，而卒为梓匠轮舆所笑”（30），用来说明（　　）

  A.“精求之，何艺非道”

  B.“貌袭之，道艺两失”

  C.“医之为艺，尤非易言”

  D.“学之讲无稽”

  E.“今天下医绝矣”

62. 在“医之效立见，故名医百无一人；学之讲无稽，故村儒举目皆是。子不尊先人于百无一人之上，而反贱之于举目皆是之中”（30）中，“百无一人”、“举目皆是”分别指（　　）

  A. 薛雪与周程张朱

  B. 名医与周程张朱

  C. 薛雪与村儒

  D. 周程张朱与村儒

  E. 名医与村儒

63.“仆昔疾病，性命危笃，尔时虽十

周程张朱何益? 先生独能以一刀圭活之, 仆所以心折而信以为不朽之人也"(30) 中, "仆昔疾病……一刀圭活之" 是作者 "心折而信以为不朽之人" 的( )

A. 结果　　　　B. 目的
C. 原因　　　　D. 设想
E. 条件

64. "红紫色, 郑卫音"(31) 中的 "郑卫音" 是指称( )

A. 高雅之乐　　B. 淫靡之乐
C. 贵族音乐　　D. 乡村音乐
E. 已经失传的音乐

65. "取法上, 得慈航"(31) 中的 "慈航" 是( )

A. 佛教语　　　B. 道教语
C. 儒家语　　　D. 避讳语
E. 民间口语

(二) A₂ 型题

1. 以下不属于代词的是( )

A. "形之疾病, 莫知其情"(17) 中的 "其"
B. "木敷者, 其叶发"(17) 中的 "其"
C. "余念其痛, 心为之惑乱"(17) 中的 "其"
D. "至其当发, 间不容瞬"(17) 中的 "其"
E. "直非木石, 其能久乎"(18) 中的 "其"

2. 以下不属于连词的是( )

A. "若夫法天则地, 随应而动"(17) 中的 "则"
B. "终朝未餐, 则嚣然思食"(18) 中的 "则"
C. "夜分而坐, 则低迷思寝"(18) 中的 "则"
D. "内怀殷忧, 则达旦不瞑"(18) 中的 "则"

E. "纵闻养生之事, 则断以己见"(18) 中的 "则"

3. 以下不能解释为 "全部"、"都" 的是( )

A. "天覆地载, 万物悉备"(17) 中的 "悉"
B. "君王众庶, 尽欲全形"(17) 中的 "尽"
C. "至于导养得理, 以尽性命"(18) 中的 "尽"
D. "仰观俯察, 莫不皆然"(18) 中的 "皆"
E. "以多自证, 以同自慰, 谓天地之理, 尽此而已矣"(18) 中的 "尽"

4. 以下不能解释为 "保存"、"存在" 的是( )

A. "能存八动之变, 五胜更立"(17) 中的 "存"
B. "五藏已定, 九候已备, 后乃存针"(17) 中的 "存"
C. "是以君子知形恃神以立, 神须形以存"(18) 中的 "存"
D. "外物以累心不存, 神气以醇泊独著"(18) 中的 "存"
E. "忘欢而后乐足, 遗生而后身存"(18) 中的 "存"

5. 以下不能当作数词的是( )

A. "虽终归于焦烂, 必一溉者后枯"(18) 中的 "一"
B. "夫田种者, 一亩十斛"(18) 中的 "一"
C. "夫以蕞尔之躯, 攻之者非一涂"(18) 中的 "一"
D. "半年一年, 劳而未验"(18) 中的 "一"
E. "又守之以一, 养之以和"(18) 中的 "一"

87

6. 以下不能解释为"如"、"好像"的是(　　)
    A. "和之者若响"（17）中的"若"
    B. "随之者若影"（17）中的"若"
    C. "从老得终，闷若无端"（18）中的"若"
    D. "凡若此类，故欲之者万无一能成也"（18）中的"若"
    E. "若此以往，庶可与羡门比寿、王乔争年"（18）中的"若"

7. 以下不属于通假字的是(　　)
    A. "木敷者，其叶发"（17）中的"发"
    B. "众脉不见"（17）中的"脉"
    C. "至其当发，间不容瞚"（17）中的"瞚"
    D. "颈处险而瘿"（18）中的"险"
    E. "是由桓侯抱将死之疾"（18）中的"由"

8. 以下不能单独使用的是(　　)
    A. "人以天地之气生，四时之法成"（17）中的"以"
    B. "而世常谓一怒不足以侵性"（18）中的"以"
    C. "安心以全身"（18）中的"以"
    D. "诚知性命之理，因辅养以通也"（18）中的"以"
    E. "饮食不节，以生百病"（18）中的"以"

9. 以下不能作介词"在"解释的是(　　)
    A. "可玩往来，乃施于人"（17）中的"于"
    B. "神躁于中，而形丧于外"（18）中的"于"
    C. "犹君昏于上，国乱于下也"（18）中的"于"
    D. "中道夭于众难"（18）中的"于"
    E. "心战于内，物诱于外"（18）中的"于"

10. 以下不能单独使用的是(　　)
    A. "手动若务，针耀而匀"（17）中的"而"
    B. "何如而虚"（17）中的"而"
    C. "夜分而坐"（18）中的"而"
    D. "麝食柏而香"（18）中的"而"
    E. "谓天地之理，尽此而已矣"（18）中的"而"

11. 以下不属于通借字的是(　　)
    A. "修涂之累，非移晷所臻"（19）的"涂"
    B. "登稼被垄，不获不刈"（19）的"被"
    C. "夫奔驰而喘逆，或欬或满"（19）的"满"
    D. "钧器齐饮，而或醒或醉者，非酒势之有彼此也"（19）的"钧"
    E. "古人方之于冰盂之盛汤，羽苞之蓄火也"（19）的"苞"

12. 以下不属于异体字的是(　　)
    A. "寒风摧条而宵骇，欬唾凝泳于唇吻"（19）的"泳"
    B. "龙椀坠地，而脆者独破"（19）的"椀"
    C. "或朝为劾而夕欲其成，或坐修而立望其效"（19）的"劾"
    D. "洪涛凌崖，而拆隙首颓"（19）的"拆"
    E. "不得其术者，古人方之于冰盂之盛汤"（19）的"盂"

13. 以下不用作比喻义的是(　　)
    A. "故为者如牛毛，获者如麟角也"（19）的"麟角"
    B. "况无锚铢之来，而有千百之往

88

乎"（19）的"锱铢"

　　C."若令服食终日，则肉飞骨腾"
　　　（19）的"肉飞骨腾"

　　D."自役过差，百病兼结，命危朝
　　　露"（19）的"朝露"

　　E."虽身枯于流连之中，气绝于纨
　　　绮之间"（19）的"纨绮"

14．以下不表示时间的词语是（　　　）

　　A."修涂之累，非移晷所臻"（19）
　　　的"移晷"

　　B."干天之木，非旬日所长"（19）
　　　的"旬日"

　　C."导引改朔，则羽翮参差"（19）
　　　的"改朔"

　　D."若令服食终日，则肉飞骨腾"
　　　（19）的"终日"

　　E."可以差于常人，不能延其大限
　　　也"（19）的"大限"

15．下列句中不含有异体字的是（　　　）

　　A.见彼苦恼，若己有之，深心悽
　　　怆（20）

　　B.夫为医之法，不得多语调笑，谈
　　　谑諠譁（20）

　　C.衒耀声名，訾毁诸医（20）

　　D.寻此贰途，阴阳报施，岂诬也
　　　哉（20）

　　E.学者不可耻言之鄙俚也（20）

16．以下不是联绵词的是（　　　）

　　A."九候曾无髣髴"（8）中的"髣
　　　髴"

　　B."只如鸡卵一物，以其混沌未分"
　　　（20）的"混沌"

　　C."不得起一念蒂芥之心"（20）
　　　的"蒂芥"

　　D."处判针药，无得参差"（20）
　　　的"参差"

　　E."而况病人苦楚，不离斯须"
　　　（20）的"斯须"

17．以下不表示"夸耀、炫耀、赞许"
义的是（　　　）

　　A."不得于性命之上，率尔自逞俊
　　　快"（20）的"逞"

　　B."訾毁诸医，自矜己德"（20）的
　　　"矜"

　　C."偶然治差一病，则昂头戴面，
　　　而有自许之貌"（20）的"许"

　　D."处以珍贵之药，令彼难求，自
　　　衒功能"（20）的"衒"

　　E."志存救济，故亦曲碎论之"
　　　（20）的"论"

18．以下不表示"确实"义的是（　　　）

　　A."能不用者，斯为大哲，亦所不
　　　及也"（20）的"斯"

　　B."吾今此方所以不用生命为药者，
　　　良由此也"（20）的"良"

　　C."自衒功能，谅非忠恕之道"
　　　（20）的"谅"

　　D."是役也，余诚以前代诸贤注有
　　　未备"（14）的"诚"

　　E."予固难与之苦辩，故作此诠"
　　　（21）的"固"

19．以下不表示假设义的是（　　　）

　　A."盖汗下吐，以若草木治病者
　　　也"（21）的"若"

　　B."所不夙夜以求无忝者，有如此
　　　木"（6）的"所"

　　C."若能寻余所集，思过半矣"
　　　（8）的"若"

　　D."其于至道未明，而欲冀夫通神
　　　运微，仰大圣上智于千古之邈，
　　　断乎不能矣"（14）的"其"

　　E."今以至精至微之事，求之于至
　　　粗至浅之思，其不殆哉"（20）
　　　的"今"

20．"诸"字用法与其它各句不同的是
（　　　）

89

A. 邪气加诸身，速攻之可也，速
   去之可也（21）

B.《至真要大论》等数篇言运气所
   生诸病（21）

C. 诸风寒之邪，结搏皮肤之间
   （21）

D. 至其统论诸药，则曰：辛甘淡
   三味为阳，酸苦咸三味为阴
   （21）

E. "诸痿喘呕，皆属于上"二条，
   明指燥病言矣（28） ·

21. 不表示第三人称的是（　　）

A. "渠亦不自省其过"（21）的
   "渠"

B. "粗工之治病，实实虚虚，其误
   人之迹常着"（21）的"其"

C. "彼以补药补我"（21）的"彼"

D. "及其闻攻则不悦，闻补则乐
   之"（21）的"之"

E. "予固难与之苦辩。故作此诠"
   （21）的"之"

22. 以下不用作比喻义的是（　　）

A. "但假冰雪以为春，利于松柏而
   不利于蒲柳"（22）的"冰雪"

B. "陈无择医如老吏断案，深于鞫
   谳"（22）的"鞫谳"

C. "胶柱和之，七弦由是而不谐
   矣"（22）的"胶柱"

D. "希声之妙，非开指所能知也"
   （22）的"开指"

E. "王德肤医如虞人张罗，广络原
   野"（22）的"广络原野"

23. 以下不与军事有关的词语是（　　）

A. "其攻守奇正，不以敌之大小皆
   可制胜"（22）的"奇正"

B. "钱仲阳医如李靖用兵，度越纵
   舍，卒与法会"（22）的"度越
   纵舍"

C. "诡遇获禽，无足算者耳"（22）
   的"诡遇"

D. "张子和医如老将对敌，或陈兵
   背水，或济河焚舟"（22）的
   "陈兵背水"

E. "张子和医如老将对敌，或陈兵
   背水，或济河焚舟"（22）的
   "济河焚舟"

24. 以下不正确的说法是（　　）

A. "庖丁解牛"事见《庄子·养生
   主》（22）

B. 北宋医学家庞安常著有《伤寒总
   病论》（22）

C.《医学启源》是金代医学家张易
   水的著作（22）

D. "理气学说"是中国古代医学上
   的一对范畴（22）

E.《济生方》由南宋医学家严子礼
   编著（22）

25. 以下不属于同义词复用的是（　　）

A. "酬接之繁，不暇雍容"（23）
   的"雍容"

B. "大江之南，所在皆绎骚"（23）
   的"绎骚"

C. "必有大段要急之处，不得已隐
   忍而用之"（20）的"隐忍"

D. "其六门三法，盖长沙之绪余
   矣"（22）的"绪余"

E. "余用之，既有功绪矣"（24）
   的"功绪"

26. 以下不正确的解释是（　　）

A. "慎简群材，官而任之"（23）
   的"简"义为"选择"

B. "判官职在抚治一城生聚"（23）
   的"生聚"指"百姓"

C. "子幸赐之一言，多贾君之善"
   （23）的"多"义为"赞扬"

D. "未信宿辄谢去"（23）的"信"

义为"再宿"

E."我瞻四方，何林林乎"（23）的"林林"义为"广阔"

27．不用作第一人称的是（　　）

A．"迨其苏矣，双目运眩，耳中作秋蝉鸣"（23）的"其"

B．"虑余怒之过也，则治之以悲"（23）的"余"

C．"子幸赐之一言"（23）的"之"

D．"我瞻四方，何林林乎"（23）的"我"

E．"大热发四体中，继之以昏仆"（23）的"之"

28．以下不表示"大概"义的是（　　）

A．"世俗坐无竹耳，使有竹，安知其俗不可医哉"（24）的"坐"

B．"余病其痼也耶，何长公之诗云尔也"（24）的"其"

C．"病日益深，殆由腠理肌肤以达于骨髓"（24）的"殆"

D．"此阴虚而阳暴绝也，盖得之病后酒且内"（5）的"盖"

E．"当世以布衣称作者，无虑数十家"（6）的"无虑"

29．以下不表示时间短暂义的是（　　）

A．"既，自解曰：'世俗坐无竹耳……'"（24）的"既"

B．"迟他日归亭中，愿俾病根悉去之"（24）的"迟"

C．"佗遂下手，所患寻差"（2）的"寻"

D．"以五倍子作汤洗濯，皱其皮。少选，子宫上"（5）的"少选"

E．"子云其人必当旦暮遇之"（16）的"旦暮"

30．以下"然"用法不同的是（　　）

A．墙角萧然有竹数十个（24）

B．越明年，挺然百馀（24）

C．安知其体不飘然而轻举（24）

D．尝著论言备边事，犁然可采（6）

E．吴子以为然，遂相与评骘而授之梓（16）

31．以下不是出自《周易》的是（　　）

A．大哉乾元（25）

B．至哉坤元（25）

C．显仁藏用（25）

D．律天时（25）

E．后以裁成天地之道，辅相天地之宜，以左右民（25）

32．下列句中"之"不作代词或助词的是（　　）

A．夫何喜怒哀乐、心思嗜欲之汩于中（25）

B．不穷其流，则何以知后世变法之弊（25）

C．然《灵枢》之图，或议其太繁而杂（25）

D．虚则补之，实则泻之（25）

E．吾之心正，则天地之心亦正（25）

33．以下不表示"违逆"义的是（　　）

A．"如其拂而戾焉，则赞助调摄之功自不容已矣"（25）的"拂"

B．"然阴阳之施化，不能以无愆"（25）的"愆"

C．"至于遁天倍情，悬解先觉，吾常闻之矣"（10）的"倍"

D．"医者与其逆病人之心而不见用，不若顺病人之心而获利也"（21）的"逆"

E．"此说甚戾"（40）的"戾"

34．以下解释不正确的是（　　）

A．"而何以臻寿考无疆之休哉"（25）的"休"义为"休息"

B．"何可以医家者流而小之邪"

（25）的"小"义为"轻视"

C．"而雨旸寒暑，不能以时若"（25）的"若"义为"顺"

D．"然《灵枢》之图，或议其太繁而杂"（25）的"之"义为"与"

E．"以袭水土，则湿致高原，热处风凉也"（25）的"袭"义为"调和"

35．与今义不存在差异的是（　　）

A．"天地之气，不能以恒顺，而必待于范围之功"（25）的"范围"

B．"诸生以是名家者，请详言之"（25）的"名家"

C．"则赞助调摄之功自不容已矣"（25）的"赞助"

D．"在造化不能为天地立心，而化工以之而息"（25）的"化工"

E．"后以裁成天地之道，辅相天地之宜，以左右民"（25）的"左右"

36．以下不属于偏义复词的是（　　）

A．"昧经权之妙者，无格致之明"（26）的"经权"

B．"浅深与否观其博，而强辩者实似之"（26）的"浅深"

C．"或操是非之柄"（27）中的"是非"

D．"盖目眶尽肿，不可开合也"（38）的"开合"

E．"医案人或不识，所系尚无轻重"（38）的"轻重"

37．以下不表示"仅仅、只是"义的是（　　）

A．"第以医之高下，殊有相悬"（26）的"第"

B．"以此视病，尽见五藏症结，特

以诊脉为名耳"（1）的"特"

C．"岂直规规治疾方术已哉"（14）的"直"

D．"乃知圣人止有三法，无第四法也"（21）的"止"

E．"初不言曾服凉药，且欲责效于师"（32）的"初"

38．下列句中不含有通假字或古今字的是（　　）

A．得稳当之名者，有耽阁之误（26）

B．其于医也则不可，谓人己气血之难符（26）

C．而征医之难，于斯益见（26）

D．守中者无言，怀玉者不衒（26）

E．仓卒之间，何所趋赖（26）

39．以下"惟"用法不同的是（　　）

A．惟其事之难也，斯非常人之可知（26）

B．惟是皮质之难窥，心口之难辨（26）

C．惟好生者略察之（26）

D．非惟不相维系，又盬其髓、刳其膏而不知止（23）

E．六脉平和，惟稍虚耳（32）

40．以下不属于同义词复用的是（　　）

A．"意多忧者慰安云伪"（27）的"慰安"

B．"有参术沾唇惧补，心先痞塞"（27）的"痞塞"

C．"或密戚偏见难回"（27）的"密戚"

D．"甚至熏莸不辨，妄肆品评"（27）的"熏莸"

E．"虽然，必期不失，未免迁就"（27）的"必期"

41．以下成语比喻义不正确的是（　　）

A．"多歧亡羊"（27）比喻事理复

杂，缺乏正确的方向，因而找不到真理

B. "车薪杯水"（27）比喻无济于事

C. "画饼"（27）比喻虚名没有实用

D. "熏莸不辨"（27）比喻缺乏植物知识

E. "一傅众咻"（27）比喻良医的高论易被众多庸医的错误淹没

42. 以下不属于旁人之情的是（   ）

A. 同我者是之，异己者非之（27）

B. 执肤浅之见，头痛者救头，脚痛者救脚（27）

C. 有意气之私厚而荐者（27）

D. 熏莸不辨，妄肆品评（27）

E. 最畏出奇，惟求稳当（27）

43. 以下注音不正确的是（   ）

A. 月华露湛（zhàn），星润渊澄（28）

B. 有干于外而皮肤皴（jùn）揭者（28）

C. 燥之所胜，亦云熯（hàn）矣（28）

D. 方圆且随型埴（zhí），欲仍清肃之旧（28）

E. 试观草木菁（jīng）英可掬，一乘金气，忽焉改容（28）

44. 以下不表示"百姓"义的是（   ）

A. "始转而从本令之王气，乃为平人顺脉也"（28）的"平人"

B. "拯黎元于仁寿，济赢劣以获安者"（11）的"黎元"

C. "君父危困，赤子涂地，无以济之"（14）的"赤子"

D. "誓愿普救含灵之苦"（20）的"含灵"

E. "如此可为苍生大医"（20）的"苍生"

45. 以下不表示"担忧、忧虑"义的是（   ）

A. "然新秋之凉，方以却暑也"（28）的"却"

B. "而医之所病，病道少"（1）的"病"

C. "圣上喟然而称曰：'朕甚闵焉'"（7）的"闵"

D. "至秦患之，乃燔灭文章"（7）的"患"

E. "私自虞，与二子诀"的"虞"（32）

46. 以下不表示假设义的是（   ）

A. "若元气不伤，虽病甚不死，元气或伤，虽病轻亦死"（29）的"或"

B. "士俗坐无竹耳，使有竹，安知其俗之不可医哉"（24）的"使"

C. "其果何者为之原欤"（25）的"果"

D. "且如气口脉盛，则知伤食"（27）的"且如"

E. "今执途之人而问之曰：一瓢先生非名医乎"（30）的"今"

47. 下列句中不含有使动词的是（   ）

A. 仆方思辑其梗概，以永其人（30）

B. 是即孔子老安少怀之学也（30）

C. 子不以人所共信者传先人（30）

D. 医之为艺，尤非易言，神农始之，黄帝昌之（30）

E. 虑此外必有异案良方，可以拯人，可以寿世者（30）

48. 下列句中不含有死的委婉语是（   ）

A. 子之大父一瓢先生，医之不朽者也，高年不禄（30）

B. 有先生则活，无先生则弃捐填沟

鍪（1）

C. 溃手其中，卒可得瘳（2）

D. 顷，民莹将捐馆舍（6）

E. 母郑安人以暴疾终，既含不瞑（6）

49．在《与薛寿鱼书》（30）中作者提到的理学家不是宋人的有（　　）

　　A．周敦颐　　　B．程颢

　　C．程颐　　　　D．朱熹

　　E．陈宏谋

50．在《医学源流》（31）中作者没有肯定的医家有（　　）

　　A．王肯堂　　　B．薛己

　　C．张景岳　　　D．柯琴

　　E．喻昌

（三）B 型题

　　A．从　　　　　B．在

　　C．对于　　　　D．比

　　E．向

1．"天覆地载，万物悉备，莫贵于人"（17）中的"于"，意思是（　　）

2．"留淫日深，着于骨髓"（17）中的"于"，意思是（　　）

3．"精神之于形骸，犹国之有君也"（18）中的"于"，意思是（　　）

　　A．连接　　　　B．顺承

　　C．假设　　　　D．条件

　　E．转折

4．"木得金而伐"（17）中的"而"表（　　）

5．"神躁于中，而形丧于外"（18）中的"而"表（　　）

6．"易竭之身，而外内受敌"（18）中的"而"表（　　）

　　A．名词作状语

　　B．名词用作动词

　　C．使动用法

　　D．意动用法

E．被动用法

7．"余欲针除其疾病，为之奈何"（17）中的"针"属于（　　）

8．"颈处险而瘿"（18）中的"瘿"属于（　　）

9．"夫神仙虽不目见"（18）中的"目"属于（　　）

　　A．宾语前置　　　B．定语后置

　　C．主谓倒装　　　D．省略主语

　　E．省略介词

10．"惟五谷是见"（18）中的"五谷"属于（　　）

11．"目惑玄黄"属于（　　）

12．"何以言之？夫服药求汗，或有弗获"（18）中的"何"属于（　　）

　　A．音乐　　　　B．女色

　　C．房事　　　　D．喜悦

　　E．乐器

13．"虽身枯于流连之中，气绝于纵绮之间"（19）中的"纵绮"指（　　）

14．"所谓以明鉴给蒙瞽，以丝竹娱聋夫也"（19）中的"丝竹"指（　　）

　　A．时间不久　　　B．一天

　　C．一个月　　　　D．一年

　　E．长期

15．"若令服食终日，则肉飞骨腾"（19）中的"终日"指（　　）

16．"导引改朔，则羽翮参差"（19）中的"改朔"指（　　）

17．"修涂之累，非移晷所臻"（19）中的"移晷"指（　　）

　　A．夸耀　　　　B．赞许

　　C．欣赏　　　　D．显示

　　E．表现

18．"不得于性命之上，率尔自逞俊快"（20）中的"逞"义为（　　）

19．"偶然治差一病，则昂头戴面，而有自许之貌"（20）中的"许"义为（　　）

20．"自衒功能，谅非忠恕之道"（20）中的"衒"义为（　　）

    A．良工之治病

    B．粗工之治病

    C．谬工之治病

    D．庸工之治病

    E．下工之治病

21．"先治其实，后治其虚，亦有不治其虚时"（21）指（　　）

22．"纯补其虚，不敢治其实"（21）指（　　）

23．"或治其虚，或治其实，有时而幸中，有时而不中"（21）指（　　）

    A．工匠　　　　B．琴师

    C．画家　　　　D．棋手

    E．书法家

24．"又如奕秋遇敌，着着可法"（22）中的"奕秋"是（　　）

25．"仓公医如轮扁斫轮，得心应手"（22）中的"轮扁"是（　　）

26．"许叔微医如顾恺之写神，神气有余"（22）中的"顾恺之"是（　　）

    A．琴声

    B．乐器

    C．细微的声音

    D．美好的音乐声

    E．很少听到的声音

27．"李东垣医如丝弦新絙，一鼓而筝籁并熄"（22）中的"筝籁"指（　　）

28．"胶柱和之，七弦由是而不谐矣"（22）中的"七弦"指（　　）

29．"希声之妙，非开指所能知也"（22）中的"希声"指（　　）

    A．我　　　　　B．你的

    C．他的　　　　D．我的

    E．难道

30．"迨其苏也，双目运眩，耳中作秋蝉鸣"（23）中的"其"义为（　　）

31．"州邑之间，其有贤牧宰能施刀圭之剂以振起之者乎"（23）中的"其"义为（　　）

32．"内摇其真，外劳其形，以亏其阴，以耗其生"（23）中的"其"义为（　　）

    A．达到　　　　B．到了

    C．等待　　　　D．探望

    E．盼望

33．"于是日使僮奴壅且沃之，以须其盛"（24）中的"须"义为（　　）

34．"客有过予余，诵苏长公《竹》诗"（24）中的"过"义为（　　）

35．"迟他日归亭中"（24）中的"迟"义为（　　）

    A．关键　　　　B．规范

    C．本源　　　　D．开端

    E．前辈

36．"天地之气，不能以恒顺，而必待于范围之功"（25）中的"范围"义为（　　）

37．"阴阳者，造化之枢纽，人类之根柢也"（25）中的"枢纽"义为（　　）

38．"盖《素》、《难》者，医家之鼻祖"（25）中的"鼻祖"义为（　　）

    A．计策　　　　B．步骤

    C．谋划　　　　D．筹码

    E．措施

39．"帷幄有神筹，几见圯桥杰竖"（26）中的"筹"义为（　　）

40．"一着之谬，此生付之矣"（26）中的"着"义为（　　）

    A．真理难得　　B．知音难得

    C．真医难得　　D．真才难得

    E．真心难得

41．"守中者无言，怀玉者不炫"（26）喻指（　　）

42．"惟是伯牙常有也，而钟期不常有"（26）喻指（　　）

43．"则骐骥不多得，何非冀北驽群"（26）喻指（ ）

　　A.无主之为害　B.过慎之为害

　　C.得失之为害　D.缓急之为害

　　E.成心之为害

44．"硝黄入口畏攻，神即飘扬"（27）为（ ）

45．"良言甫信，谬说更新，多歧亡羊，终成画饼"（27）为（ ）

46．"境遇不偶，营求未遂，深情牵挂，良药难医"（27）为（ ）

　　A.阿谀之流　B.谗妒之流

　　C.欺诈之流　D.便佞之流

　　E.贪幸之流

47．"或巧语诳人，或甘言悦听，或强辩相欺，或危言相恐"（27）指（ ）

48．"或结纳亲知，或修好僮仆，或求营上荐，或不邀自赴"（27）指（ ）

49．"有腹无藏墨，诡言神授，目不识丁，假托秘传"（27）指（ ）

　　A.一概　　　　B.完了

　　C.完全　　　　D.片刻

　　E.一丝

50．"天降繁霜，地凝白卤，一往坚急劲切之化"（28）中的"一往"义为（ ）

51．"今一论之，而燥病之机，了无余义矣"（28）中的"了"义为（ ）

52．"人所恶见者，但发惭愧凄怜忧恤之意，不得起一念蒂芥之心"（20）中的"一念"义为（ ）

　　A.后　　　　　B.再

　　C.而　　　　　D.退

　　E.辞

53．"然新秋之凉，方以却暑也"（28）中的"却"义为（ ）

54．"盖人之生也，顾夏虫而却笑"（29）中的"却"义为（ ）

55．"后于屋下掘一坑，可深五寸，却以纸裹，留坑中一宿"（33）中的"却"义为（ ）

　　A.自然寿命　　B.固定寿限

　　C.最长寿命　　D.一般寿命

　　E.最短寿命

56．"当其受生之时，已有定分焉"（29）中的"定分"指（ ）

57．"故终身无病者，待元气之自尽而死，此所谓终其天年者也"（29）中的"天年"指（ ）

　　A.唐人　　　　B.宋人

　　C.元人　　　　D.明人

　　E.清人

58．"子之大父一瓢先生，医之不朽者也"（30）中的"一瓢先生"为（ ）

59．"阳明勋业烂然，胡世宁笑其多一讲学"（30）中的"阳明"为（ ）

60．"不意寄来墓志无一字及医，反托于陈文恭讲学云云"（30）中的"陈文恭"为（ ）

　　A.匹配　　　　B.模仿

　　C.相比　　　　D.揣度

　　E.继承

61．"丹溪出，罕与俦"（31）中的"俦"义为（ ）

62．"数子者，各一长，揆诸古，亦荒唐"（31）中的"揆"义为（ ）

（四）X型题

1．以下含有"全部"、"都"义的词是（ ）

　　A."天覆地载，万物悉备"（17）中的"悉"

　　B."此皆绝皮伤肉，血气争黑"（17）中的"皆"

　　C."万物尽然，不可胜竭"（17）中的"尽"

　　D."使形神相亲，表里俱济"（18）中的"俱"

96

E."纵少觉悟，咸叹恨于所遇之初"
（18）中的"咸"

2．属于通假字的是（　　）

A."内怀殷忧，则达旦不瞑"（18）
中的"瞑"

B."熏辛害目，豚鱼不养"（18）中
的"熏"

C."颈处险而瘿"（18）中的"险"

D."攻之者非一涂"（18）中的
"涂"

E."滋味煎其府藏"（18）中的"府
藏"

3．以下名词作状语的是（　　）

A."夫神仙虽不目见"（18）中的
"目"

B."留淫日深，着于骨髓"（17）中
的"日"

C."而嗜好常在耳目之前"（18）中
的"目"

D."余欲针除其疾病"（17）中的
"针"

E."齿居晋而黄"（18）中的"齿"

4．以下具有"伤害"、"损害"义的词
是（　　）

A."火得金而缺"（17）中的"缺"

B."香芳腐其肠胃"（18）中的
"腐"

C."哀乐殃其平粹"（18）中的
"殃"

D."喜怒悖其正气"（18）中的
"悖"

E."爱憎不栖于情"（18）中的
"栖"

5．以下属于同义词复用的是（　　）

A."君王众庶，尽欲全角"（17）中
的"众庶"

B."呿吟至微，秋毫在目"（17）中
的"呿吟"

C."或抑情忍欲，割弃荣愿"（17）
中的"割弃"

D."哀乐殃其平粹"（18）中的"平
粹"

E."虽终归于焦烂，必一溉者后枯"
（18）中的"焦烂"

6．以下具有"……的样子"义的词是
（　　）

A."水得土而绝，万物皆然"（17）
中的"然"

B."似特受异气，禀之自然"（18）
中的"然"

C."而愧情一集，涣然流离"（18）
中的"然"

D."壮士之怒，赫然殊观"（18）中
的"然"

E."泊然无感，而体气和平"（18）
中的"然"

7．以下属于联绵词的是（　　）

A."夫盐之味咸者，其气令器津泄"
（17）中的"津泄"

B."百姓闻之，以为残贼"（17）中
的"残贼"

C."愧情一集，涣然流离"（18）中
的"流离"

D."内怀犹豫，心战于内"（18）中
的"犹豫"

E."和理日济，同乎大顺"（18）中
的"和理"

8．以下具有"生命"义的词是（　　）

A."夫人生于地，悬命于天"（17）
中的"命"

B."天地合气，命之曰人"（17）中
的"命"

C."至于导养得理、以尽性命"
（18）中的"命"

D."上药养命，中药养性"（18）中
的"命"

E．"诚知性命之理，因辅养以通也"
（18）中的"命"

9．以下当作代词使用的是（　　）

A．"留淫日深，着于骨髓，心私虑之"（17）中的"之"

B．"五曰知府藏血气之诊"（17）中的"之"

C．"虚者实之，满者泄之"（17）中的"之"

D．"而世皆不精，故莫能得之"（18）中的"之"

E．"此天下之通称也"（18）中的"之"

10．以下属于异体字的是（　　）

A．"余欲镵除其疾病"（17）中的"镵"

B．"弦绝者，其音嘶败"（17）中的"弦"

C．"人有此三者，是谓坏府"（17）中的"府"

D．"三曰知毒药为真"（17）中的"为"

E．"至其当发，间不容瞚"（17）中的"瞚"

11．下列句中可表示"少"义的词语是（　　）

A．"不测之渊起于汀滢"（19）的"汀滢"

B．"况无锱铢之来"（19）的"锱铢"

C．"获者如鳞角也"（19）的"鳞角"

D．"患乎升勺之利未坚"（19）的"升勺"

E．"而钟石之费相寻"（19）的"钟石"

12．下列句中有表示"到、往"义的是（　　）

A．或有怨恚而造退（19）

B．井不达泉，则犹不掘也（19）

C．修涂之累，非移咎所臻（19）

D．服食厚薄又等，俱造沙漠之地（19）

E．洪涛凌崖，而拆隙首颓（19）

13．下列"所以"可表原因的是（　　）

A．若乃人退己进，阴子所以穷至道也（19）

B．敬卒若始，羡门所以致云龙也（19）

C．凡聚小所以就大，积一所以至亿也（19）

D．而所以攻毁之者，归于刻剥，剧乎摇拔也（19）

E．而其所以为烟为叶者，已先亡矣（19）

14．下列"病"、"患"不能当"患病"讲的是（　　）

A．患于垂上而力不足（19）

B．病于方成而志不遂（19）

C．患乎升勺之利未坚（19）

D．徒患体虚气少者，不能堪之（19）

E．常患于晚，不患于早也（19）

15．下列句中有表示"假如"义的是（　　）

A．今病有内同而外异，亦有内异而外同（20）

B．今以至精至微之事，求之于至粗至浅之思（20）

C．而望其生，吾见其死矣（20）

D．其有患疮痍、下痢，臭秽不可瞻视（20）

E．而医者安然欢娱，傲然自得，兹乃人神之所共耻（20）

16．下列句中有意动用法的是（　　）

A．寒而冷之，热而温之（20）

B. 虽曰贱畜贵人，至于爱命，人畜一也（20）

C. 人行阳德，人自报之（20）

D. 故医方卜筮，艺能之难精者也（20）

E. 学者不可耻言之鄙俚也（20）

17. 下列句中有同义词连用的是（　　）

A. 若有疾厄来求救者（20）

B. 见彼苦恼，若己有之，深心凄怆（20）

C. 处判针药，无得参差（20）

D. 邀射名誉，甚不仁矣（20）

E. 纵绮罗满目，勿左右顾眄（20）

18. 下列词语与现代汉语意义不同的是（　　）

A. "多用生命以济危急"（20）中的"生命"

B. "必有大段要急之处"（20）中的"大段"

C. "宽裕汪汪，不皎不昧"（20）中的"宽裕"

D. "处判针药，无得参差"（20）中的"参差"

E. "志存救济，故亦曲碎论之"（20）中的"救济"

19. 下列句中的"之"可作定语标志的是（　　）

A. 夫粗工之与谬工，非不误人（21）

B. 夫病之一物（21）

C. 皆鲧湮洪水之徒也（21）

D. 况予所论之三法，识练日久（21）

E. 谁肯屈己之高而一问哉（21）

20. 下列词语古今含义不同的是（　　）

A. "及其闻攻则不乐"（21）中的"及其"

B. "流言治法，非一阶也"（21）中

的"流言"

C. "文具于《补论》条下"（21）中的"文具"

D. "轻则传久而自尽"（21）中的"自尽"

E. "各条药之轻重寒温于左"（21）中的"各条"

21. 下列句中作代词的是（　　）

A. "渠亦不自省其过"（21）中的"渠"

B. "所以该治病之法也"（21）中的"该"

C. "盖汗下吐，以若草木治病者也"（21）中的"若"

D. "汗下吐之属"（21）中的"之"

E. "或言《内经》多论针而少论药者"（21）中的"或"

22. 下列各词在句中作动词的是（　　）

A. "处之者三，出之者亦三也"（21）中的"处"

B. "寒湿固冷，热客下焦"（21）中的"客"

C. "各相其病之所宜而用之"（21）中的"相"

D. "以十分率之，此三法居其八九"（21）中的"率"

E. "恐后之医者泥于补"（21）中的"泥"

23. 下列各词本为古代军事术语的是（　　）

A. "仓公医如轮扁斫轮"（22）中的"斫轮"

B. "其攻守奇正，不以敌之大小皆可制胜"（22）中的"奇正"

C. "度越纵舍，卒与法会"（22）中的"度越纵舍"

D. "深于鞫谳，未免移情就法"（22）中的"鞫谳"

E. "王德肤医如虞人张罗，广络原野"（22）中的"张罗"

24. 下列各例出自《庄子》的是（　　）
    A. "扁鹊医如秦鉴烛物"（22）中的"秦鉴"
    B. "又如奕秋遇敌，着着可法"（22）中的"奕秋"
    C. "仓公医如轮扁斫轮"（22）中的"斫轮"
    D. "华元化医如庖丁解牛"（22）中的"庖丁解牛"
    E. "刘河间医如囊驼种树"（22）中的"囊驼种树"

25. 以下可比喻"使垂危病人绝处逢生"的词语是（　　）
    A. 陈兵背水（22）
    B. 济河焚舟（22）
    C. 丝弦新絙（22）
    D. 希声之妙（22）
    E. 诡遇获禽（22）

26. 以下在句中用作动词的词语是（　　）
    A. "味其膏腴，可以无饥矣"（22）中的"味"
    B. "法元化之可法"（22）中的"法"
    C. "使天假之年"（22）中的"假"
    D. "其所就当不在古人之下"（22）中的"就"
    E. "胶柱和之"（22）中的"和"

27. 下列表尊称的词语是（　　）
    A. "同里张君以书来谓濂曰"（23）中的"君"
    B. "余虽不敏，公不以为无似"（23）中的"公"
    C. "先生至，既脉曰"（23）中的"先生"
    D. "宁士不鲁邹，客不公侯"（23）

E. "子幸赐之一言，多贾君之善"（23）中的"子"

28. 下列句中有名词作动词的是（　　）
    A. 慎简群材，官而任之（23）
    B. 左之右之，扶子掖之（23）
    C. 宁食不鲜羞，衣不褐裘（23）
    D. 宁士不鲁邹，客不公侯（23）
    E. 则药其涌泉以瘳之（23）

29. 下列句中的"之"可作第一人称的是（　　）
    A. 不可专藉药而已之也（23）
    B. 因属其高第弟子贾君思诚留以护治之（23）
    C. 左之右之，扶之掖之（23）
    D. 其逆厥也，则药其涌泉以瘳之（23）
    E. 子幸赐之一言（23）

30. 下列句中有异体字的是（　　）
    A. 时惟伯嘉纳公持部使者节来莅浙东（23）
    B. 迨其甦也，双目运眩（23）
    C. 闻朱丹溪先生彦修医名徧四方（23）
    D. 不可专藉药而已之也（23）
    E. 其逆厥也，则药其湧泉以瘳之（23）

31. 在"其为箭、为简、为箭、为笙、为箫、为簠簋，足以医吾陋劣而无用"（24）中，指古代祭祀用器的词语是（　　）
    A. 箭　　　　　B. 简
    C. 笙　　　　　D. 箫
    E. 簋

32. 下列各词注音有误的是（　　）
    A. 瞿（qú）然惊曰（24）
    B. 隙地仅（jǐn）半亩（24）
    C. 墙角萧然有竹数十箇（gù）（24）
    D. 不涮浣（wǎn）肠胃（24）

E. 迟（chí）他日归亭中（24）

33. 以下为同义词复用的是（　　）

A. "何长公之诗云尔也"（24）中的"云尔"

B. "不苦口，不瞑眩"（24）中的"瞑眩"

C. "不涤浣肠胃"（24）中的"涤浣"

D. "不漱涤五藏"（24）中的"漱涤"

E. "余用之，既有功绪矣"（24）中的"功绪"

34. 下列句中有使动用法的是（　　）

A. 何可以医家者流而小之哉（25）

B. 斯何以保其元气，以收圣人寿民之仁心哉（25）

C. 不穷其流，则何以知后世变法之弊（25）

D. 热则凉之，寒则温之（25）

E. 此固赞化育之极功也（25）

35. 在《诸家得失策》（25）中作者把"古之方书"比作为（　　）

A. 医家之鼻祖　B. 离娄之规矩

C. 济生之心法　D. 师旷之六律

E. 化育之极功

36. 下列各句中含贬义的词语是（　　）

A. "如其拂而戾焉"（25）中的"拂"

B. "而何以臻寿考无疆之休哉"（25）中的"休"

C. "然阴阳之施化，不能以无愆"（25）中的"愆"

D. "而雨旸寒暑，不能以时若"（25）中的"若"

E. "夫何喜怒哀乐、心思嗜欲之汩于中"（25）中的"汩"

37. 下列各句含有通假字的是（　　）

A. 不反者，临涯已晚（26）

B. 得稳当之名者，有耽阁之误（26）

C. 其于医也则不可，谓人己气血之难符（26）

D. 而征医之难，于斯益见（26）

E. 仓卒之间，何所趋赖（26）

38. 以下各词注音有误的是（　　）

A. 而矧（yín）夫非医者（26）

B. 言而非，则大隳（huī）任事之心（26）

C. 帷幄有神筹，几见坯（pí）桥杰竖（26）

D. 一着（zhuó）之谬，此生付之矣（26）

E. 凡吾侪（qí）同有生命之虑者（26）

39. 下列句中指高明医生的词语是（　　）

A. "精切者已算无遗策"（26）中的"精切者"

B. "见几者宁袖手自珍"（26）中的"见几者"

C. "斯时也，使主者不有定见"（26）中的"主者"

D. "骐骥不多得，何非冀北驽群"（26）中的"骐骥"

E. "执两端者，冀自然之天功"（26）中的"执两端者"

40. 下列句中有偏义复词的是（　　）

A. 猛浪者实似之（26）

B. 浅深与否观其博（26）

C. 昧经权之妙者，无格致之明（26）

D. 惟是皮质之难窥（26）

E. 心口之难辨（26）

41. 下列句中有表示"假如"义的是（　　）

A. 言而非，则大隳任事之心（26）

101

B. 斯时也，使主者不有定见（26）

C. 又若病家之要，虽在择医，然而择医非难也（26）

D. 其于医也则不可（26）

E. 倘亦有因予言而留意于未然者（26）

42. 下列句中有同义词复用的是（　　）

A. 有性缓者遭急病，濡滞而成难挽（27）

B. 或密戚偏见难回（27）

C. 或结纳亲知，或修好僮仆（27）

D. 有嫉妒成性，排挤为事（27）

E. 必期不失，未免迁就（27）

43. 下列含有贬义的词语是（　　）

A. 多歧亡羊（27）

B. 熏莸不辨（27）

C. 甘言悦听（27）

D. 曲高和寡（27）

E. 一傅众咻（27）

44. 在《不失人情论》（27）中作者论述"病人之情"的"不同"，计有（　　）

A. 藏气　　　　B. 好恶

C. 得失　　　　D. 交际

E. 调治

45. 下列各词注音有误的是（　　）

A. 喟（wèi）然叹轩岐之入人深也（27）

B. 戞（jiá）戞乎难之矣（27）

C. 毁之则凤可作鸮（hào）（27）

D. 此便（biàn）佞之流也（27）

E. 此阿谄（xiàn）之流也（27）

46. 下列句中的词语古今意义不同的是（　　）

A. "燥之与湿，有霄壤之殊"（28）中的"霄壤"

B. "新秋而脉带微数，乃天真之脉"（28）中的"天真"

C. "并可从疟而比例矣"（28）中

D. "丈夫㿉疝"（28）中的"丈夫"

E. "必以冷热和平为方"（28）中的"和平"

47. 下列可表示"伤害"、"克伐"义的是（　　）

A. "盖金位之下，火气承之"（28）的"承"

B. "甚则自戕肺金"（28）中的"戕"

C. "金受火刑，化刚为柔"（28）中的"刑"

D. "非肺金自削，何以有此"（28）中的"削"

E. "一乘金气，忽焉改容"（28）中的"乘"

48. 下列句中有异体字的是（　　）

A. 仍从乎金之濇耳（28）

B. 迺至不复汗而伤其内者（28）

C. 肉烁而皮著于骨者（28）

D. 欬不止而出白血者死（28）

E. 犹未免涉于龐疎耳（28）

49. 在《元气存亡论》（29）中，作者认为元气的根本所在是（　　）

A. 丹田　　　　B. 五藏

C. 命门　　　　D. 小心

E. 百体

50.《元气存亡论》（29）一文作者归纳众人对"人生四十以后日且就衰"原因的说法是（　　）

A. 嗜欲　　　　B. 劳动

C. 思虑　　　　D. 疾病

E. 老旄

51. 下列句中有同义词复用的是（　　）

A. 人生自免乳哺以后，始而孩，既而长（29）

B. 饮食奉养如昔，而日且就衰（29）

C. 则绝嗜欲可以无死乎（29）

D. 然实与脏腑相连属者也（29）

E. 故人之一身，无处不宜谨护（29）

52. 下列句中具有"如果"义的词语是（　）

A. "果能绝嗜欲、戒劳动、减思虑"（29）的"果"

B. "若元气不伤"（29）的"若"

C. "元气或伤"（29）的"或"

D. "若夫有病而保全之法如何"（29）的"若"

E. "若欲与造化争权"（29）的"若"

53. 下列句中含有"如果"义词语的是（　）

A. 使必待周孔而后不朽也（30）

B. 今执途之人而问之曰（30）

C. 虽子之戚，有异词也（30）

D. 今天下医绝矣（30）

E. 而乃讳而不宣（30）

54. 下列句中有尊称词的是（　）

A. 文恭公亦复为之（30）

B. 于余心犹以为非（30）

C. 子之大父，布衣也（30）

D. 一瓢先生非名医乎（30）

E. 而方技中转失一真人矣（30）

55. 下列句中没有表示"死亡"义词的是（　）

A. 子之大父一瓢先生，医之不朽者也，高年不禄（30）

B. 仆方思辑其梗概，以永其人（30）

C. 先生能以术仁其民，使无夭札（30）

D. 而卒为梓匠轮舆所笑（30）

E. 仆昔疾病，性命危笃（30）

56. 下列句中有使动用法的是（　）

A. 仆方思辑其梗概，以永其人（30）

B. 是即孔子老安少怀之学也（30）

C. 神农始之，黄帝昌之（30）

D. 而先生独能以一刀圭活之（30）

E. 可以拯人，可以寿世者（30）

57. 在《医学源流》（31）一文中受襃扬的医家有（　）

A. 张子和　　　　B. 王肯堂

C. 赵献可　　　　D. 柯琴

E. 喻昌

58. 在《医学源流》（31）一文中受贬抑的医家有（　）

A. 刘完素　　　　B. 薛己

C. 李中梓　　　　D. 张璐

E. 高世栻

59. 以下为医家名号的是（　）

A. 东垣（31）　　B. 丹溪（31）

C. 士材（31）　　D. 濒湖（31）

E. 钱塘（31）

60. 以下为贬义的词语是（　）

A. 红紫色（31）　B. 郑卫音（31）

C. 断自我（31）　D. 说骑墙（31）

E. 得慈航（31）

二、填空题

1.《宝命全形论》中"毒药无治，短针无取"的"毒药"指_____，"短针"指_____。

2. "虚实呿吟，敢问其方"的"虚实呿吟"意谓_____。

3.《灵枢·外揣》："水镜之察，不失其形"中的"水镜"，指_____。

4.《宝命全形论》"知毒药为真"中的"为"通_____，义为_____。

5.《宝命全形论》"众脉不见，众凶弗闻"中的"凶"通_____，义为_____。

6．《养生论》中"此皆两失其情"的"此"指_____和_____的两种观点。

7．《养生论》的作者认为形与神的关系是"形_____"、"神_____"。

8．《养生论》中提出"呼吸吐纳，服食养身"是为了达到_____、_____的目的。

9．《养生论》中提出"至于树养不同，则功效相悬"是指_____和_____的差别。

10．"终朝未餐，则嚣然思食"（18）中的"嚣"，通_____，义为_____。

11．"目惑玄黄，耳务淫哇"（18）中的"务"，通_____，义为_____。

12．"我志诚坚，彼何人哉"（19）中的"我"指_____，"彼"指_____。

13．"若令服食终日，则肉飞骨腾"中的（19）"肉飞骨腾"喻_____。"导引改朔，则羽翮参差"（19）中的"羽翮参差"谓_____。

14．"百病兼结，命危朝露"（19）中的"朝露"喻_____。

15．"以丝竹娱聋夫也"（19）中的"丝竹"在文中指代_____。

16．《大医精诚》（20）一文所说的"精"是指_____，"诚"是指_____。

17．"不得起一念蒂芥之心"（20）中的"蒂芥"意谓_____，喻_____。

18．"夫壹人向隅，满堂不乐"（20）中的"向隅"即_____的省略，文中谓_____。

19．"人行阳德，人自报之；人行阴德，鬼神报之"（20）中的"阳"义为_____，"阴"义为_____。

20．在《汗下吐三法该尽治病诠》（21）中作者抨击的重点是_____，认为他们如鲧湮洪水，不知_____。

21．作者自述"著此汗吐下三法之诠"（21），是用来_____，希望_____。

22．张从正认为："谷肉果菜之属"（21），好比是_____，而"汗下吐之属"，则好比_____。

23．作者认为，"《内经》多论针而少论药"（21）的原因是_____。

24．"孙思邈医如康成注书"（22）中的"康成"指东汉经学家_____，"钱仲阳医如李靖用兵"中的"李靖"则是_____代军事家。

25．"刘河间医如橐驼种树，所在全活，但假冰雪以为春，利于松柏而不利于蒲柳"（22）句中，"冰雪"比喻_____，"春"比喻_____，"松柏"比喻_____，"蒲柳"比喻_____。

26．"张公度医专法仲景，如简斋赋诗，并有少陵气韵"（22）句中，"简斋"指南宋诗人_____，"少陵"则指唐代著名诗人_____。

27．"因属其高第弟子贾君思诚留以护治之"（23）中的"属"是_____的古字，义为_____。

28．"宜收视返听于太虚之庭"（23）中的"收视返听"谓_____，"太虚之庭"指_____。

29．"宁士不鲁邹，客不公侯"（23）中的"鲁邹"指_____，"客"义为_____。

30．"士俗不可医"（24）出自北宋文学家_____的《竹》诗，上句则是_____。

31．作者认为，藉竹"以医吾之俗"（24），久之，其体可_____，其意可_____，其心可_____。

32．在"是竹也，不苦口，不瞑眩，不湔浣肠胃，不漱涤五脏"（24）中，为同义复词的是_____、_____。

33．"阴阳者，造化之枢纽"（25）中的

"造化"指_____，"枢纽"喻_____。

34 "此则天地显仁藏用之常，固无庸以赞助为也"（25）中的"显仁藏用"语本_____，"为"则是_____词。

35．"盖《素》、《难》者，医家之鼻祖，济生之心法"（25）中的"鼻祖"义为_____，"济生之心法"谓_____。

36．《病家两要说》（26）一文中提出的两要，一是_____，二是_____。

37．"昧经权之妙者，无格致之明"（26）中的"格致"是_____的省略，义为_____。

38．"守中者无言，怀玉者不衒"（26）中的"守中"义为_____，"怀玉"喻_____。

39．"惟是伯牙常有也，而钟期不常有"（26）比喻_____；"夷吾常有也，而鲍叔不常有"（26）比喻_____。

40．《不失人情论》（27）一文中所指的人情有_____、_____、_____三类。

41．"阳藏者宜凉，阴藏者宜热"（27）中"阳藏"、"阴藏"分别指_____、_____。

42．"性好吉者危言见非"（27）与"或危言相恐"（27）两句中，第一个"危言"意思是_____，第二个"危言"意思是_____。

43．"多歧亡羊，终成画饼"（27）句中"多歧亡羊"喻_____，"画饼"喻_____。

44．"春、夏、秋、冬孟月之脉，仍循冬、春、夏、秋季月之常"（28）句中运用的修辞手法是_____，其文意可理解为_____。

45．"俟二分二至以后，始转而从本令之王气"（28）中的"二分"、"二至"分别指_____、_____。

46．"试观草木菁英可掬"（28）中的"掬"义本为_____，句中义谓_____。

47．"而躁气先伤上焦华盖"（28）中的"华盖"本指_____，此指_____。

48．"即《道经》所谓丹田，《难经》所谓命门"（29）句中"丹田"指_____，"命门"指_____。

49．《元气存亡论》（29）论及元气的重要性时认为：（元气）无火能_____，无水而能_____。

50．"则乘元气未动，与之背城而一决"（29）中的"背城而一决"语本_____，意思是_____。

51．"天生一不朽之人，而其子若孙必欲推而纳之于必朽之处，此吾所为怐怐而悲也"（30）句中"其子若孙必欲推而纳之于必朽之处"用以说明"而怐怐悲"的_____。

52．"子之大父，一瓢先生，医之不朽者也，高年不禄"（30）中的"大父"指_____，"不禄"为_____的委婉语。

53．"甘舍神奇以就臭腐"（30）中的"神奇"指_____，"臭腐"指_____。

54．"越汉季，有南阳"（31）中的"南阳"指_____，"诊脉法，濒湖昂"（31）中的"濒湖"指_____。

55．《医学源流》（31）提及唐代的医著是_____与_____。

56．"大作者，推钱塘"（31）中的"钱塘"是指钱塘人_____与_____。

三、改错题

1．"人有此三者，是谓坏府，毒药无治，短针无取"（17）中的"毒药"指剧毒药。

2．"知万物者，谓之天子"（17）中的"天子"指国君。

3．"万物并至，不可胜量"（17）中的

105

"胜"指胜利。

4."众脉不见，众凶弗闻"（17）中的"脉"指脉象，"凶"指凶险。

5."然则一溉之益固不可诬也"（18）中的"然则"意思是"然而"。

6."合欢蠲忿"（18）译为"合欢消除了恼怒"。

7."萱草忘忧"（18）译为"萱草忘却了忧虑"。

8."虱处头而黑"（18）译为"爬在头上的虱子一律是黑色的"。

9."好色不倦，以致乏绝"（18）译为"贪恋女色不知满足，因此断绝朋友"。

10."驰骋常人之域，故有一切之寿"（18）中的"一切"意思是"全部"。

11."不测之渊起于汀滢"（19）中的"汀滢"与"采玉液于长谷者"（19）中的"玉液"都是指小水流。

12."故捐丸散而罢吐纳矣"（19）中的"捐"义为"捐献"。

13."其知道者，补而救之"（19）与"则几乎知道矣"（19）两句中的"知道"义不同。

14."不眠中见肩"（19）中的"见"是"现"的借字。

15."华夷愚智，普同一等"中的（20）"华夷"义为"中外"。

16."无作功夫形迹之心"（20）中的"功夫"义为"本领高强"。

17."偶然治差一病，则昂头戴面"（20）意谓偶然治错，却不承认错误。

18."志存救济"（20）中的"救济"意思是用金钱或物质帮助灾区或生活困难的人。

19."邪气加诸身，速攻之可也"中的（21）"诸"指的是"众人"。

20."及其闻攻则不悦"（21）与"及其有病，当先诛伐有过"（21）两句中的"及"

均解释为"等到"。

21."颇甚则传久而难已"中的（21）"颇"义为"很"。

22."流言治法，非一阶也"中的（21）"流言"谓传布。

23."许叔微医如顾恺写神"（22）与"严子礼医如欧阳询写字"（22）中的两个"写"字义同。

24."其要以古方新病自为家法"（22）中的"家法"指祖传的技艺。

25.《诸医论》（22）中"陈兵背水"与"济河焚舟"两则典故的比喻义不同。

26."不惮昼夜而勤行之"（23）与"孰有如张君勤民成疾者乎"（23）两句中的"勤"用法相同。

27."闻丹溪朱先生彦修医名徧四方"（23）中的"徧"通"遍"。

28."我民病此久矣"（23）中的"病"义为"疾患"。

29."既，自解曰"（24）中的"既"义为"既然如此"。

30."竹奚以让为"（24）中的"奚以……为"是表示反问的固定结构。

31."不识是竹尚纳我否"（24）中的"识"义为"认识"。

32."其果何者而为之原欤"（25）与"夫既由《素》、《难》以溯其原"（25）两句中的"原"义不同。

33."后以裁成天地之道"（25）中的"后"作"后来"讲。

34."然《灵枢》之《图》"（25）中的"之"为定语的标志。

35."昧真中之有假，执似是而实非"（26）的主语是"医者"。

36."欲辨此多，诚非易也"（26）中的"多"指医生多。

37."此知医之所以为难也"（26）与"此所以相知之难"（26）两句中的"所以"

意思不同。

38."自古苦之,诚不足为今日怪"(26)中的"苦"义为"认为……苦"。

39."此得失之为害也"(27)与"此缓急之为害也"(27)两句中的"得失"、"缓急"皆为偏义复词。

40."或强辩相欺,或危言相恐"(27)中的两个"相"皆义为"互相"。

41."此便佞之流也"(27)中的"便佞"与"此孟浪之流也"(27)中的"孟浪"皆为同义复词。

42."嫁谤自文"(27)中的"谤"义为"诽谤"。

43."迨至山空月小,水落石出"(28)此句意谓等到真相大白时。

44."不改其度"(28)与"不三时而岁度终矣"(28)中的两个"度"意义相同。

45."而燥病之机,了无余义矣"(28)中的"了"可解释为"清楚明白"。

46."可赞一辞者也"(28)中的"赞"义为"助"。

47."人生自免乳哺以后"(29)及"免于疾病夭札则有之"(29)两句中的"免"皆作"避免"讲。

48."其老而眊,眊而死,犹然也"(29)中的"犹然"即"好像这样"。

49."阴阳阖辟存乎此"(29)中的"阖辟"即"开与合"。

50."夫学在躬行,不在讲也"(30)中的"躬行"义为"努力实践"。

51."今执途之人而问之(30)中的"执途之人"是偏正词组。

52."相公借布衣以自重"(30)中的"布衣"与"故村儒举目皆是"(30)中的"村儒"同义。

53."后作者,渐浸淫"(30)中的"浸"读音为 jìn。

54."四大家,声名噪"(30)中的

"噪"义为"喧哗"。

55."揆诸古,亦荒唐"(30)中的"诸"义为"众"。

四、词义解释题

1.留淫日深,著于骨髓。(17)
留淫:　　　　著:

2.夫盐之味咸者,其气令器津泄。(17)
津泄:

3.病深者,其声哕。(17)　　哕:

4.毒药无治,短针无取。(17)
毒药:　　　取:

5.百姓闻之,以为残贼。(17)　残贼:

6.咶吟至微,秋毫在目。(17)　咶吟:

7.天地合气,别为九野。(17)　九野:

8.虚实咶吟,敢问其方。(17)　方:

9.黔首共馀食,莫知之也。(17)
馀食:

10.金得火而缺。(18)　　　缺:

11.和之者若响。(17)　　　响:

12.凡刺之真,必先治神。(17)　真:

13.可玩往来,乃施于人。(17)　玩:

14.至其当发,间不容瞚。(17)　发:

15.手动若务。(17)　　　　务:

16.伏如横弩。(17)　　　横弩:

17.起如发机。(17)　　　　机:

18.深浅在志,远近若一。(17)　志:

10.神无营于众物。(17)　　营:

20.较而论之,其有必矣。(18)　较:

21.而愧情一集,涣然流离。(18)
涣然

22.终朝未餐,则嚣然思食。(18)
终朝:　　嚣然:

23.夜分而坐,则低迷思寝。(18)
夜分:　　低迷:

24.内怀殷忧,则达旦不瞑。(18)
殷:　　　瞑:

107

25. 劲刷理鬓。(18)　　　　　　劲刷：

26. 植发冲冠。(18)　　　　　　植：

27. 夫为稼于汤之世，偏有一溉之功者。(18)

偏：

28. 爱憎不栖于情。(18)　　　　栖：

29. 今以躁竞之心，涉希静之涂。(18)

希：

30. 泊然无感(18)。　　　　　　泊然：

31. 至于树养不同，则功效相悬。(18)

树养：

32. 合欢蠲忿。(18)　　　　　蠲：

33. 颈处险而瘿。(18)　　　　险：

34. 蒸性染身。(18)

蒸：　　　　染：

35. 耳务淫哇。(18)　　　　　务：

36. 醴醪鬻其肠胃。(18)　　　鬻：

37. 或益之以畎浍，而泄之以尾闾。(18)

畎浍：　　　尾闾：

38. 交赊相倾。(18)

交赊：　　　倾：

39. 追术者以小道自溺。(18)　　溺：

40. 知名位之伤德，故忽而不营。(18)

忽：　　　　营：

41. 和理日济，同乎大顺。(18) 大顺：

42. 晞以朝阳，绥以五弦。(18)

晞：　　　　绥：

43. 彼莫不负笈随师，积其功勤，蒙霜冒险，栉风沐雨，而躬亲洒扫，契阔劳艺。(19)

负笈：　　　契阔：

44. 夫毂劲努者，劲力于发箭；涉大川者，保全于既济。(19)

毂：　　　　济：

45. 修涂之累，非移晷所臻；凌霄之高，非一篑之积。(19)

移晷：　　　篑：

46. 干天之木，非旬日所长。不测之渊，起于汀滢(19)

干：　　　　汀滢：

47. 俗民既不能生生，而务所以煞生。(19)

生生：　　　煞：

48. 若令服食终日，则肉飞骨腾，导引改朔，则羽翮参差。(19)

改朔：　　　羽翮：

49. 不知过之在己，而反云道之无益，故捐丸散而罢吐纳矣。(19)

捐：　　　　罢：

50. 耕锄又不至，登稼被垄，不获不刈，顷亩虽多，犹无获也。(19)

登：　　　被：　　　刈：

51. 二证既衰于外，则灵根亦凋于中矣。(19)

灵根：

52. 是以冲风赴林，而枯柯先摧；洪涛凌崖，而拆隙首颓。(19)

冲风：　　　拆隙：

53. 不得其术者，古人方之于冰杯之盛汤，羽苞之蓄火也。(19)

汤：　　　　羽苞：

54. 所谓以明鉴给蒙瞽，以丝竹娱聋夫也。(19)

蒙：　　　　丝竹：

55. 夫经方之难精，由来尚矣。(20)

尚：

56. 凡大医治病，必当安神定志，无欲无求，先发大慈恻隐之心。(20)

大慈：　　　恻隐：

57. 疾厄来求救者，不得问其贵贱贫富，长幼妍蚩，怨亲善友。(20)

疾厄：　　　妍蚩：

58. 以其混沌未分，必有大段要急之处，不得已隐忍而用之。(20)

混沌：　　　大段：

59. 不得起一念蒂芥之心，是吾之志

108

也。(20)

一念：　　　　蒂芥：

60.夫大医之体，欲得澄神内视，望之俨然。(20)

内视：　　　　俨然：

61.处判针药，无得参差。(20)

参差：

62.唯当审谛覃思，不得于性命之上，率尔自逞俊快，邀射名誉，甚不仁矣！(20)

审谛：　　　　邀射：

63.又到病家，纵绮罗满目，勿左右顾眄。(20)

绮罗：　　　　顾眄：

64.珍羞迭荐，食如无味，醽醁兼陈，看有若无。(20)

珍羞：　　　　醽醁：

65.处以珍贵之药，令彼难求，自衒功能，谅非忠恕之道。(20)

谅：　　　　忠恕：

66.志存救济，故亦曲碎论之，学者不可耻言之鄙俚也。(20)

曲碎：　　　　鄙俚：

67.谬工之治病，实实虚虚，其误人之迹常着，故可得而罪也。(21)

罪：

68.渠亦不自省其过，虽终老而不悔。(21)

渠：

69.今予著此吐汗下三法之诠，所以该治病之法也。(21)

诠：　　　　该：

70.邪气加诸身，速攻之可也，速去之可也，揽而留之，可乎？(21)

诸：　　　　揽：

71.以补剂补之，真气未胜，而邪已交驰横骛而不可制矣。(21)

胜：　　　　交驰横骛：

72.或发疼痛走注，麻痹不仁，及四肢肿痒拘挛，可汗而出之。(21)

走注：　　　　不仁：

73.《内经》散论诸病，非一状也；流言治法，非一阶也。(21)

流言：　　　　阶：

74.德教，兴平之粱肉；刑罚，治乱之药石。(21)

德教：　　　　兴平：

75.若人无病，粱肉而已；及其有病，当先诛伐有过。(21)

及：　　　　过：

76.必欲去大病大瘵，非吐汗下末由也已。(21)

瘵：　　　　末由：

77.然今之医者，不得尽汗下吐法，各立门墙，谁肯屈己之高而一问哉？(21)

门墙：

78.即今著吐汗下三篇，各条药之轻重寒温于左。(21)

条：　　　　左：

79.扁鹊医如秦鉴烛物，妍媸不隐，又如奕秋遇敌，着着可法。(22)

秦鉴：　　　　着着：

80.仓公医如轮扁斲轮，得心应手，自不能以巧思语人。(22)

轮扁：

81.华元化医如庖丁解牛，挥刃而肯綮无碍。(22)

肯綮：

82.其自得之妙，未易以示人，味其膏腴，可以无饥矣。(22)

味：　　　　膏腴：

83.陈无择医如老吏断案，深于鞫谳。(22)

鞫谳：

84.刘河间医如橐驼种树，所在全活，但假冰雪以为春，利于松柏而不利于蒲柳。(22)

冰雪：　　　　春：

85.李东垣医如丝弦新絙，一鼓而竽籁并熄。(22)

絙：　　　　　竽籁：

86. 希声之妙，非开指所能知也。(22)

希声：　　　　开指：

87. 王德肤医如虞人张罗，广络原野，而脱兔殊多，诡遇获禽，无足算者耳。(22)

广络原野：　　诡遇：

88. 时惟伯嘉纳公持部使者节来莅浙东，慎简群材，官而任之。(22)

莅：　　　　　简：

89. 余虽不敏，公不以为无似，俾摄录事判官。(23)

无似：　　　　摄：

90. 迨其苏也，双目运眩，耳中作秋蝉鸣。(23)

迨：　　　　　运眩：

91. 若御惊飙而游行太空，若乘不系之舟以簸荡于三峡四溟之间，殊不能自禁。(23)

惊飙：　　　　三峡四溟：

92. 宁食不鲜羞，衣不裼裘，何可一日以无贾君？(23)

鲜羞：　　　　裼裘：

93. 子幸赐之一言，多贾君之善。(23)

多：

94. 非惟不相维系，又盬其髓，刳其膏而不知止，孰有如张君勤民成疾者乎？(23)

盬：　　　　　刳：

95. 世之医者，酬接之繁，不暇雍容，未信宿辄谢去。(23)

信宿：

96. 州邑之间，其有贤牧宰能施刀圭之剂以振起之者乎？(23)

刀圭之剂：

97. 既，自解曰："士俗坐无竹耳，使有竹，安知其俗之不可医哉？"(24)

既：　　　　　坐：

98. 而家之东偏，隙地仅半亩，墙角萧然有竹数十个。(24)

仅：　　　　　个：

99. 于是日使僮奴壅且沃之，以须其盛。(24)

沃：　　　　　须：

100. 越明年，挺然百余，其密如箦，而竹盛矣。(24)

箦：

101. 吾宅心流而无制，竹之通而节足以医之。(24)

宅心：　　　　流：

102. 其为筩、为简、为箭、为笙、为箫、为簠簋也，足以医吾陋劣而无用。(24)

筩：　　　　　簠簋：

103. 久之，安知其体不飘然而轻举，其意不释然而无累。(24)

释然：

104. 然而，是竹也，不苦口，不瞑眩。(24)

瞑眩：

105. 天地之气，不能以恒顺，而必待于范围之功。(25)

范围：

106. 诸生以是名家者，请详言之。(25)

名家：

107. 阴阳者，造化之枢纽，人类之根柢也。(25)

造化：

108. 在夫人不能为生民立命，而何以臻寿考无疆之休哉？(25)

寿考：　　　　休：

109. 然阴阳之施化，不能以无忒。(25)

忒：

110. 而雨旸寒暑，不能以时若，则范围之功，不能无待于圣人也。(25)

旸：　　　　　若：

111. 在腠理，非熨焫不能以达。(25)

焫：

112. 以律天时，则春夏刺浅，秋冬刺深也。(25)

律：

113. 此固赞化育之极功也，而愚于医之灸刺也亦云。（25）

极功：

114. 夫如是，是医之于医尚不能知，而矧夫非医者！（26）

矧：

115. 鼓事外之口吻，发言非难；挠反掌之安危，惑乱最易。（26）

口吻： 挠：

116. 言而非，则大隳任事之心。（26） 隳：

117. 此浮言之当忌也。（26） 浮言：

118. 帷幄有神筹，几见圯桥杰竖？（26）

帷幄： 筹：

119. 一着之谬，此生付之矣。（26） 着：

120. 果敢与否观其勇，而猛浪者实似之。（26）

猛浪：

121. 昧经权之妙者，无格致之明。（26）

经权： 格致：

122. 然必也小大方圆全其才，仁圣工巧全其用。（26）

仁圣工巧：

123. 守中者无言，怀玉者不衒，此知医之所以为难也。（26）

守中： 怀玉：

124. 使必待渴而穿井，斗而铸兵，则仓卒之间，何所趋赖？（26）

趋赖：

125. 此所以相知之难，自古苦之，诚不足为今日怪。（26）

诚： 怪：

126. 尝读《内经》至《方盛衰论》，而殿之曰："不失人情"。（27）

尝： 殿：

127. 未尝不瞿然起，喟然叹轩岐之入人深也！（27）

瞿然： 喟然：

128. 五藏各有所偏，七情各有所胜，阳藏者宜凉，阴藏者宜热。（27）

阳藏： 阴藏：

129. 性好吉者危言见非，意多忧者慰安云伪。（27）

危言：

130. 富者多任性而禁戒勿遵，贵者多自尊而骄恣悖理：此交际之不同也。（27）

悖： 交际：

131. 有良言甫信，谬说更新，多歧亡羊，终成画饼。（27）

甫： 画饼：

132. 有性缓者遭急病，濡滞而成难挽。（27）

遭： 濡滞：

133. 或操是非之柄，同我者是之，异己者非之。（27）

是： 非：

134. 甚至熏莸不辨，妄肆品评。（27）

熏莸：

135. 所谓医人之情者，或巧语诳人，或甘言悦听。（27）

悦听：

136. 有嫉妒性成，排挤为事，阳若同心，阴为浸润。（27）

阳： 浸润：

137. 虽然，必期不失，未免迁就。（27）

期：

138. 燥之与湿，有霄壤之殊。（28）

霄壤： 殊：

139. 水流湿，火就燥，各从其类，此胜彼负，两不相谋。（28）

就： 谋：

140. 岂有新秋月华露湛，星润渊澄，天香遍野。（28）

湛： 天香：

141. 天降繁霜，地凝白卤，一往坚急劲切之化。（28）

白卤： 一往：

142. 俟二分二至以后，始转而从本令

111

之王气，乃为平人顺脉也。(28)

二分：　　　　二至：

143. 燥金所伤，本摧肝木，甚则自戕肺金。(28)

戕：

144. 金受火刑，化刚为柔，方圆且随型埴。(28)

型埴：

145. 试观草木菁英可掬，一乘金气，忽焉改容。(28)

菁英：　　　掬：

146. 今一论之，而燥病之机，了无余义矣。(28)

了：

147. 其老而眊，眊而死，犹然也。(29)

眊：

148. 当其受生之时，已有定分焉。(29)

定分：

149. 譬如置薪于火，始然尚微，渐久则烈，薪力既尽，而火熄矣。(29)

然：

150. 阴阳阖辟存乎此，呼吸出入系乎此。(29)

阖辟：

151. 邪入于中而精不能续，则元气无所附而伤矣。(29)

精：

152. 若夫预防之道，惟上工能虑在病前，不使其势已横而莫救。(29)

横：

153. 若邪盛为害，则乘元气未动，与之背城而一决。(29)

背城一决：

154. 天生一不朽之人，而其子若孙必欲推而纳之于必朽之处。(30)

若：

155. 子之大父一瓢先生，医之不朽者也。(30)

大父：

156. 高年不禄，仆方思辑其梗概，以永其人。(30)

不禄：　　　永：

157. 素位而行学，孰大于是，而何必舍之以他求？(30)

素位：

158. 然而，文恭，相公也；子之大父，布衣也。(30)

相公：　　　布衣：

159. 学之讲无稽，故村儒举目皆是。(30)

村儒：

160. 即或衰年无俚，有此附会，则亦当牵连书之，而不可尽没有所由。(30)

无俚：　　　没：

161. 性命危笃，尔时虽十周、程、张、朱何益？而先生独能以一刀圭活之。(30)

危笃：　　　刀圭：

162. 虑此外必有异案良方，可以拯人，可以寿世者，辑而传焉。(30)

寿：

163. 《难经》出，更洋洋。(31) 洋洋：

164. 《伤寒》著，《金匮》藏，垂方法，立津梁。(31)

津梁：

165. 后作者，渐浸淫，红紫色，郑卫音。(31)

浸淫：

166. 迨东垣，重脾胃，温燥行，升清气，虽未醇，亦足贵。(31)

醇：

167. 丹溪出，罕与俦，阴宜补，阳勿浮。(31)

罕：　　　俦：

168. 薛氏按，说骑墙。(31)

薛氏：　　　骑墙：

169. 取法上，得慈航。(31)

取法上：　　　慈航：

112

五、语译题

1．夫盐之味咸者，其气令器津泄；弦绝者，其音嘶败；木敷者，其叶发。病深者，其声哕。人有此三者，是谓坏府。毒药无治，短针无取。（17）

2．若夫法天则地，随应而动，和之者若响，随之者若影。道无鬼神，独来独往。（17）

3．凡刺之真，必先治神，五藏已定，九候已备，后乃存针。众脉不见，众凶弗闻，外内相得，无以形先，可玩往来，乃施于人。（17）

4．刺虚者须其实，刺实者须其虚。经气已至，慎守勿失，深浅在志，远近若一。如临深渊，手如握虎，神无营于众物。（17）

5．夫以蠥尔之躯，攻之者非一涂；易竭之身，而外内受敌。身非草木，其能久乎？（18）

6．纵少觉悟，咸叹恨于所遇之初，而不知慎众险于未兆。是由桓侯抱将死之疾，而怒扁鹊之先见，以觉痛之日，为受病之始也。（18）

7．夫悠悠者既以未效不求，而求者以不专丧业，偏恃者以不兼无功，追术者以小道自溺。凡若此类，故欲之者万无一能成也。（18）

8．知名位之伤德，故忽而不营，非欲而强禁也；识厚味之害性，故弃而弗顾，非贪而后抑也。外物以累心不存，神气以醇泊独著。（18）

9．彼莫不负笈随师，积其功勤，蒙霜冒险，栉风冰雨，而躬亲洒扫，契阔劳艺，始见之以信行，终被试以危困，性笃行贞，心无怨贰，乃得升堂以入于室。（19）

10．夫觳劲弩者，效力于发箭；涉大川者，保全于既济。井不达泉，则犹不掘也；一步未至，则犹不往也。修涂之累，非移晷

所臻；凌霄之高，非一篑之积。（19）

11．俗民既不能生生，而务所以煞生。夫有尽之物，不能给无已之耗；江河之流，不能盈无底之器也。凡人利入少而费用多者，犹不供也，况无锱铢之来，而有千百之往乎？（19）

12．凡夫不徒不知益之为益也，又不知损之为损也。夫损易知而速焉，益难知而迟焉，人尚不悟其易，安能识其难哉？（19）

13．虽身枯于流连之中，气绝于纨绮之间，而甘心焉，亦安可告之以养生之事哉？不惟不纳，乃谓妖讹也，而望彼信之，所谓以明鉴给蒙瞽，以丝竹娱聋夫也。（19）

14．今以至精至微之事，求之于至粗至浅之思，其不殆哉？（20）

15．若有疾厄来求救者，不得问其贵贱贫富，长幼妍蚩，怨亲善友，华夷愚智，普同一等，皆如至亲之想。（20）

16．自古名贤治病，多用生命以济危急，虽曰贱畜贵人，至于爱命，人畜一也。（20）

17．又到病家，纵绮罗满目，勿左右顾眄，丝竹凑耳，无得似有所娱，珍羞迭荐，食如无味，醽醁兼陈，看有若无。（20）

18．志存救济，故亦曲碎论之，学者不可耻言之鄙俚也。（20）

19．谬工之治病，实实虚虚，其误人之迹常著，故可得而罪也。（21）

20．夫补者人所喜，攻者人所恶，医者与其逆病人之心而不见用，不若顺病人之心而获利也，岂复计病者之死生乎？（21）

21．即今著吐汗下三篇，各条药之轻重寒温于左。仍于三法之外，别著《原补》一篇，使不预三法。（21）

22．扁鹊医如秦鉴烛物，研妍不隐，又如奕秋遇敌，着着可法，观者不能察其神机。（22）

23．张长沙医如汤武之师，无非王道，

其攻守奇正，不以敌之大小皆可制胜。（22）

24．孙思邈医如康成注书，详于训诂，其自得之妙，未易示人，味其膏腴，可以无饥矣。庞安常医能启扁鹊之所秘，法元化之可法，使天假之年，其所就当不在古人下。（22）

25．李东垣医如丝弦新絙，一鼓竽籁并熄，胶柱和之，七弦由是而不谐矣，无他，希声之妙，非开指所能知也。（22）

26．双目运眩，耳中作秋蝉鸣，神思恍惚，若孑孑然离群而独立，若御惊飙而游行太空，若乘不系之舟以簸荡于三峡四溟之间，殊不能自禁。（23）

27．内摇其真，外劳其形，以亏其阴，以耗其生，宜收视返听于太虚之庭，不可专藉药而已之也。（23）

28．宁食不鲜羞，衣不褊裘，何可一日以无贾君？宁士不鲁邹，客不公侯，何可一日以无贾君？（23）

29．我瞻四方，何林林乎！州邑之间，其有贤牧宰能施刀圭之剂以振起之者乎？（23）

30．瞿然惊曰："余病其痼也耶，何长公之诗云尔也？"既，自解曰："士俗坐无竹耳，使有竹，安知其俗之不可医哉？"（24）

31．吾量之隘俗也，竹之虚心有容足以医之；吾行之曲俗也，竹之直立不挠足以医之；吾宅心流而无制，竹之通而节足以医之；吾待物混而无别，竹之理而析足以医之。（24）

32．竹之干云霄而直上，足以医吾志之卑；竹之历冰雪而愈茂，足以医吾节之变。其潇洒而可爱也，足以医吾之凝滞；其为筒、为简、为箭、为笙、为箫、为簹篁也，足以医吾陋劣而无用。（24）

33．是竹也，不苦口，不瞑眩，不湔浣肠胃，不漱涤五脏。长公不余秘而授之。余用之，既有功绪矣。使人人皆用之，天下庶

几无俗病与？（24）

34．人之一身，犹之天地。天地之气，不能以恒顺，而必待于范围之功。（25）

35．阴阳者，造化之枢纽，人类之根柢也。惟阴阳得其理则气和，气和则形亦以之和矣。（25）

36．然而吾人同得天地之理以为理，同得天地之气以为气，则其元气流行于一身之间，无异于一元之气流行于天地之间也。（25）

37．盖《素》、《难》者，医家之鼻祖，济生之心法，垂之万世而无弊者也。（25）

38．是以错节盘根，必求利器，《阳春》、《白雪》，和者为谁？（26）

39．危急之际，莫堪庸妄之误投？疑似之秋，岂可纷坛之错乱？（26）

40．然必也小大方圆全其才，仁圣工巧全其用，能会精神于相与之际，烛幽隐于玄冥之间者，斯足谓之真医，而可以当性命之任矣。（26）

41．有良言甫信，谬说更新，多歧亡羊，终成画饼。此无主之为害也。（27）

42．或操是非之柄，同我者是之，异己者非之，而真是真非莫辨。（27）

43．致怀奇之士，拂衣而去，使深危之病，坐而待亡。（27）

44．如病在危疑，良医难必，极其详慎，犹冀回春；若辈贪功，妄轻投剂，至于败坏，嫁谤自文：此贪幸之流也。（27）

45．燥之与湿，有霄壤之殊。燥者，天之气也；湿者，地之气也。水流湿，火就燥，各从其类，此胜彼负，两不相谋。（28）

46．大意谓春伤于风，夏伤于暑，长夏伤于湿，秋伤于燥，冬伤于寒，觉六气配四时之旨，与五运不相背戾，而千古之大疑始一抉也。（28）

47．岂有新秋月华露湛，星润渊澄，天香遍野，万宝垂实，归之燥政，迨至山空月

114

小，水落石出，天降繁霜，地凝白卤，一往坚急劲切之化，反谓凉生，不谓燥乎？(28)

48．夫干之为害，非遽赤地千里也。有干于外而皮肤皴揭者，有干于内而精血枯涸者，有干于津液而荣卫气衰，肉烁而皮着于骨者，随其大经小络所属上下中外前后，各为病所。燥之所胜，亦云熯矣。(28)

49．若病起于秋而伤其燥，金受火刑，化刚为柔，方圆且随型埴，欲仍清肃之旧，其可得耶？(28)

50．养生者之言曰："天下之人皆可无死。"斯言妄也。何则？人生自免乳哺以后，始而孩，既而长，既而壮，日胜一日，何以四十以后，饮食奉养如昔，而日且就衰？(29)

51．果能绝嗜欲，戒劳动，减思虑，免于疾病夭札则有之，其老而眊，眊而死，犹然也。(29)

52．譬如置薪于火，始然尚微，渐久则烈，薪力既尽，而火熄矣。其有久暂之殊者，则薪之坚脆异质也。(29)

53．若夫预防之道，惟上工能虑在病前，不使其势已横而莫救，使元气克全，则自能诧邪于外。若邪盛为害，则乘元气未动，与之背城而一决，勿使后事生悔。此神而明之之术也。(29)

54．天生一不朽之人，而其子若孙必欲推而纳之于必朽之处，此吾所为悁悁而悲也！(30)

55．圣学莫如仁，先生能以术仁其民，使无夭札，是即孔子老安少怀之学也。(30)

56．子不以人所共信者传先人，而以人所共疑者传先人，得毋以"艺成而下"之说为斤斤乎？(30)

57．即或衰年无俚，有此附会，则亦当牵连书之，而不可尽没有所由来。(30)

58．虑此外必有异案良方，可以拯人，可以寿世者，辑而传焉，当高出语录陈言万

万。(30)

六、阅读题

（一）黄帝问曰愿闻九针之解虚实之道岐伯对曰刺虚则实之者针下热也气实乃热也满而泄之者针下寒也气虚乃寒也菀陈则除之者出恶血也邪胜则虚之者出针勿按徐而疾则实者徐出针而疾按之疾而徐则虚者疾出针而徐按之言实与虚者寒温气多少也若无若有者疾不可知也察后与先者知病先后也为虚与实者工勿失其法若得若失者离其法也虚实之要九针最妙者为其各有所宜也补泻之时者与气开阖相合也九针之名各不同形者针穷其所当补泻也刺实须其虚者留针阴气隆至乃去针也刺虚须其实者阳气隆至针下热乃去针也经气已至慎守勿失者勿变更也深浅在志者知病之内外也近远如一者深浅其候等也如临深渊者不敢堕也手如握虎者欲其壮也神无营于众物者静志观病人无左右视也义无邪下者欲端以正也必正其神者欲瞻病人目制其神令气易行也所谓三里者下膝三寸也所谓跗之者举膝分易见也巨虚者蹻足箭独陷者下廉者陷下者也
（节选自《黄帝内经素问·针解》）

要求：

1．给上文标点

2．注释文中加点号的词语

3．今译文中加横线的句子

4．文意理解

①"为虚与实者，工勿失其法"告诫医者应注意什么？

②"神无营于众物者"一段文字对医者临证提出什么要求？

（二）始生之者天也养成之者人也能养天之所生而勿撄之谓之天子天子之动也以全天为故者也此官之所自立也立官者以全生也今世之惑主多官而反以害生则失所为立之矣譬之若修兵者以备寇也今修兵而反以自攻则

亦失所为修之矣夫水之性清土者抇之故不得清人之性寿物者抇之故不得寿物也者所以养性也非所以性养也今世之人惑者多以性养物则不知轻重也不知轻重则重者为轻轻者为重矣若此则每动无不败以此为君悖以此为臣乱以此为子狂三者国有一焉无幸必亡今有声于此耳听之必慊已听之则使人聋必弗听有色于此目视之必慊已视之则使人盲必弗视有味于此口食之必慊已食之则使人瘖必弗食是故圣人之于声色滋味也利于性则取之害于性则舍之此全性之道也世之贵富者其于声色滋味也多惑者日夜求幸而得之则遁焉性恶得不伤万人操弓共射其一招招无不中万物章章以害一生生无不伤以便一生生无不长故圣人之制万物也以全其天也天全则神和矣目明矣耳聪矣鼻臭矣口敏矣三百六十节皆通利矣若此人者不言而信不谋而当不虑而得精通乎天地神覆乎宇宙其于物无不受也无不裹也若天地然上为天子而不骄下为匹夫而不惛此之谓全德之人贵富而不知道适足以为患不如贫贱贫贱之致物也难虽欲过之奚由出则以车入则以辇务以自佚命之曰招蹙之机肥肉厚酒务以相强命之曰烂肠之食靡曼皓齿郑卫之者务以自乐命之曰伐性之斧三患者贵富之所致也此古人有不肯贵富者矣由重生故也非夸以名也为其实也则此论之不可不察也（《吕氏春秋·本生》）

要求：

1. 给上文标点
2. 注释文中加点号的词语
3. 今译文中加横线的句子
4. 文意理解

①"人之性寿，物者扣之，故不得寿"应当怎样理解？

②在"天全，则神和矣，目明矣，耳聪矣，鼻臭矣，口敏矣，三百六十五节皆通利矣"中，"天全"的含义是什么？

③怎样看待本文提出的"三患"？

（三）真人曰虽常服饵而不知养性之术亦难以长生也养性之道常欲小劳但莫大疲及强所不能堪耳且流水不腐户枢不蠹以其运动故也养性之道莫久行久立久坐久卧久视久听盖以久视伤血久卧伤气久立伤骨久坐伤肉久行伤筋也仍莫强食莫强酒莫强举重莫忧思莫大怒莫悲愁莫大惧莫跳踉莫多莫多言莫大笑勿汲汲于所欲勿悁悁怀忿恨皆损寿命若能不犯者则得长生也故善摄生者常少思少念少欲少事少语少笑少愁少乐少喜少怒少好少恶行此十二少者养性之都契也多思则神殆多念则志散多欲则志昏多事则形劳多语则气乏多笑则藏伤多愁则心慑多乐意溢多喜则忘错昏乱多怒则百脉不定多好则专迷不理多恶则憔悴无懽此十二多不除则荣卫失度血气妄行丧生之本也惟无多无少者几于道矣是知勿外缘者真人初学道之法也若能如此者可居温疫之中无忧疑矣既屏外缘会须守五神从四正言最不得浮思妄念心想欲事恶邪大起故孔子曰思无邪也（节选自唐·孙思邈《备急千金要方·道林养性》）

要求：

1. 给上文断句
2. 注释文中加点号的词语
3. 今译文中加横线的句子
4. 文意理解

①文中所述养性之道对运动是如何主张的？

②本文认为善摄生者要做到哪十二"少"？

③本文认为"守五神"、"从四正"的关键是什么？

（四）孙思邈京兆华原人也七岁就学日诵千馀言弱冠善谈庄老及百家之说兼好释典洛州总管独孤信见而叹曰此圣童也但恨其器大难为用也周宣帝时思邈以王室多故乃隐居太白山隋文帝辅政乃征为国子博士称疾不起

尝谓所亲曰过五十年当有圣人出吾方助之以济人及太宗即位召诣京师嗟其容色甚少谓曰故知有道者诚可尊重羡门广成岂虚言哉将授以爵位固辞不受显庆四年高宗召见拜谏议大夫又固辞不受当时知名之士宋令文孟诜卢照邻等执师资之礼以事焉照邻有恶疾医所不能愈乃问思邈名医愈疾其道何如思邈曰吾闻善言天者必质之于人善言人者亦本之于天天有四时五行寒暑迭代其转运也和而为雨怒而为风凝而为霜雪张而为虹蜺此天地之常数也人有四支五藏一觉一寝呼吸吐纳精气往来流而为荣卫彰而为气色发而为音声此人之常数也阳用其形阴用其精天人之所同也及其失也蒸则生热否则生寒结而为瘤赘陷而为痈疽奔而为喘乏竭而为燋枯诊发乎面变动乎形推此以及天地亦如之故五纬盈缩星辰错行日月薄蚀孛彗飞流此天地之危诊也寒暑不时天地之蒸否也石立土踊天地之瘤赘也山崩土陷天地之痈疽也奔风暴雨天地之喘乏也川渎竭涸天地之燋枯也良医导之以药石救之以针剂圣人和之以至德辅之以人事故形体有可愈之疾天地有可消之灾又曰胆欲大而心欲小智欲圆而行欲方诗曰如临深渊如履薄冰谓小心也<u>赳赳武夫公侯干城谓大胆也不为利回不为义疚行之方也见机而作不俟终日智之圆也</u>（节选自《旧唐书·孙思邈传》）

要求：

1. 给上文断句

2. 注释文中加点号的词语

3. 今译文中加横线的句子

4. 文意理解

①"羡门、广成，岂虚言哉"的意思是什么？

②"善言天者，必质之于人；善言人者，亦本之于天"有何含意？《内经》中有何相关论述？

③如何理解"胆欲大而心欲小，智欲圆而行欲方"？

（五）夫人之好补则有无病而补者有有病而补者无病而补者谁与上而缙绅之流次而豪富之子有金玉以荣其身刍豢以悦其口寒则衣裘暑则台榭动则车马止则裀褥味则五辛饮则长夜故年半百而衰也然则奈何以药为之补矣有病而补之者谁与上而仕宦豪富之家微而农商市庶之辈呕而补吐而补泄而补痢而补疟而补咳而补劳而补产而补殊不知呕得热而愈酸吐得热而愈暴泄得热而清浊不分痢得热而休息继止疟得热而进不能退咳得热而湿不能除劳得热而火益烦产得热而血愈崩盖如是而死者八九生者一二死者枉生者幸幸而一生憔悴之态人之所不堪也予请为言补之法大抵有余者损之不足者补之是则补之义也阳有余而阴不足则当损阳而补阴阴有余而阳不足则当损阴而补阳热则芒硝大黄损阳而补阴也寒则干姜附子损阴而补阳也岂可以热药而云补乎哉而寒药亦有补之义也（节选自金·张从正《儒门事亲·补论》）

要求：

1. 给上文断句

2. 注释文中加点号的词语

3. 今译文中加横线的句子

4. 文意理解

①作者针对"有病而补者"，列举了哪些滥用补的现象？其恶果如何？

②作者认为"补"的含义是什么？

③如何理解"寒药亦有补之义"？

（六）<u>张戴人医亦奇杰也世人不究其用意议其治疾惟事攻击即明理如丹溪格致余论亦讥其偏丹溪之说出益令人畏汗吐下三法如虎并其书置之不与睇交予甚冤之予惟人之受病如寇入国不先逐寇而先拊循适足以养寇而扰黎元也戴人有见于是故以攻疾为急疾去而后调养是以靖寇安民之法矣彼仲景麻黄瓜蒂大承气非攻击急剂哉审缓急而用之此仲景意</u>

也盖医难于认病而不难于攻击调补戴人特揭其难者言之也丹溪引内经邪之所凑其气必虚为论乃遗下文留而不去其病为实一句引精气夺则虚又遗邪气盛则实一句引虚者正气虚也又遗实者邪气实也一句摭其可议戴人为言而于戴人所急者略而不采丹溪且若此余又何怪哉有谓刘守真长于治火斯言亦未知守真所长也守真高迈明敏非泛常可俦其所治多在推陈致新不使少有怫郁正造化新新不停之意医而不知此是无术也此王海藏之言海藏乃东垣高弟尚推毂如此则其邃学可知且其所撰原病式历揭素问病机一十九条而属火者五又觇人心好动诸动属火夫五行具于人身者各一惟火有君有相由此病机属火者多也原病式特为病机而发故不暇论及其余若所着保命集三卷治杂证则皆妙矣然则谓守真长于治火者其真未知守真所长者乎医家雅议李东垣善于内伤而虚怯非其所长故有补肾不若补脾之语窃谓肾主阖辟肾间元气人之司命岂反轻于脾胃哉盖病有缓急而时势有不同东垣或以急者为首务也彼当金元扰攘之际人生斯世疲于奔命未免劳倦伤脾忧思伤脾饥饱伤脾何莫而非伤脾也者内经曰脾胃者仓廪之本营之居也又曰五脏六腑皆禀受于脾胃脾胃一伤则脏腑无所受气故东垣惟孜孜以保脾胃为急彼虚怯伤肾阴者乃燕居安闲淫佚之疾又不可同日而语也不则内外伤辨惑论与外科精义及兰室秘藏等书皆治杂证者岂止内伤也哉此可以观矣余观近世医家明理学者宜莫如丹溪虽倡阳有余阴不足之论其用意固有所在也盖以人当承平酣酒纵欲以竭其精精竭则火炽复以刚剂认为温补故不旋踵血溢内热骨立而毙与灯膏竭而复加炷者何异此阳有余阴不足之论所由著也后学不察概守其说一遇虚怯开手便以滋阴降火为剂及末期卒声哑泄泻以死则曰丹溪之论具在不知此不善学丹溪之罪而于丹溪何尤（节选自明·孙一奎《医旨绪余·张刘李朱滑六名师小传》）

118

要求：
1．给上文断句
2．注释文中加点号的词语
3．今译文中加横线的句子
4．文意理解
①朱丹溪在引述《内经》之文评议张子和时，是如何断章取义的？
②如何理解"有谓刘守真长于治火，斯言亦未知守真所长也"？
③作者是如何理解"东垣惟孜孜以保脾胃为急"的？

（七）处暗室者具目之形而不能觌一室之中则必戚焉不乐思火而烛穴而牖然后以为快矧瞽而不觌日月之光八荒之大泰山之高如夜索途而莫知所从则衣之以文绣享之以五鼎势与王公等亦必不乐也苟有能治之者使昭昭然见日月之明八荒之大泰山之高将不远千里造之以求其大快于己夫有大快于己虽无文绣之衣五鼎之享王公孰加焉此皆乐之至矣云间沈光明者其先世尝受术于龙树师内障凡三十有六外障凡三十有六悉能治而去之不啻金篦刮膜而始之无所觌者毫芒可辨也光明克世其学邑之大夫士咸称之余始而疑终而信既而窃叹之曰天下之瞽于目者有良医以治之瞽于心者独无良医乎瞽于目者什一而瞽于心者恒什九明于日月者弗之察大于八荒者弗之顾高于泰山者弗之见由是是非邪正之无别祸其身而蠹其国岂非瞽之深者欤心之瞽甚于目之瞽治其心者愈于治其目矣润之以六艺广之以道德塞可通也蒙可启也彻乎远近视之而无不周也极乎小大测之而无不合也则其为快岂止目之能觌邪余因彼而感于此矣今年秋贺璋者目病而视眊遂造光明治之既愈来求余言以赠之故为书其说且俾吾学者有所警焉（明·贝琼《清江贝先生文集·赠医师沈光明序》）
要求：
1．给上文断句

2．注释文中加点号的词语

3．今译文中加横线的句子

4．文意理解

①"瞽于目"与"瞽于心"分别是什么意思？为什么说"瞽于目者什一，而瞽于心者恒什九"？

②作者认为"心之瞽甚于目之瞽"，那又如何来"治其心"呢？

③文中"弗之察"、"弗之顾"、"弗之见"为何种语法现象？如何语译？

④"余因彼而感于此矣"中"彼"指什么？"此"指什么？

（八）浦阳郑君仲辨其容阒然其色渥然其气充然未尝有疾也他日左手之拇有疹焉隆起而粟君疑之以示人人大咲以为不足患既三日聚而如钱忧之滋甚又以示人咲者如初又三日拇之大盈握近拇之指皆为之痛若剟刺状肢体心膂无不病者惧而谋诸医医视之惊曰此疾之奇者虽病在指其实一身病也不速治且能伤生然始发之时终日可愈三日越旬可愈今疾且成已非三月不能瘳终日而愈艾可治也越旬而愈药可治也至于既成甚将延肝膈否亦将为一臂之忧非有以御其内其势不止非有以治其外疾未易为也君从其言日服汤剂而傅以善药果至二月而复瘳三月而神色始复余因是思之天下之事常发于至微而终为大患始以为不足治而终至于不可为当其易也惜旦夕之力忽之而不顾及其既成也积岁月疲思虑而仅克之如此指者多矣盖众人之所可知者众人之所能治也其势虽危而未及深畏惟萌于不必忧之地而寓于不可见之初众人咲而忽之者此则君子之所深畏也昔之天下有如君之盛壮无疾者乎爱天下者有如君之爱身者乎而可以为天下患者岂特疮痏之于指乎君未尝敢忽之特以不早谋于医而几至于甚病况乎视之以至疏之势重之以疲敝之馀吏之戕摩剥削以速其疾者亦甚矣幸其未发以为无虞而不知畏此真可谓智也与哉

余贱不敢谋国而君虑周行果非久于布衣者也传不云乎三折肱而成良医君诚有位于时则宜以拇指为戒洪武辛酉九月二十六日述（明·方孝孺《逊志斋集·指喻》）

要求：

1．给上文断句

2．注释文中加点号的词语

3．今译文中加横线的句子

4．文意理解

①"虽病在指，其实一身病也"与"天下之事，常发于至微，而终为大患"之间有何内在关系？

②"众人之所可知者，众人之所能治也，其势虽危而未及深畏"与"众人咲而忽之者，此则君子之所深畏也"其间的道理是什么？

③"始以为不足治，而终至于不可为"有何寓意？

（九）戊辰岁李邃麓公胃旁一痞块如覆盂形体羸瘦药勿愈予视之曰既有形于内岂药力所能除必针灸可消详取块中用以盘针之法更灸食仓中脘穴而愈邃麓公问曰人之生痞与疝癖积聚癥瘕是如何曰痞者否也如易所谓天地不交之否内柔外刚万物不通之义也物不可以终否故痞久则成胀满而莫能疗焉疝癖者悬绝隐僻又玄妙莫测之名也积者迹也挟痰血以成形迹亦癖积至久之谓尔聚者绪也依元气为端绪亦聚散不常之意云癥者征也又精也以其有所征验及久而成精萃也瘕者假也又退也以其假借气血成形及历年遐远之谓也大抵痞与疝癖乃胸膈之候积与聚为腹内之疾其为上中二焦之病故多见于男子其癥与瘕独见于脐下是为下焦之候故常见于妇人大凡腹中有块不问男妇积聚癥瘕俱为恶症切勿视为寻常初起而不求早治若待痞疾胀满已成胸腹鼓急虽扁鹊复生亦莫能救其万一有斯疾者可不惧乎李公深以为然（明·杨济时《针灸大成·医案》）

要求：

1. 给上文断句
2. 注释文中加点号的词语
3. 今译文中加横线的句子
4. 文意理解

①作者是如何解释痞症的？

②"大凡腹中有块，不问男女，积聚癥痕，俱为恶症"的原因是什么？

（十）万物生成之道惟阴与阳非阳无以生生者神其化也非阴无以成成者立其形也人有阴阳即为血气阳主气故气全则神王阴主血故血盛则形强人生所赖惟斯而已然人之初生必从精始精之与血若乎非类而丹家曰涕溚精津汗血液七般灵物总属阴由此观之则凡属水类无非一六所化而血即精之属也但精藏于肾所蕴不多而血富于冲所至皆是盖其源源而来生化于脾总统于心藏受于肝宣布于肺施泻于肾灌溉一身无所不及故凡为七窍之灵为四肢之用为筋骨之和柔为肌肉之丰盛以至滋脏腑安神魂润颜色充荣卫精液得以通行二阴得以调畅凡形质所在无非血之用也是以人有此形惟赖此血故血衰则形萎血败则形坏而百骸表里之属凡血亏之处则必随所在而各见其偏废之病倘至血脱则形何以立气何所归亡阴亡阳其危一也然血化于气而成于阴阳虚故不能生血所以血宜温而不宜寒阳亢则最能伤阴所以血宜静而不宜动此盈虚性用之机苟能察其精义而得养营之道又何血病之足虑哉（《景岳全书》卷三十《血证·论证》）

要求：

1. 给上文断句
2. 注释文中加点号的词语
3. 今译文中加横线的句子
4. 文意理解

①"人生所赖惟斯而已"中的"斯"指代什么？

②为什么说"血即精之属"？

③如何理解"凡形质所在无非血之用也"？

④文中所指"养营之道"是什么？

（十一）孙思邈之祝医者曰行欲方而智欲圆心欲小而胆欲大嗟乎医之神良尽于此矣宅心醇谨举动安和言无轻吐目无乱观忌心勿起贪念罔生毋忽贫贱毋惮疲劳检医典而精求对疾苦而悲悯如是者谓之行方禀赋有厚薄年岁有老少身形有肥瘦性情有缓急境地有贵贱风气有柔强天时有寒热昼夜有重轻气色有吉凶声音有高下受病有久新运气有太过不及知常知变能神能明如是者谓之智圆望闻问切宜详补泻寒温须辨当思人命至重冥报难逃一旦差讹永劫莫忏乌容不慎如是者谓之心小补即补而泻即泻热斯热寒斯寒抵当承气时用回春姜附理中恒投起死析理详明勿持两可如是者谓之胆大四者似分而实合也世未有详谨之士执成法以伤人灵变之人败名节以损己行方者智必圆也心小则惟惧或失胆大则药如其证或大攻或大补似乎胆大不知不如是则病不解是胆大适所以行其心小也故心小胆大者合而成智圆心小胆大智圆者合而成行方也世皆疑方则有碍乎圆小则有妨乎大故表而出之（节选自明·李中梓《医宗必读·行方智圆心小胆大论》）

要求：

1. 给上文断句
2. 注释文中加点号的词语
3. 今译文中加横线的句子
4. 文意理解

何谓"行方"、"智圆"、"心小"、"胆大"？四者具有何种关系？

（十二）顾鸣仲有腹疾近三十年朝宽暮急每一大发腹胀十馀日方减食湿面及房劳其应如响腹左隐隐微高鼓呼吸触之泊泊有声以痞块法治之内攻外贴究莫能疗余为悬内照之

120

鉴先与明之后乃治之人身五积六聚之症心肝脾肺肾之邪结于腹之上下左右及当脐之中者皆高如覆盂者也胆胃大小肠膀胱命门之邪各结于其本位不甚形见者也此症乃肾藏之阴气聚于膀胱之阳经有似于痞块耳何以知之肾有两窍左肾之窍从前通膀胱右肾之窍从后通命门邪结于腹之左畔即左肾于膀胱为之府也六腑惟胆无输泻其五腑受五脏浊气传入不能久留即为输泻者也今肾邪传于膀胱膀胱溺其输泻之职旧邪未行新邪踵至势必以渐透入膜原如革囊裹物者然经曰膀胱者州都之官津液藏焉气化则能出矣然则肾气久聚不出岂非膀胱之失其运化乎夫人一围之腹大小肠膀胱俱居其中而胞又居膀胱之中惟其不久留输泻是以<u>宽乎若有余地今肾之气不自收摄悉输膀胱膀胱之气蓄而不泻有同胆府之清净无为其能理乎宜其胀也有与生俱焉者矣</u>经曰肾病者善胀尻以代踵脊以代头倘膀胱能司其输泻何致若此之极耶又曰巨阳引精者三日太阳膀胱经吸引精气者其胀止于三日此之为胀且数十年之久其吸引之权安在哉治法补肾水而致充足则精气深藏而膀胱之胀自消补膀胱而令气旺则肾邪不蓄而输化之机自裕所以然者以肾不补不能藏膀胱不补不能泻然补肾易而补膀胱则难以本草诸药多泻少补也经于膀胱之予不足者断以死期后人莫解其故吾诚揣之岂非以膀胱愈不足则愈胀胀极势必逆传于肾肾胀极势必逆传于小肠小肠胀极势必逆传于脾乃至通身之气散漫而无统耶医者于未传之先蚤见而预图之能事殚矣（清·喻昌《寓意草·论顾鸣仲痞块锢疾根源及治法》）

要求：

1. 给上文断句
2. 注释文中加点号的词语
3. 今译文中加横线的句子
4. 文意理解
①顾鸣仲痞块锢疾的根源是什么？
②顾鸣仲痞块锢疾的治法是什么？

（十三）<u>圣人之所以全民生也五谷为养五果为助五畜为益五菜为充而毒药则以之攻邪故虽甘草人参误用致害皆毒药之类也古人好服食者必生奇疾犹之好战胜者必有奇殃是故兵之设也以除暴不得已而后兴药之设也以攻疾亦不得已而后用其道同也</u>故病之为患也小则耗精大则伤命隐然一敌国也以草木偏性攻藏府之偏胜必能知彼知己多方以制之而后无丧身殒命之忧是故传经之邪而先夺其未至则所以断敌之要道也横暴之疾而急保其未病则所以守我之岩疆也挟宿食而病者先除其食则敌之资粮已焚合旧疾而发者必防其并则敌之内应既绝辨经络而无泛用之药此之谓向导之师因寒热而有反用之方此之谓行间之术一病而分治之则用寡可以胜众使前后不相救而势自衰数病而合治之则并力捣其中坚使离散无所统而众悉溃病方进则不治其太甚固守元气所以老其师病方衰则必穷其所之更益精锐所以捣其穴若夫虚邪之体攻不可过本和平之药而以峻药补之衰敝之日不可穷民力也实邪之伤攻不可缓用峻厉之药而以常药和之富强之国可以振威武也然而选材必当器械必良克期不愆布阵有方此又不可更仆数也孙武子十三篇治病之法尽之矣（清·徐大椿《医学源流论·用药如用兵论》）

要求：

1. 给上文断句
2. 注释文中加点号的词语
3. 今译文中加横线的句子
4. 文意理解
①作者采用什么方法从用兵之道推论到用药之道？
②"知彼知己"典出哪里？文中"彼"与"己"分别指什么？
③文中"毒药"的含义是什么？

（十四）黄帝作内经史册载之而其书不

传不知何代明夫医理者讬为君臣问答之辞謰素问灵枢二经传于世想亦闻陈言于古老敷衍成之虽文多败阙寔万古不磨之作窥其立言之旨无非窃拟壁经故多繁辞近有会稽张景岳出有以接乎其人而才大学博胆志颇坚将二书串而为一名曰类经诚所谓别裁伪体者欤惜乎疑信相半未能去华存实余则一眼觑破既非圣经贤传何妨割裂<u>于是鸡窗灯火数更寒暑彻底掀翻重为删述望闻问切之功备矣然不敢创新立异名之曰医经原旨为医家必本之经推原其大旨如此</u>至于针灸一法另有专书故略收一二余多节去其据文注释皆广集诸家之说约取张氏者为多苟或义理未畅间尝缀以愚见冒昧之责何所逃避际此医风流弊之日苟有一人熟读而精思之则未必无小补云乾隆十九年岁在甲戌扫叶老人薛雪撰（节选自清·薛雪《医经原旨·绪言》）

要求：

1．给上文标点

2．**注释文中加点号的词语**

3．**今译文中加横线的句子**

4．**文意理解**

①薛雪作《医经原旨》的原因是什么？

②作者如何评价张景岳的《类经》？

③"鸡窗灯火"典出何处？是何意义？

（十五）古今医书汗牛充栋何可胜言哉自上古及周秦两汉魏晋六朝唐宋元明至国朝名贤代出各自成家其书不下几千百种其中砂混南金鱼目乱珠者亦复不少<u>今汰其繁而检其要若干种如三光之丽乎天五味之益于口诚不可一日废焉</u>每种略疏其大旨俾人知所采择而访求善本有欲熟读者有欲熟玩者有欲查阅者此皆在人神而明之者也自上古神农著本草辨草木金石虫鱼禽兽之性一日而化七十毒合人之五脏六腑十二经脉条晰寒热升降之治计药三百六十五种分上中下三品是为方书之祖黄帝作素问与岐伯雷公等六臣更相问难其言通

贯三才包括万象虽张李刘朱诸人终身钻仰竟无能尽其蕴奥唐启元子王冰注释颇为神益灵枢经十二卷是书论针灸之道俞穴脉络之曲折医者终莫能外与素问通号内经难经本义二卷周秦越人撰计八十一难发明内经之旨辞义古奥猝不能通元滑寿伯仁所注较诸家笺释则为明畅金匮要略汉张机仲景撰晋王叔和编世罕传本宋王洙始于秘阁录出凡二十五篇二百六十二方为医杂症者之祖（节选自清·黄凯钧《友渔斋医话·古今医书大意》）

要求：

1．给上文标点

2．注释文中加点号的词语

3．今译文中加横线的句子

4．文意理解

作者撰写本文的原因是什么？

上编 文选 第三单元

参考答案

一、选择题

（一）A₁型题

1.D	2.B	3.C	4.A	5.B
6.E	7.B	8.D	9.A	10.E
11.A	12.B	13.D	14.A	15.E
16.B	17.A	18.D	19.A	20.C
21.A	22.C	23.C	24.A	25.C
26.B	27.B	28.E	29.E	30.D
31.B	32.B	33.C	34.C	35.D
36.A	37.C	38.E	39.D	40.E
41.D	42.A	43.B	44.A	45.A
46.D	47.C	48.B	49.D	50.A
51.A	52.B	53.D	54.A	55.C
56.B	57.C	58.A	59.E	60.D
61.B	62.E	63.C	64.B	65.A

（二）A₂型题

1.E	2.A	3.C	4.A	5.E

6.C　　7.C　　8.B　　9.D　　10.E

11.B　12.D　13.E　14.E　15.D

16.C　17.E　18.A　19.A　20.A

21.D　22.B　23.C　24.D　25.C

26.E　27.E　28.A　29.B　30.E

31.D　32.C　33.B　34.A　35.B

36.C　37.E　38.D　39.C　40.D

41.D　42.E　43.B　44.A　45.A

46.C　47.C　48.C　49.E　50.B

（三）B 型题

1.D　　2.B　　3.C　　4.B　　5.B

6.E　　7.A　　8.B　　9.A　　10.A

11.B　12.A　13.B　14.A　15.B

16.C　17A　18.E　19.B　20.A

21.A　22.D　23.B　24.D　25.A

26.C　27.D　28.A　29.C　30.A

31.E　32.B　33.C　34.D　35.C

36.B　37.A　38.D　39.C　40.A

41.D　42.B　43.C　44.E　45.C

46.C　47.D　48.A　49.C　50.A

51.C　52.E　53.D　54.A　55.B

56.B　57.A　58.E　59.D　60.E

61.C　62.D

（四）X 型题

1.A、B、C、D、E　　　2.A、B、C、D

3.A、B、D　　　　　　4.A、B、C

5.A、C、E　　　　　　6.C、D、E

7.C、D　　　　　　　8.A、C、D、E

9.A、C、D　　　　　　10.A、B、E

11.A、B、C、D　　　　12.B、C、D

13.A、B、D　　　　　14.A、B、C、E

15.B、D、E　　　　　16.B、E

17.A、B、D、E　　　　18.A、B、C、D、E

19.C、D、E　　　　　20.A、B、C、D、E

21.A、C、D、E　　　　22.A、B、C、D、E

23.B、C　　　　　　　24.C、D

25.A、B　　　　　　　26.A、B、C、D、E

27.A、B、C、E　　　　28.A、C、D、E

29.B、C、D、E　　　　30.A、B、C、E

31.D、E　　　　　　　32.A、B、C、D、E

33.C、D、E　　　　　34.B、D

35.B、D　　　　　　　36.A、C、E

37.B、C、E　　　　　38.A、C、D、E

39.A、B、D　　　　　40.B、C、D、E

41.A、B、E　　　　　42.A、B、C、D、E

43.A、B、C、E　　　　44.A、B、D、E

45.A、C、D、E　　　　46.B、C、D、E

47.A、B、C、D、E　　48.A、B、D、E

49.A、C、D　　　　　50.A、B、C

51.A、B、D　　　　　52.A、B、C、E

53.A、B　　　　　　　54.A、C

55.B、D、E　　　　　56.A、B、C、D、E

57.A、B、D、E　　　　58.B、C

59.A、B、D　　　　　60.A、B、C、D

二、填空题

1．药物　针刺

2．根据细微的声气来判断人体的虚实

3．清水和明镜

4．伪　伪劣

5．讻　喧闹

6．神仙可以学得，不死可以力致者
上寿百二十，古今所同，过此以往，莫非妖
妄者

7．恃神以立　须形以存

8．使形神相亲　表里俱济

9．田种　区种

10．枵　空虚

11．瞀　眩惑

12．立志养生的人　于养生半途而废的
人

13．身体轻捷，能飞腾上天　长满羽
毛，羽化登仙

14．事物存在时间的短促

15．音乐

16．医技精湛　医德高尚

123

17．细小的梗塞物　郁积在胸中的怨恨或不快

18．向隅而泣　患病

19．公开的　暗中的

20．庸工　五行之道

21．概括治病之法　后来的学医者有所依据

22．君王的道德教化　君王的刑罚

23．圣人欲阐明经络

24．郑玄　唐

25．寒凉药　恢复生机的手段　强健的体质　衰弱的体质

26．陈与义　杜甫

27．嘱　嘱咐

28．无视无听　清静虚无的境界

29．孔子、孟子　（做）客卿

30．苏轼　人瘦尚可肥

31．飘然而轻举　释然而无累　充然而有得

32．湔浣　漱涤

33．大自然　关键

34．《周易·系辞上》　语气助

35．创始者　救济生命的心传之法

36．忌浮言　任真医

37．格物致知　探究事物的原理而获得知识

38．笃守正道　有真才实学

39．知音难得　知人不易

40．病人之情　旁人之情　医人之情

41．阳盛的体质　阴盛的体质

42．直言　令人惊惧之言

43．事理复杂，缺乏正确的方向，因而找不到真理　虚名没有实用

44．分承　春孟月之脉仍循冬季月之常、夏孟月之脉仍循春季月之常、秋孟月之脉仍循夏季月之常、冬孟月之脉仍循秋季月之常

45．春分、秋分　夏至、冬至

46．两手捧住　丰盛

47．车上的伞盖　肺

48．在人身脐下三寸处，为人的元气会聚之所　诸神精之所舍，原气之所系

49．令百体皆温　令五藏皆润

50．《左传·成公二年》　决一死战

51．原因

52．祖父　死

53．医学　理学

54．张仲景　李时珍

55．《千金要方》　《外台秘要》

56．张志聪　高世栻

三、改错题

1．"指剧毒药"应改为"泛指攻邪除病的药物"。

2．"国君"当改为"掌握自然规律的人"。

3．"胜利"应改为"完全"。

4．"脉象"当改为"审视"；"凶险"当改为"喧闹"。

5．"然而"应改为"既然这样，那么"。

6．"消除了烦恼"应改为"使人消除恼怒"。

7．"忘却了忧虑"应改为"使人忘却忧虑"。

8．"一律是黑色的"当改为"（逐渐）变成黑色"。

9．"断绝朋友"应改为"导致精力衰竭"。

10．"全部"当改为"一般的"。

11．"都是指小水流"当改为"汀滢"指小水流，"玉液"即玉精、琼浆，古代传说饮之能使人升仙。

12．"捐献"当改为"弃"。

13．"义不同"当改为义同，即通晓养生之道，都是动宾结构。

14．"借字"当改为"古字"。

15．义为"中外"当改为"谓不同民族之人"。华，指汉族；夷，古代对异族的通称。

16．"本领高强"当改为"时间"，谓耽搁时间。

17．"偶然治错，却不承认错误"当改为"偶然治愈一个病人，就昂头仰面"。差，同"瘥"，治愈。

18．当改为"救济"即"救世济民"，古今意义有异。

19．指的是"众人"当改为"诸"义为"之于"，兼词。

20．均解释为"等到"当改为前"及"义为"等到"，后"及"义为"如果"。

21．"很"当改为"稍"、"稍微"。

22．"谓传布"当改为"义为分别论述"，古今意义有别。

23．"字义同"当改为前"写"义为"描绘"；后"写"即"写字"之"写"。

24．"祖传的技艺"当改为"学术流派的传统"。

25．"不同"当改为相同，皆比喻张从正善用攻治之法，使垂危病人绝处逢生。

26．"用法相同"当改为前"勤"义为"勤奋"；后"勤"义为"为……劳作"，为动用法。

27．通"遍"当改为"遍"的异体字。

28．"疾患"当改为"怨恨"。

29．"既然如此"当改为"一会儿"、"不久"。

30．"表示反问的固定结构"，当改为是表示疑问的固定结构，而非表示反问。

31．"认识"当改为"知道"。

32．"义不同"当改为意义相同，都解释为"源头"。

33．"后来"当改为"君王"。

34．"为定语的标志"当改为义为"与"，连词。

35．"医者"当改为"非医者"。

36．"指医生多"当改为指议论多与医生多两个方面。

37．"意思不同"当改为意思相同，都表原因。

38．"认为……苦"当改为"为……苦恼"，为动用法。

39．"均为偏义复词"当改为"得失"指患得患失，"缓急"指性子慢与性子急。都不是偏义复词。

40．皆义为"互相"当改为都是指代性副词，指代"病人"。

41．皆为同义复词当改为"便佞"为同义复词，"孟浪"则是联绵词。

42．"诽谤"当改为"责备的话"。

43．"意谓等到真相大白时"当改为描写秋天的景色，意谓山间空阔，天高月小，山洪退落，底石露出。

44．"意义相同"当改为前"度"义为"法度"；后"度"指一定范围内的时间，"岁度"犹"年度"。

45．"清楚明白"当改为"完全"。

46．"助"当改为"赞美"。

47．皆作"避免"讲当改为前"免"通"娩"，义为"出生"、"生育"。后"免"当"避免"讲。

48．"好像这样"当改为"依然如此"。犹，仍然、还是。

49．"即开与合"当改为"阖"义为"闭"，"辟"义为"开"。

50．"努力实践"当改为"亲身实行"。

51．"偏正词组"当改为动宾关系，意谓拉住路上行人。

52．"同义"当改为"布衣"义为"平民"，"村儒"指才疏学浅的文人。

53．jìn当改为qìn。

54．"喧哗"当改为"众口传扬"。

55．"众"当改为"之于"，兼词。

四、词义解释题

1. 留淫：停留蔓延。 著：附着。
2. 津泄：水液渗漏而出。
3. 哕：呃逆。
4. 毒药：泛指攻邪除病的药物。 取：刺取。
5. 残贼：残暴不仁。
6. 呿吟：张口舒气，呼吸。呿，张口貌。吟，呻吟。
7. 九野：九州地域。后泛指中国。
8. 方：道。
9. 馀食：饱食。馀，饶，充足。
10. 缺：毁坏。
11. 响：回声。
12. 真：正，正法。
13. 玩：研习，体会。
14. 发：谓施行针刺。
15. 务：专一。
16. 横弩：张弓。横，当作"彍"，张。
17. 机：弓弩上的机栝。
18. 志：意念。
19. 营：通"营"，惑乱。
20. 较：明白。
21. 涣然：水盛貌。
22. 终朝：旦至食时，即整个早晨。器然：饥饿貌。器，通"枵"。
23. 夜分：夜半。 低迷：模糊不清。
24. 殷：深。 瞑：通"眠"，寐。
25. 劲刷：梳子。
26. 植：竖立。
27. 偏：独，唯独。
28. 栖：停留，居止。
29. 希：无声。
30. 泊然：恬淡无欲貌。
31. 树养：种植管理的方法。
32. 蠲：除去。
33. 崄：通"岩"，山崖。
34. 蒸：陶冶。 染：染化。
35. 务：通"瞀"，眩惑。
36. 鬻："煮"的异体字。伤害。
37. 畎浍：田间水沟，比喻细小。 尾闾：传说中海水归宿之处。比喻众多。
38. 交赊：远近。交，近。赊，远。倾：排斥。
39. 溺：沉迷。
40. 忽：忽略，不经意。 营：谋求。
41. 大顺：自然，天然。
42. 晞：晒。 绥：安抚。
43. 负笈：背着书箱。 契阔：劳苦。
44. 彀：拉满弓弩。 济：渡。
45. 移晷：犹移日。言时间不久。簣：盛土的竹筐。
46. 干：干犯。 汀滢：小水流。
47. 生生：使生命生长不息。 煞：损伤；杀伤。
48. 改朔：一个月时间。 羽翮：鸟翼。
49. 捐：弃。 罢：止。
50. 登：成熟。 被：覆盖。 刈：割。
51. 灵根：此指元气。
52. 冲风：猛烈的风。 拆隙：裂缝。
53. 汤：热水。 羽苞：羽毛做的包袋。
54. 蒙：睁眼瞎子。 丝竹：指代音乐。
55. 尚：久远。
56. 大慈：心肠极其慈善。 恻隐：怜悯；不忍。
57. 疾厄：疾病；困苦。 妍蚩：美丑。
58. 混沌：指鸡雏成形前的状态。 大段：重要。
59. 念：片刻。 蒂芥：喻郁积在胸中

126

的怨恨或不快。

60. 内视：谓不视外物，排除杂念。俨然：庄重貌。

61. 参差：差错。

62. 审谛：详审。　邀射：追求；猎取。

63. 绮罗：穿着绮罗的人。　顾眄：犹顾盼。

64. 珍羞：贵重珍奇的食品。　醽醁：美酒名。

65. 谅：确实。　忠恕：儒家伦理思想。

66. 曲碎：琐碎。　鄙俚：粗俗。

67. 罪：怪罪；责怪。

68. 渠：他。

69. 诠：此指文章。　该：包括。

70. 诸：于。　揽：挽。

71. 胜：充足。　交驰横骛：谓邪气盛实扩散。

72. 走注：即风痹。　不仁：谓肢体没有感觉或感觉迟钝。

73. 流言：分别论述。　阶：道；途径。

74. 德教：道德教化。　兴平：昌盛太平。

75. 及：若；如果。　过：指病邪。

76. 瘵：病。　末由：无从；没有别的途径。

77. 门墙：师门。

78. 条：分条列出。　左：下。

79. 秦鉴：相传秦始皇宫中有一面方镜，能照见人脏腑的疾患、心的邪正。　着着：每一步棋。

80. 轮扁：春秋时齐国著名的造车工匠，名扁。

81. 肯綮：指筋骨。

82. 味：体会。　膏腴：指孙思邈著作的丰富内容。

83. 鞫谳：审讯议断（狱案）。

84. 冰雪：比喻寒凉药。　春：比喻恢复生机的手段。

85. 絙：旋紧。　竽籁：泛指美好的音乐声。

86. 希声：极细微的声音。　开指：喻初学医者。

87. 广络原野：此喻没有目标地多用药而效果不佳。　诡遇：此喻用药不按法度。

88. 涖："莅"的异体字，治理。　简：通"柬"，选择。

89. 无似：犹不肖。　摄：代理。

90. 迨：等到。　运眩：昏花。

91. 惊飙：暴风。　三峡四溟：泛指峡湾海流。

92. 鲜羞：吃鲜美的食物。　裼裘：穿华丽漂亮的衣服。

93. 多：赞扬。

94. 盬：吸饮。　刳：剖挖。

95. 信宿：过两夜。

96. 刀圭之剂：此指救治弊政的方法。

97. 既：一会儿；不久。　坐：因为。

98. 仅：几乎；将近。　个：犹枚。

99. 沃：灌溉。　须：待。

100. 箦：用竹片编成的床垫子。

101. 宅心：居心；存心。　流：放纵。

102. 筩：竹筒。簠簋：皆古代祭祀用器。

103. 释然：疑虑消除貌。

104. 瞑眩：头晕目眩。

105. 范围：规范。

106. 名家：谓学有专长而自成一家。

107. 造化：大自然。

108. 寿考：寿命。　休：此指美好的境界。

109. 愆：此指寒暑失常。

110. 旸：晴天。　若：顺。

111. 焫：用火烧针（或砭石、艾绒）

以刺激体表穴位。

112．律：效法。

113．极功：最高的功德。

114．矧：何况。

115．口吻：口舌。　挠：搅动；扰乱。

116．隳：毁坏。

117．浮言：没有根据的话。

118．幄：军帐。　筹：谋划。

119．着：喻计策。

120．猛浪：即孟浪，卤莽、轻率的人。

121．经权：义偏于"权"，权变。　格致：谓探究事物的原理而获得知识。

122．仁圣工巧：指望闻问切四诊。

123．守中：犹守正，笃守正道。　怀玉：喻怀有真才实学。

124．趋赖：依赖。

125．诚：实在。　怪：罕见。

126．尝：曾经。　殿：在篇末。

127．瞿然：震惊貌。　喟然：感叹貌。

128．阳藏：即阳脏，指阳盛的体质。阴藏：即阴脏，指阴盛的体质。

129．危言：直言。

130．悖：违背。　交际：处境。

131．甫：刚刚。　画饼：比喻虚名没有实用。

132．遭：遇上。　濡滞：拖延；延迟。

133．是：认为……正确。　非：认为……错误。

134．熏莸：香臭。喻好坏。

135．悦听：此谓迷惑人。

136．阳：表面。　浸润：谗言；说坏话。

137．期：必。

138．霄壤：天地。　殊：差别。

139．就：趋向；靠近。　谋：合。

140．湛：浓。　天香：芳香的美称。

141．白卤：此喻白霜。　一往：一概；一律。

142．二分：春分、秋分。　二至：夏至、冬至。

143．戕：伤害。

144．型埴：铸造器物的土模。

145．菁英：精华。　掬：两手捧住。

146．了：完全。

147．眊：通"耄"，指八九十岁。

148．定分：比喻固定的寿限。

149．然：同"燃"。

150．阖辟：闭合与开启。

151．精：指五脏的真精。

152．横：暴烈；猛烈。

153．背城一决：决一死战。

154．若：其。

155．大父：祖父

156．不禄：古代士死的委婉语。　永：使不朽。

157．素位：即不求名位。

158．相公：丞相。　布衣：百姓。

159．村儒：才疏学浅的文人

160．无俚：犹无聊。　没：淹没；埋没。

161．危笃：危重。　刀圭：指药物。

162．寿：使长寿。

163．洋洋：盛大貌。

164．津梁：喻能起桥梁作用的法则。

165．浸淫：此谓衰败。

166．醇：精纯。

167．罕：少。　俦：相比。

168．薛氏：指明代医学家薛己。　骑墙：喻立场不明确，游移于二者之间。

169．取法上：谓做事要高标准严要求。慈航：谓佛、菩萨以慈悲之心度人，如航船之济人，使脱离生死苦难。

五、语译题

1．盐的味道是咸的，它的作用是能使水液从器物中渗漏出来；琴弦断绝，它的声音就嘶哑刺耳；树木枯萎，它的叶子就脱落。病情深重，病人就会呃逆。人们如果有了以上三种情况，这就说明脏腑已经败坏，药物无法医治，针刺没有效果。

2．如果能够遵守天地自然的规律，根据自然规律来进行医事活动，那么，针刺效果就如声音相应、形影相随，得心应手，高出众人。

3．凡是正规的针刺疗法，都必然首先治神，使五脏安定，九候齐备，然后才集中精神进行针刺治疗。（周围）众目睽睽，视而不见；众口嗷嗷，充耳莫闻。要做到心手相应，针刺不要放在"治神"之前，反复体会，才能为病人治疗。

4．针刺虚证须待经气实（才可去针），针刺实证必待其虚（才可去针）。经气到来后要专心守候，不要随意变化，针刺的深浅，医生应灵活掌握；穴位无论远近，留针候气道理相同。如同站在深渊前面，好像手中扼着凶猛的老虎，精神一定不要受外界事物的干扰。

5．凭借微不足道的躯体，攻伐却不仅来自一个途径；原本容易耗竭的身体，内外两个方面同时受到侵害。人体不是树木石头，还能持久吗？

6．即使有一点察觉，也是在遭受伤害的开头才遗憾叹息，却不懂得在各种危害尚未出现苗头的时候就加以戒备。这就像桓侯患了重病，却对扁鹊的预见发脾气，（他是）把自己体察到病痛的时间，当作疾病的起始日期。

7．众多的人因为看不到效果不去追求，追求的人因为不专心致志丧失成效，偏执的人因为不能融会贯通不能获得成功。单纯追求技巧的人又因为投机取巧耽误了自己。如像上面这些情况，要想成功，机会还不到万分之一。

8．知道名利地位会损害道德，所以抛弃不去追求，并不是想得到却强行禁止；认识到肥甘厚味会伤害性命，所以抛开不予理睬，并不是贪恋却要压制。外界事物会使心受到连累，所以不让它在心里存在；精神因为精纯恬淡，所以特别旺盛。

9．他们没有一个不背着书箱跟随老师，长期不懈地勤修苦练，蒙受寒霜，遭受艰险，不避风雨，奔波劳苦，而且亲自洒水扫地勤苦地劳作，始终用诚实的品性被观察，用危困的生活被测试，心性笃厚，行为坚贞，内心没有怨恨怀疑，才取得登堂入室的效果。

10．拉满硬弓的人，在发箭的瞬间使尽全力；渡越大河的人，在渡过之后保全生命。挖井不到源泉，就像不挖一样；差一步没有达到，就像不前往一般。漫长的旅程，并非一会儿能够达到；凌霄的高山，并非一筐土石累积而成。

11．世俗之人既不能使生命生长，却追求损伤生命的东西。有穷尽的事物不能供给无休止的消耗；江河的水流，不能灌满没底的容器。大凡人们钱财收入少而消耗多，尚且不能供给消费，何况没有微小的收入，却有众多的支出呢？

12．凡俗之人不仅不知道补益是有益的，又不知道耗损是有害的。耗损容易知道而且反应快速，补益难以觉察而且反应缓慢，人们尚且不能领悟那些容易的，怎能认识那困难的呢？

13．虽然身体在流连世俗乐事中枯萎，元气在迷恋美色中乏绝，却甘心情愿，又怎么可以把养生的道理告诉他们呢？他们不仅不接纳，反而会说这是霍乱错误的，如果希望他们相信这些话，正所谓把明亮的镜子给盲人，用音乐来使聋子欢娱啊。

14．如果将这些最精微的事情，用最粗浅的思想去探求它，难道不危险吗？

15．如果有因疾病来求救治的人，不管

他们地位贵贱，家境贫富，年龄长幼，相貌美丑，关系亲疏，华人外族，愚者智者，要普遍一视同仁，都像最亲近的人一样看待。

16．自古名医治病，多用活物来救治危急的病人，虽说认为牲畜低贱，认为人类高贵，至于爱惜生命，人类和牲畜是一样的。

17．还有到了病人家中，即使满眼都是身穿绫罗绸缎的女眷，也不要左顾右盼，音乐传入耳中，不能好像有所欢娱，美味佳肴轮流进献，吃起来如同没有味道，各种美酒同时摆上，看到就似未见一般。

18．我心存救世济民，因此琐碎地谈论这些，学习的人不可因为我讲得粗俗而感到耻辱啊。

19．谬误的医生治病，使实证更实，使虚证更虚，他们贻误病人的形迹常常显著，所以可以抓住证据怪罪他们。

20．补法是人们喜欢的治法，攻法是人们厌恶的治法，医生与其违背病人的心意而不被任用，不如顺从病人的心意而获取利益，哪里还考虑病人的死生呢？

21．现在我写了吐法汗法下法三篇，各自在后面分条列举药物的轻重寒温。还在论述三法文章之外，另作《原补》一篇，使它不参与三法之中。

22．扁鹊医术如同秦宫神镜照物，美丑不能隐藏，又如同奕秋遇到对手下棋，每一着都可成为定法，旁观的人不能看出其中的神妙。

23．张仲景医术如同商汤和武王的军队，无非以仁义治理天下，其用兵是攻是守是邀截袭击是面对面交锋，不论敌军的多少都可以获胜。

24．孙思邈医术如同康成注书，精通训诂，他自有所得的奥妙，不轻易给人知道，体会出孙思邈著作的丰富内容，就可以满足了。庞安常医术能发掘扁鹊医术的奥秘，效法华佗可被效法的医技，假使上天授与他年

岁，他成就的事业当不在前人之下。

25．李东垣医术如同琴瑟一类乐器的丝弦刚刚旋紧，一弹奏而其它各种美妙音乐都消失，如果拘泥不知变通地附和，琴瑟因此就不和谐了，没有别的原因，细微声音的精妙，不是初次弹奏乐器的人能够知道的。

26．双目昏花，耳中像秋蝉一般鸣响，精神恍惚，好像孤单地脱离人群单独居处，好像驾御暴风在太空遨游，好像乘坐没有拴缚的舟船颠簸在江河大海之中，完全不能自我控制。

27．内部真气扰动，外部形体劳累，以致亏乏真阴，耗损生机，应该在清净虚无的境界中收敛视听，不可以专凭药物来治愈它。

28．宁可饮食没有美味佳肴，穿着没有漂亮衣服，怎么能够一天没有贾君呢？宁可读书人不能成为孔孟那样的圣人，客卿不能达到公侯的地位，怎么能够一天没有贾君呢？

29．我瞻望天下四方，这种现象是何等众多啊！州县之中，难道有贤明官吏能施用灵丹妙药而使广大民众振兴起来的吗？

30．震惊地说道："我的病大概很重了吧，为什么苏长公的诗这样说呢？"过了一会儿，自我解释说："读书人的俗病是因为没有竹子罢了，如果有竹子，怎么知道他们的俗病不能医治呢？"

31．我器量的狭隘，竹子的内部虚空有容量足以医治它；我行为的不正低俗，竹子直立不弯曲足以医治它；我居心放纵而没有节制，竹子通彻而有束节足以医治它；我待人混同而没有区别，竹子有纹理有区别足以医治它。

32．竹子冲云霄而笔直向上，足以医治我志向的卑下；竹子经历冰雪而更加茂盛，足以医治我气节的不贞。竹子潇洒可爱，足以医治我的拘泥不化；竹子制成竹筒、制成

竹简、制成竹箭、制成笙箫、制成祭祀用器，足以医治我浅陋庸劣无用。

33．这种竹子，不使人口苦，不使人头晕目眩，不洗涤肠胃，不洗涤五脏。苏长公不隐瞒我而传授给我。我用它，已经有功效了。如果人人都用它，天下或许没有俗病了吧？

34．人的全身，好比一个小天地。天地间的气候，不能够总是和顺，一定有待于规范的功用。

35．阴阳是大自然生化万物的关键，是人类的根本。只有阴阳运行符合常规，那么阴阳之气就和顺，阴阳之气和顺，那么形体就因此和顺了。

36．然而我们人类同是以天地之理作为自身之理，同是以天地自然之气作为自身之气，那么他的元气流行在全身之间，和元气流行在天地之间就没有不同了。

37．大概《素问》、《难经》是医家的始祖，救济生命的心传之法，流传万代都没有弊端啊。

38．因此盘屈的树根，交错的枝杈，必定需要锋利的刀斧；《阳春》、《白雪》这类高雅的歌曲，能唱和的是谁呢？

39．病情危急之际，怎能忍受庸医胡乱用药？证候疑似之时，怎能容许众多错误扰乱？

40．这样，一定得在心小、胆大、行方、智圆各方面是个全才，望色、闻声、问病、切脉各方面尽其功用，在接触病人时能集中精神，当病情暗昧不清时能洞察隐微征象的人，才能够称得上是真正的医生，而可以担当拯救生命的重任。

41．有的正确的话刚刚相信，错误的话又使他改变主意，好像叉路一多，就找不回逃跑的羊，终于像画饼一样没有效果。这是没有主见造成的危害。

42．有的人把持着判定是非的权柄，与自己相同的意见就认为正确，与自己不同的意见就认为错误，那么就没有人能辨明真对真错。

43．致使高明的医生愤怒离去，使危重的病人坐等死亡。

44．比如疾病处在危重疑难之时，高明的医生也难以断定，非常详细谨慎地诊治，还有希望治愈；这等人贪图功效，胡乱轻易地用药，发展到病情恶化，便转嫁谤言，掩饰自己：这些是贪图侥幸的一类医生。

45．燥和湿，有着天上地下的差别。燥是属于天的气；湿是属于地的气。水流向湿处，火烧向燥处，各自顺从它们的同类，这边胜了那边就败，两下里不会相合。

46．大意是说春季被风邪伤害，夏季被暑邪伤害，长夏被湿邪伤害，秋季被燥邪伤害，冬季被寒邪伤害，这才觉得六气与四时相配的旨意，和五运六气的理论不相违背，千年以来的大疑惑方才得到揭示。

47．哪有刚入秋季，月明露浓，星空晴朗，潭水明净，芳香遍野，万物结实，这些都归于燥气的时令，等到树木凋零而山空，天高气爽而月小，洪水退落，底石露出，上天降落严霜，大地凝结白碱，一律坚劲急切的变化，反而说成是从凉气产生，而不说是燥气呢？

48．干枯造成的危害，并非立即千里大地光秃秃。有外表干枯因而皮肤皲裂的，有内里干枯因而精血干涸的，有津液干枯因而营气卫气衰竭、肌肉消瘦而皮包骨的，随着干枯部位在大经，在小络，属于上，属于下，属于中，属于外，属于前，属于后，各成病处。燥气过盛也可以说够燥烈了。

49．如果疾病生在秋季而被燥邪伤害，金受火伤伐，变刚强为柔顺，自己是方是圆尚且要依据模具而定，要想保持清肃的旧职，怎能办到呢？

50．养生家说道："普天下的人都可以

不死。"这话是虚妄的。为什么呢？人生自从出生哺乳以来，开始是孩提，接着是长大，接着是强壮，一天胜一天，为什么四十岁以后，饮食供养和从前一样，却一天天地趋向衰弱？

51．果真能断绝嗜欲，戒除劳动，摒弃思虑，避免疾病早死是有的，而他由衰老到昏耄，由昏耄到死亡，也还是如此啊。

52．好比把木柴放在火上，开始燃烧时火苗还微弱，渐渐时间长了火焰就猛烈起来，木柴烧完了，火焰就熄灭了。如果有燃烧时间长短的差异，那是因为木柴坚硬和松软质地的不同。

53．至于预防的办法，只有上等的医生才能在疾病之前考虑到，不让病势发展到已经横暴而不能挽救，假使元气能够保全，自然就能把病邪拒在体外。如果邪气过盛造成伤害，就趁元气没被扰动，和病邪决一死战，不要拖延造成难以挽救而产生后悔。这就是洞察其中精妙灵活加以运用的方法。

54．天生一个不朽的人，可是他的子孙却一定要把他推入到必然腐朽的地方去，这就是我忧闷悲伤的原因啊！

55．最高明的学问没有什么比得上仁学，先生能用医术爱怜他的民众，使他们不因疾病早亡，这就是孔子的使老年人安宁，使年轻人怀归的学问啊。

56．您不用人们共同相信的医学成就为先人立传，却用人们共同怀疑的理学空言为先人立传，莫不是被"艺成而下"的说法拘泥了吧？

57．即使他晚年精神无所寄托，同理学有过一些接触，那么也只应当附带写几句，而不可完全湮没他那有根基的医术。

58．考虑到此外他一定有可以救人可以使世人长寿的奇特医案和高明医方，编辑并传播它们，其价值一定超过语录陈言万万倍。

六、阅读题

（一）

1．黄帝问曰："愿闻九针之解，虚实之道。"岐伯对曰："刺虚则实之者，针下热也，气实乃热也。满而泄之者，针下寒也，气虚乃寒也。菀陈则除之者，出恶血也。邪胜则虚之者，出针勿按。徐而疾则实者，徐出针而疾按之。疾而徐则虚者，疾出针而徐按之。言实与虚者，寒温气多少也。若无若有者，疾不可知也。察后与先者，知病先后也。为虚为实者，工勿失其法。若得若失者，离其法也。虚实之要，九针最妙者，为其各有所宜也。补泻之时者，与气开阖相合也。九针之名，各不同形者，针穷其所当补泻也。刺实须其虚者，留针，阴气隆至，乃去针也。刺虚须其实者，阳气隆至，针下热，乃去针也。经气已至，慎守勿失者，勿变更也。深浅在志者，知病之内外也。近远如一者，深浅其候等也。如临深渊者，不敢堕也。手如握虎者，欲其壮也。神无营于众物者，静志观病人无左右视也。义无邪下者，欲端以正也。必正其神者，欲瞻病人目，制其神，令气易行也。所谓三里者，下膝三寸也。所谓跗之者，举膝分易见也。巨虚者，蹻足䯒独陷者。下廉者，陷下者也。

2．①愿：希望。　②菀陈：菀，积。陈，久。指络脉中血积而久者。　③胜：盛。　④开阖：指经气往来。来为开，去为阖。⑤隆：盛，多。　⑥等：同样。　⑦手如握虎：喻胆大心细，坚定而不犹豫。⑧跗：脚背。

3．"刺虚则实之"，是指针下要有热感，经气充实才会出现热感。"满而泄之"，是指针下要有寒意，经气虚才会出现寒意。

所谓"必正其神"，就是要盯住病人双目，让病人精神集中，使经气才容易流行。

4．①告诫医者，针刺之法，无论虚实，

都必须遵守法度；治疗疾病，无论虚实，也必须遵守法度。遵守法度而不是违反法度，这一点对医者至关重要。

②要求医者临证要胆大心细，集中精神，全力以赴，而不受外界事物干扰。

（二）

1. 始生之者，天也；养成之者，人也。能养天之所生而勿撄之，谓之天子。天子之动也，以全天为故者也，此官之所自立也。立官者，以全生也。今世之惑主，多官而反以害生，则失所为立之矣。譬之若修兵者，以备寇也；今修兵而反以自攻，则亦失所为修之矣。夫水之性清，土者抇之，故不得清；人之性寿，物者抇之，故不得寿。物也者，所以养性也，非所以性养也。今世之人惑者，多以性养物，则不知轻重也。不知轻重，则重者为轻，轻者为重矣。若此，则每动无不败。以此为君，悖；以此为臣，乱；以此为子，狂。三者，国有一焉，无幸必亡。今有声于此，耳听之必慊，已听之则使人聋，必弗听；有色于此，目视之必慊，已视之则使人盲，必弗视；有味于此，口食之必慊，已食之则使人瘖，必弗食。是故圣人之于声色滋味也，利于性则取之，害于性则舍之，此全性之道也。世之贵富者，其于声色滋味多也；惑者日夜求，幸而得之，则遁焉，性恶得不伤？万人操弓，共射其一招，招无不中；万物章章，以害一生，生无不伤；以便一生，生无不长。故圣人之制万物也，以全其天也。天全，则神和矣，目明矣，耳聪矣，鼻臭矣，口敏矣，三百六十节皆通利矣。若此人者，不言而信，不谋而当，不虑而得，精通乎天地，神覆乎宇宙，其于物无不受也，无不裹也，若天地然。上为天子而不骄，下为匹夫而不惛，此之谓全德之人。贵富而不知道，适足以为患，不如贫贱。贫贱之致物也难，虽欲过之奚由？出则以车，入则以辇，务以自佚，命之曰招蹶

之机；肥肉厚酒，务以相强，命之曰烂肠之食；靡曼皓齿，郑卫之者，务以自乐，命之曰伐性之斧。三患者，贵富之所致也，此古人有不肯贵富者矣，由重生故也，非夸以名也，为其实也，则此论之不可不察也。

2. ①撄：违反。 ②生：通"性"，生命，生机。 ③抇：搅乱。 ④慊：惬意，满足。 ⑤招：箭靶。 ⑥章章：明美。 ⑦裹：囊括。 ⑧宇宙：时间和空间，意指古今中外。 ⑨佚：通"逸"。骄逸。 ⑩机：关键。

3. 君主的活动，是把顺应生命活动的规律作为自己的职份，这也是设置官职的目的。

4. ①人的本性是长寿，但外界事物会干扰生命活动，甚至给生命造成损害，影响寿命。所以，人们要尽量避免外界事物对生命的不利影响和伤害，才能获得长寿。

②"天全"，是指保障正常的生命活动，使人体生机得到充分发挥。

③招厥之机、烂肠之食、伐牲之斧这"三患"，是由于过度的物质享受，且放纵自己的情欲所导致的。会使人步履艰难，肠胃受损，精神萎靡不振，甚则伤及生命。所以，过度的物质享受并非好事，而是祸患。

（三）

1. 真人曰：虽常服饵而不知养性之术。亦难以长生也。养性之道。常欲小劳。但莫大疲及强所不能堪耳。且流水不腐。户枢不蠹。以其运动故也。养性之道。莫久行。久立。久坐。久卧。久视。久听。盖以久视伤血。久卧伤气。久立伤骨。久坐伤肉。久行伤筋也。仍莫强食。莫强酒。莫强举重。莫忧思。莫大怒。莫悲愁。莫大惧。莫跳踉。莫多言。莫大笑。勿汲汲于所欲。勿悁悁怀忿恨。皆损寿命；若能不犯者。则得长生也。故善摄生者。常少思。少念。少欲。少事。少语。少笑。少愁。少乐。少喜。少

133

怒。少好。少恶。行此十二少者。养性之都契也。多思则神殆。多念则志散。多欲则志昏。多事则形劳。多语则气乏。多笑则藏伤。多愁则心慑。多乐则意溢。多喜则忘错昏乱。多怒则百脉不定。多好则专迷不理。多恶则憔悴无欢。此十二多不除。则荣卫失度。血气妄行。丧生之本也。惟无多无少者。几于道矣。是知勿外缘者。真人初学道之法也。若能如此者。可居温疫之中。无忧疑矣。既屏外缘。会须守五神。从四正。言最不得浮思妄念。心想欲事。恶邪大起。故孔子曰思无邪也。

2. ①饵：药物。　②堪：承受。　③蠹：蛀蚀。　④仍：因而。　⑤跳踉：跳跃。　⑥汲汲：急速貌。　⑦悁悁：忧闷貌。　⑧都契：要领；要义。　⑨殆：危险。　⑩昏："昏"的异体字。　⑪慑：恐惧。　⑫懽："欢"的异体字。　⑬几于：接近于。　⑭忧疑：忧虑。

3. 已经摒弃了外来的物欲，就应当内守五脏的精神，使言、行、坐、立从容不迫，在思想上更不能有不切实际与狂妄的念头，如果心想物欲之事，罪恶的邪气就会大肆发作。

4. ①文章认为：养性之道，常欲小劳，但莫大疲及强所不能堪。因为"流水不腐，户枢不蠹"，都是由于运动的缘故。

②善摄生者要做到十二"少"，即：少思、少念、少欲、少事、少语、少笑、少愁、少乐、少喜、少怒、少好、少恶。

③文章认为，"守五神"、"从四正"的关键是"不得浮思妄念"，也就是孔子所说的"思无邪"。

（四）

1. 孙思邈。京兆华原人也。七岁就学。日诵千馀言。弱冠。善谈庄老及百家之说。兼好释典。洛州总管独孤信见而叹曰。此圣童也。但恨其器大难为用也。周宣帝时。思邈以王室多故。乃隐居太白山。隋文帝辅政。乃征为国子博士。称疾不起。尝谓所亲曰。过五十年。当有圣人出。吾方助之以济人。及太宗即位。召诣京师。嗟其容色甚少。谓曰。故知有道者诚可尊重。羡门广成。岂虚言哉。将授以爵位。固辞不受。显庆四年。高宗召见。拜谏议大夫。又固辞不受。当时知名之士宋令文孟诜卢照邻等。执师资之礼以事焉。照邻有恶疾。医所不能愈。乃问思邈。名医愈疾。其道何如。思邈曰。吾闻善言天者。必质之于人。善言人者。亦本之于天。天有四时五行。寒暑迭代。其转运也。和而为雨。怒而为风。凝而为霜雪。张而为虹蜺。此天地之常数也。人有四支五藏。一觉一寝。呼吸吐纳。精气往来。流而为荣卫。彰而为气色。发而为音声。此人之常数也。阳用其形。阴用其精。天人之所同也。及其失也。蒸则生热。否则生寒。结而为瘤赘。陷而为痈疽。奔而为喘乏。竭而为燋枯。诊发乎面。变动乎形。推此以及天地亦如之。故五纬盈缩。星辰错行。日月薄蚀。孛彗飞流。此天地之危诊也。寒暑不时。天地之蒸否也。石立土踊。天地之瘤赘也。山崩土陷。天地之痈疽也。奔风暴雨。天地之喘乏也。川渎竭涸。天地之燋枯也。良医导之以药石。救之以针剂。圣人和之以至德。辅之以人事。故形体有可愈之疾。天地有可消之灾。又曰。胆欲大而心欲小。智欲圆而行欲方。诗曰。如临深渊。如履薄冰。谓小心也。赳赳武夫。公侯干城。谓大胆也。不为利回。不为义疚。行之方也。见机而作。不俟终日。智之圆也。

2. ①释典：佛教的经典。　②恨：遗憾。　③嗟：叹美。　④拜：授官。⑤事：侍奉。　⑥迭：轮流；交替。　⑦常数：犹常度，一定的规律。　⑧彰：显示。　⑨否：闭塞不通。　⑩五纬：即金木水火土五个行星。　⑪薄：亏损，与"蚀"同义。

3．如同面临深渊，如同踩踏薄冰，说的是心要细；要当勇敢的武将，做公侯的捍卫者，说的是胆要大。不因图谋私利而违礼，不因没有义举而内疚，这是行为要方正；要洞察事物的细微动向并立即行动，而不坐等终日，这是智虑要圆通灵活。

4．①羡门、广成都是古代神话人物，因得到养生之道而成仙。本句呼应上文"故知有道者诚可尊重"，意思说这些人的存在并非虚假之言。

②"善言天者"四句意谓善谈天地之变者，必须参证于人事；善谈人身之病者，也必须根据于天地。按《素问·举痛论》云："余闻善言天者，必有验于人；善言古者，必有合于今；善言人者，必有厌于己。"

③"胆欲大而心欲小"：《新唐书·孙思邈》说："胆为之将，以果决为务，故欲大。""心为之君，君尚恭，故欲小。"此句今多作"胆大心细"，谓任事果决而又思虑周密。"智欲圆而行欲方"：《新唐书·孙思邈》说："智者动，天之象，故欲圆；仁者静，地之象，故欲方。"古人以为天圆地方，天动地静，故智者恒动，如天之圆通，仁者宁静，如地之方正。今多作"智圆行方"，谓智虑要圆通灵活，行为要方正不苟。

（五）

1．夫人之好补。则有无病而补者。有有病而补者。无病而补者谁与。上而缙绅之流。次而豪富之子。有金玉以荣其身。刍豢以悦其口。寒则衣裘暑则台榭。动则车马。止则裀褥。味则五辛。饮则长夜。故年半百而衰也。然则。奈何以药为之补矣。有病而补之者谁与。上而仕宦豪富之家。微而农商市庶之辈。呕而补。吐而补。泄而补。痢而补。疟而补。咳而补。劳而补。产而补。殊不知呕得热而愈酸。吐得热而愈暴。泄得热而清浊不分。痢得热而休息继止。疟得热而进不能退。咳得热而湿不能除。劳得热而火

益烦。产得热而血愈崩。盖如是而死者八九。生者一二。死者枉。生者幸。幸而一生。憔悴之态。人之所不堪也。予请为言补之法。大抵有余者损之。不足者补之。是则补之义也。阳有余而阴不足。则当损阳而补阴。阴有余而阳不足。则当损阴而补阳。热则芒硝大黄损阳而补阴也。寒则干姜附子损阴而补阳也。岂可以热药而云补乎哉。而寒药亦有补之义也。

2．①微：卑贱。 ②庶：众；平民百姓。 ③殊：绝；完全。 ④休息继止：下痢积年累月，屡止屡发，故名休息痢。 ⑤一二：十分之一二，言其少。 ⑥一：全，整个。 ⑦堪：忍受。

3．没有病而进补的是谁呢？上如达官贵人，次如巨富公子。有金玉财宝荣耀其身，有猪羊肥脆供他享用，天气寒冷就穿皮裘，天气炎热便居台榭，行动就乘车骑马，居止便坐拥裀褥，进餐则五辛俱全，饮酒便通宵达旦。所以年纪五十就衰老了。既然这样，那么怎么用药物给他们进补呢？

4．①针对"有病而补者"，作者连用"呕而补，吐而补，泄而补，痢而补，疟而补，咳而补，劳而补，产而补"八个排比句，说明滥补现象。并指出其恶果是：呕得热而愈酸，吐得热而愈暴，泄得热而清浊不分，痢得热而休息继止，疟得热而进不能退，咳得热而湿不能除，劳得热而火益烦，产得热而血愈崩。结果是死者八九，生者一二。

②作者认为"补"的含义是"有余者损之，不足者补之"。

③作者认为，阳有余而阴不足，则当损阳而补阴。此时用芒硝、大黄等寒药，就是损阳而补阴。因此寒药也有补之义。

（六）

1．张戴人。医亦奇杰也。世人不究其用意。议其治疾。惟事攻击。即明理如丹

135

溪。格致余论亦讥其偏。丹溪之说出。益令人畏汗吐下三法如虎。并其书置之。不与睫交。予甚冤之。予惟人之受病。如寇入国。不先逐寇。而先拊循。适足以养寇而扰黎元也。戴人有见于是。故以攻疾为急。疾去而后调养。是以靖寇安民之法矣。彼仲景麻黄。瓜蒂。大承气。非攻击急剂哉。审缓急而用之。此仲景意也。盖医难于认病。而不难于攻击调补。戴人特揭其难者言之也。丹溪引内经邪之所凑。其气必虚为论。乃遗下文留而不去。其病为实一句。引精气夺则虚。又遗邪气盛则实一句。引虚者。正气虚也。又遗实者。邪气实也一句。撦其可议戴人为言。而于戴人所急者略而不采。丹溪且若此。余又何怪哉。有谓刘守真长于治火。斯言亦未知守真所长也。守真高迈明敏。非泛常可俦。其所治多在推陈致新。不使少有怫郁。正造化新新不停之意。医而不知此。是无术也。此王海藏之言。海藏乃东垣高弟。尚推毂如此。则其邃学可知。且其所撰原病式。历揭素问病机一十九条。而属火者五。又觇人心好动。诸动属火。夫五行具于人身者各一。惟火有君有相。由此病机属火者多也。原病式特为病机而发。故不暇论及其余。若所着保命集三卷。治杂证则皆妙绝矣。然则谓守真长于治火者。其真未知守真所长者乎。医家雅议李东垣。善于内伤。而虚怯非其所长。故有补肾不若补脾之语。窃谓肾主阖辟。肾间元气。人之司命。岂反轻于脾胃哉。盖病有缓急。而时势有不同。东垣或以急为首务也。彼当金元扰攘之际。人生斯世。疲于奔命。未免劳倦伤脾。忧思伤脾。饥饱伤脾。何莫而非伤脾也者。内经曰：脾胃者。仓廪之本。营之居也。又曰：五脏六腑。皆禀受于脾胃。脾胃一伤。则脏腑无所受气。故东垣惟孜孜以保脾胃为急。彼虚怯伤肾阴者。乃燕居安闲。淫佚之疾。又不可同日而语也。不则内外伤辨惑论与外

科精义及兰室秘藏等书。皆治杂证者。岂止内伤已哉。此可以观矣。余观近世医家。明理学者。宜莫如丹溪。虽倡阳有余阴不足之论。其用意固有所在也。盖以人当承平。酗酒纵欲。以竭其精。精竭则火炽。复以刚剂。认为温补。故不旋踵血溢。内热。骨立而毙。与灯膏竭而复加炷者何异。此阳有余阴不足之论所由著也。后学不察。概守其说。一遇虚怯。开手便以滋阴降火为剂。及末期。卒声哑泄泻以死。则曰丹溪之论具在。不知此不善学丹溪之罪。而于丹溪何尤。

2.①撦：拾取；摘取。　②俦：匹配。③推毂：本谓推车前进，此喻推荐人才。④觇：看。　⑤雅：平素。　⑥阖辟：关闭与打开。　⑦扰攘：混乱；不太平。　⑧止：只是。　⑨承平：相承平安之意，谓社会秩序比较持久的安定。　⑩骨立：形容人消瘦到极点。　⑪炷：灯心。　⑫尤：过失。

3.张戴人也是医学界中杰出的人才。世上的人们不研究他的用意，批评他的治疗方法只采用攻下，即使像朱丹溪这样明理的人，在《格致余论》中也讥笑他偏颇。朱丹溪的说法一出现，更加让人像害怕老虎一样害怕汗吐下三法，连同他的书一起弃置一旁，看也不去看，我为他感到非常冤枉。我想人们患病，就像敌寇侵入国都，不先驱逐敌寇，却先安抚他们，正好能够豢养敌寇而骚扰百姓。

4.①本文作者认为：朱丹溪引用《内经》"邪之所凑，其气必虚"作为证据，却遗漏下文"留而不去，其病为实"一句；引用"精气夺则虚"，却又遗漏"邪气盛则实"一句；引用"虚者，正气虚也"，却又遗漏"实者，邪气实也"一句。总之，摘取那些可以非议张戴人的词句来立论，而对于张戴人所急切关注的方面却忽略而不采纳。

②作者认为，刘守真见识高超，聪明机敏，不是一般人可以相比的，他引用李东垣的高徒王海藏的话说：刘守真的治疗方法多在于"推陈出新，不使身体有一点点郁滞，这正是创造化育，使新的气血不断更新的含义"。又如刘守真写的《原病式》，一一揭示了《素问》中的十九条病机，而其中属火的病机为五条。同时，《原病式》只是为病机而阐发，所以未论述另外的内容。至于他编著的《保命集》三卷，治疗杂病都是精妙到极点。因此，那些认为刘守真只擅长治疗火证的人，实际上是不知道刘守真擅长之处的人。

③作者认为，李东垣处于金元动荡不安的时代，人们疲于奔命，不能避免疲劳倦怠伤害脾胃，忧愁思虑伤害脾胃，饥饱失常伤害脾胃。《内经》上说，脾胃是受纳水谷的根本，是精微物质留止的脏器。又说，五脏六腑都从脾胃禀受水谷精微，脾胃一旦受到损伤，那么脏腑就没有禀受水谷精微的来源。所以李东垣大概是把当时最急迫的病证作为最先治疗的对象，"惟孜孜以保脾胃为急"。

（七）

1. 处暗室者。具目之形而不能觑一室之中。则必戚焉不乐。思火而烛。穴而牖。然后以为快。矧瞽而不觌日月之光。八荒之大。泰山之高。如夜索途而莫知所从。则衣之以文绣。享之以五鼎。势与王公等。亦必不乐也。苟有能治之者。使昭昭然见日月之明。八荒之大。泰山之高。将不远千里造之。以求其大快于己。夫有大快于己。虽无文绣之衣。五鼎之享。王公孰加焉。此皆乐之至矣。云间沈光明者。其先世尝受术于龙树师。内障凡三十有六。外障凡三十有六。悉能治而去之。不啻金篦刮膜。而始之无所觌者。毫芒可辨也。光明克世其学。邑之大夫士咸称之。余始而疑。终而信。既而窃叹

之曰。天下之瞽于目者。有良医以治之。瞽于心者。独无良医乎。瞽于目者什一。而瞽于心者恒什九。明于日月者弗之察。大于八荒者弗之顾。高于泰山者弗之见。由是。是非邪正之无别。祸其身而蠹其国。岂非瞽之深者欤。心之瞽甚于目之瞽。治其心者愈于治其目矣。润之以六艺。广之以道德。塞可通也。蒙可启也。彻乎。远近视之而无不周也。极乎。小大测之而无不合也。则其为快。奚止于目之能觌邪。余因彼而感于此矣。今年秋。贺璋者目病而视眊。遂造光明治之。既愈。来求余言以赠之。故为书其说。且俾吾学者有所警焉。

2. ①戚：忧愁。　②牖：窗户。　③矧：何况。　④八荒：八方荒远的地方。⑤衣：让……穿上，使动用法。　⑥享：让……享受，使动用法。　⑦五鼎：古祭礼，大夫用五鼎盛五食，后遂以形容奢侈的贵族生活。　⑧造：往，到。　⑨加：超过。⑩不啻：不只是。　⑪世：继承。　⑫蠹：损害。　⑬眊：模糊不清。

3. ①世上眼睛失明的人，有技艺高超的医生来治疗他们。心灵蒙蔽的人，难道没有技术高超的医生吗？眼睛失明的人十个当中有一个，而心灵蒙蔽的人常常十个当中有九个。

②心灵蒙蔽比眼睛失明更严重，治愈心灵蒙蔽胜过治愈眼睛失明，用礼、乐、射、御、书、数六艺教育他，用大道、仁德的事理扩充他，那么堵塞就可以畅通，蒙蔽就可以开启。

4. ①"瞽于目"是指患眼疾而失明，"瞽于心"是指心灵受蒙蔽而愚昧。作者认为，世上失明者只是极少数，而人心愚昧的却很多很多。

②作者认为，"治其心"的方法是"润之以六艺，广之以道德"，即用礼、乐、射、御、书、数六艺教育他们，用大道、仁德的

事理扩充他们，这样，人心的堵塞可以畅通，人心的蒙蔽也可以开启。

③"弗之察"、"弗之顾"、"弗之见"三句都是宾语前置，即否定句中（否定词为"弗"）代词"之"做宾语而前置。可译为"不能察之"、"不能顾（视）之"、"不能见之"。

④句中的"彼"指"目之瞽"，"此"指"心之瞽"。

（八）

1. 浦阳郑君仲辨。其容阗然。其色渥然。其气充然。未尝有疾也。他日。左手之拇有疹焉。隆起而粟。君疑之。以示人。人大咲。以为不足患。既三日。聚而如钱。忧之滋甚。又以示人。咲者如初。又三日。拇之大盈握。近拇之指皆为之痛。若剟刺状。肢体心膂无不病者。惧而谋诸医。医视之。惊曰。此疾之奇者。虽病在指。其实一身病也。不速治。且能伤生。然始发之时。终日可愈。三日。越旬可愈。今疾且成。已非三月不能瘳。终日而愈。艾可治也。越旬而愈。药可治也。至于既成。甚。将延肝膈否。亦将为一臂之忧。非有以御其内。其势不止。非有以治其外。疾未易为也。君从其言。日服汤剂。而傅以善药。果至二月而复瘳。三月而神色始复。余因是思之。天下之事。常发于至微。而终为大患。始以为不足治。而终至于不可为。当其易也。惜旦夕之力。忽之而不顾。及其既成也。积岁月。疲思虑。而仅克之。如此指者多矣。盖众人之所可知者。众人之所能治也。其势虽危。而未及深畏。惟萌于不必忧之地。而寓于不可见之初。众人咲而忽之者。此则君子之所深畏也。昔之天下。有如君之盛壮无疾者乎。爱天下者。有如君之爱身者乎。而可以为天下患者。岂特疮痏之于指乎。君未尝敢忽之。特以不早谋于医。而几至于甚病。况乎视之以至疏之势。重以疲敝之馀。吏之戕

摩剥削。以速其疾者。亦甚矣。幸其未发。以为无虞。而不知畏。此真可谓智也与哉。余贱。不敢谋国。而君虑周行。果非久于布衣者也。传不云乎。三折肱而成良医。君诚有位于时。则宜以拇指为戒。洪武辛酉九月二十六日述。

2. ①阗：饱满。 ②渥：滋润。 ③疑：为……恐惧。 ④咲："笑"的异体字。 ⑤有以：能够。 ⑥傅：通"敷"。 ⑦仅：才。 ⑧疮痏：创伤。 ⑨疲敝：同"疲弊"，困苦穷乏。 ⑩馀：后。 ⑪戕摩剥削：残害搜括。 ⑫虞：忧虑。 ⑬周行：大道，此指治国之道。 ⑭传：指《左传》，下文"三折肱"句语出《左传·定公十三年》。

3. 又过了三天，拇指大如满满一把，接近拇指的手指都因此疼痛，好像剟刺一样，全身上下没有不痛的，忧惧地向医生询问病情。

4. ①两句之间有类比关系。天下之事，常常发生于最微小处，而最终成为大患。就好像人的病虽在拇指，但也可能发展为全身的病。

②文章认为，人们所能认识的祸患，是人们可以治理的祸患，它的情势即使危险，却还不至于非常可怕。而那些人们嘲笑并忽视的祸患，这才是君子非常畏惧的事情。作者以此说明思想上的认识与重视，是防止祸患与治理祸患的关键。

③此句说明，国家的祸患如同人的病患，可从无到有，由微至著，开始认为不值得治理，而最终发展为不可治理。作者以此告诫在位之人，应以拇指之疹为戒，早作防范。

（九）

1. 戊辰岁。李邃麓公胃旁一痞块如覆杯。形体羸瘦。药勿愈。予视之曰。既有形于内。岂药力所能除。必针灸可消。详取块

中。用以盘针之法。更灸食仓中脘穴而愈。邃麓公问曰。人之生痞与痃癖。积聚。癥瘕。是如何。曰。痞者否也。如易所谓天地不交之否。内柔外刚。万物不通之义也。物不可以终否。故痞久则成胀满。而莫能疗焉。痃癖者。悬绝隐僻。又玄妙莫测之名也。积者迹也。挟痰血以成形迹。亦郁积至久之谓尔。聚者绪也。依元气为端绪。亦聚散不常之意云。癥者征也。又精也。以其有所征验。及久而成精萃也。瘕者假也。又遐也。以其假借气血成形。及历年遐远之谓也。大抵痞与痃癖。乃胸膈之候。积与聚。为腹内之疾。其为上中二焦之病。故多见于男子。其癥与瘕。独见于脐下。是为下焦之候。故常见于妇人。大凡腹中有块。不问男妇。积聚癥瘕。俱为恶症。切勿视为寻常。初起而不求早治。若待痞疾胀满已成。胸腹鼓急。虽扁鹊复生。亦莫能救其万一。有斯疾者。可不惧乎。李公深以为然。

2.①覆盂：倒置的杯子。盂，"杯"的异体字。 ②跡："迹"的异体字，形迹。③绪：头绪；开端。 ④云：语气助词，无义。 ⑤独：仅，只。 ⑥是：此。

3.邃麓公问道："一个人生痞与痃癖、积聚、癥瘕，这是怎么回事？"答道："痞就是否，如同《易经》所说的'天地不相交互而称否，内怀阴柔而外表刚劲，万物闭塞不通'的意思。物类不可始终闭塞不通，所以痞块生得久就形成胀满，而不能治疗了。"

4.①作者认为，痞症就是闭塞不通的意思。它的形成如同天上地下阴阳二气不相交接，形成对立，因而闭塞不通。它的特点是就像无才德的"小人"，内怀阴邪之心而外表却装得很正经，才质很柔弱而又装得很刚强。其结果就像天地不交而造成万物不得雨露滋润必然死亡，痞症生得久则成胀满，而成不治。

②积聚为腹内之疾，属上中二焦之病，

多见于男子；癥瘕独见于脐下，是下焦之候，常见于妇人。此类病症如不早治，一旦胀满已成，胸腹鼓急，虽扁鹊复生也不能救其万一，所以说"大凡腹中有块，不问男女，积聚癥瘕，俱为恶症"。

（十）

1.万物生成之道。惟阴与阳。非阳无以生。生者。神其化也。非阴无以成。成者。立其形也。人有阴阳。即为血气。阳主气。故气全则神王。阴主血。故血盛则形强。人生所赖。惟斯而已。然人之初生。必从精始。精之与血。若乎非类。而丹家曰。涕唾精津汗血液七般灵物总属阴。由此观之。则凡属水类。无非一六所化。而血即精之属也。但精藏于肾。所蕴不多。而血富于冲。所至皆是。盖其源源而来。生化于脾。总统于心。藏受于肝。宣布于肺。施泄于肾。灌溉一身。无所不及。故凡为七窍之灵。为四肢之用。为筋骨之和柔。为肌肉之丰盛。以至滋脏腑。安神魂。润颜色。充荣卫。精液得以通行。二阴得以调畅。凡形质所在。无非血之用也。是以人有此形。惟赖此血。故血衰则形萎。血败则形坏。而百骸表里之属。凡血亏之处。则必随所在而各见。其偏废之病。倘至血脱。则形何以立。气何所归。亡阴亡阳。其危一也。然血化于气。而成于阴。阳虚故不能生血。所以血宜温而不宜寒。阳亢则最能伤阴。所以血宜静而不宜动。此盈虚性用之机。苟能察其精义而得养营之道。又何血病之足虑哉。

2.①惟：只有。 ②王：通"旺"，旺盛。 ③一六：指天地。《河图洛书》："天一生水，地六成之"。 ④属：类。 ⑤机：关键。 ⑥精义：精微的含义。

3.因此人有这个形体，只是依赖这个血。所以血衰微，形体就萎弱，血败坏，形体就毁坏。而人体表里之类，凡是血亏之处，那就必定随其所在，而各自表现出偏废之病。倘若到了血亡脱的地步，那么形体怎么存在？气又归于何处？亡阴亡阳，它们的危险是一样的。

4.①句中的"斯"指代血气。

②作者认为，涕、溲、精、津、汗、血、液七种灵物，总是属于阴。由此观之，那么凡属水类，无非一六所化，因而"血即精之属也"。

③文章认为，血"灌溉一身，无所不及"。具体来说，七窍的灵通，四肢的任用，筋骨的和柔，肌肉的丰盛，以至于滋养脏腑、安定神魂、润泽颜色、充足荣卫，精液能够通行，二阴能够调畅，都是血的作用。所以说"凡形质所在，无非血之用也"。

④文中所指"营养之道"说的是血宜温而不宜寒，血宜静而不宜动。

（十一）

1. 孙思邈之祝医者曰。行欲方而智欲圆。心欲小而胆欲大。嗟乎。医之神良尽于此矣。宅心醇谨。举动安和。言无轻吐。目无乱观。忌心勿起。贪念罔生。毋忽贫贱。毋惮疲劳。检医典而精求。对疾苦而悲悯。如是者谓之行方。禀赋有厚薄。年岁有老少。身形有肥瘦。性情有缓急。境地有贵贱。风气有柔强。天时有寒热。昼夜有重轻。气色有吉凶。声音有高下。受病有久新。运气有太过不及。知常知变。能神能明。如是者谓之智圆。望闻问切宜详。补泻寒温须辨。当思人命至重。冥报难逃。一旦差讹。永劫莫忏。乌容不慎。如是者谓之心小。补即补而泻即泻。热斯热而寒斯寒。抵当承气。时用回春。姜附理中。恒投起死。析理详明。勿持两可。如是者谓之胆大。四者似分而实合也。世未有详谨之士执成法以伤人。灵变之人败名节以损己。行方者。智必圆也。心小则惟惧或失。胆大则药如其证。或大攻。或大补。似乎胆大。不知不如是则病不解。是胆大适所以行其小心也。故

心小胆大者。合而成智圆。心小胆大智圆者。合而成行方也。世皆疑方则有碍乎圆。小则有妨乎大。故表而出之。

2.①宅心：居心。　②罔：勿。　③惮：怕。　④劫：灾难。　⑤乌：怎么。⑥斯：就。　⑦回春：喻医术高明，能治愈危重病症。　⑧起死：使死人复活。　⑨适：正；恰好。

3. 孙思邈祝愿医生说："品行要方正，而智虑要圆通；心思要小，而胆略要大。"啊！医生的神妙高明全在这里了。

4. "行方"是指行为要方正，"智圆"是指智虑要圆通，"心小"是指心思要细，"胆大"是指胆略要大。四者的关系是"似分而实合"。作者认为，"世未有详谨之士执成法以伤人，灵变之人败名节以损己"。所以行方者，智必圆。心小的医生惟惧或失，胆大的医生药如其证。这样的医生或大攻，或大补，似乎胆大。却不知不如此则病不解。因此胆大正是小心的表现。所以心小胆大者，合而成智圆；心小胆大智圆者。合而成行方。

（十二）

1. 顾鸣仲有腹疾近三十年。朝宽暮急。每一大发。腹胀十馀日方减。食湿面及房劳。其应如响。腹左隐隐微高鼓。呼吸触之。汩汩有声。以痞块法治之。内攻外贴。究莫能疗。余为悬内照之鉴。先与明之。后乃治之。人身五积六聚之症。心肝脾肺肾之邪。结于腹之上下左右。及当脐之中者。皆高如覆盂者也。胆胃大小肠膀胱命门之邪。各结于其本位。不甚形见者也。此症乃肾藏之阴气。聚于膀胱之阳经。有似于痞块耳。何以知之。肾有两窍。左肾之窍从前通膀胱。右肾之窍从后通命门。邪结于腹之左畔。即左肾。于膀胱为之府也。六腑惟胆无输泻。其五腑受五脏浊气传入。不能久留。即为输泻者也。今肾邪传于膀胱。膀胱溺其

输泻之职。旧邪未行。新邪踵至。势必以渐透入膜原。如革囊裹物者然。经曰。膀胱者。州都之官。津液藏焉。气化则能出矣。然则肾气久聚不出。岂非膀胱之失其运化乎。夫人一围之腹。大小肠膀胱俱居其中。而胞又居膀胱之中。惟其不久留。输泻是以宽乎若有余地。今肾之气不自收摄。悉输膀胱。膀胱之气蓄而不泻。有同胆府之清净无为。其能理乎。宜其胀也。有与生俱焉者矣。经曰。肾病者善胀。尻以代踵。脊以代头。倘膀胱能司其输泻。何致若此之极耶。又曰。巨阳引精气三日。太阳膀胱经吸引精气者。其胀止于三日。此之为胀。且数十年之久。其吸引之权安在哉。治法补肾水而致充足。则精气深藏。而膀胱之胀自消。补膀胱而令气旺。则肾邪不蓄。而输化之机自裕。所以然者。以肾不补不能藏膀胱。不补不能泻。然补肾易。而补膀胱则难。以本草诸药多泻少补也。经于膀胱之予不足者。断以死期。后人莫解其故。吾诚揣之。岂非以膀胱愈不足则愈胀。胀极势必逆传于肾。肾胀极势必逆传于小肠。小肠胀极势必逆传于脾。乃至通身之气散漫而无统耶。医者于未传之先。蚤见而预图之。能事殚矣。

2.①朝宽暮急：早上宽解，傍晚加剧。
②湿面：似指未经酵母发酵而制成的面食，俗称"死面"。 ③汩汩：水流声，象声词。 ④踵：跟随；接着。 ⑤一围：犹一抱。围，计量圆周的约略单位，指两只胳膊合围起来的长度。 ⑥司：掌管。 ⑦自裕：自我充足。 ⑧揣：揣度。 ⑨蚤：通"早"。 ⑩殚：尽。

3. 如今肾脏之气不自行收敛统摄，而全部输入膀胱，膀胱之气蓄积而不输泻，如同胆的清净无为状态那样，这能符合道理吗？因此膀胱的胀是必然的。这是与生俱来的。

4.①顾鸣仲痞块痼疾的根源是"肾藏

阴气，聚于膀胱之阳经"。
②其治法是"补肾水而致充足"、"补膀胱而令气旺"。

（十三）

1.圣人之所以全民生也。五谷为养。五果为助。五畜为益。五菜为充。而毒药则以之攻邪。故虽甘草、人参。误用致害。皆毒药之类也。古人好服食者。必生奇疾。犹之好战胜者。必有奇殃。是故兵之设也以除暴。不得已而后兴。药之设也以攻疾。亦不得已而后用。其道同也。故病之为患也。小则耗精。大则伤命。隐然一敌国也。以草木偏性。攻藏府之偏胜。必能知彼知己。多方以制之。而后无丧身殒命之忧。是故传经之邪。而先夺其未至。则所以断敌之要道也。横暴之疾。而急保其未病。则所以守我之岩疆也。挟宿食而病者。先除其食。则敌之资粮已焚。合旧疾而发者。必防其并。则敌之内应既绝。辨经络而无泛用之药。此之谓向导之师。因寒热而有反用之方。此之谓行间之术。一病而分治之。则用寡可以胜众。使前后不相救。而势自衰。数病而合治之。则并力捣其中坚。使离散无所统。而众悉溃。病方进。则不治其太甚。固守元气。所以老其师。病方衰。则必穷其所之。更益精锐。所以捣其穴。若夫虚邪之体。攻不可过。本和平之药。而以峻药补之。衰敝之日。不可穷民力也。实邪之伤。攻不可缓。用峻厉之药。而以常药和之。富强之国。可以振威武也。然而。选材必当。器械必良。克期不愆。布阵有方。此又不可更仆数也。孙武子十三篇。治病之法尽之矣。

2.①隐然：威重貌。 ②必：如果。③之谓：叫做。 ④行间：离间。 ⑤而：如果。 ⑥之：到；往。 ⑦克期不愆：限定日期，不得延误。 ⑧不可更仆数：即"更仆难数"。数不胜数。

3.圣人用来保全人民生命的方法，是

141

用五谷作为主食，用果品作为辅食，用肉食作为补养，用蔬菜作为充养，药物则用来攻治病邪。所以即使是甘草、人参，用错了也会造成危害，都是毒药一类。古代喜欢服食丹药的人，必定发生重病，如同逞强好战的人，必定招来大祸。因此军队的设置用来铲除暴乱，在没有办法的时候才动用；药物的设置用来攻治疾病，也是在没有办法的时候才使用。它们的道理是相同的。

4.①作者通篇采用类比方法，从用兵之道推论到用药之道。

②"知彼知己"语出《孙子·谋攻》："知彼知己，百战不殆。"文中的"彼"指"藏府之偏胜"，即疾病；"己"则指"草木之偏性"，即药物。

③文中"毒药"的意思有两个：一个是"而毒药则以之攻邪"中的"毒药"，指祛邪治病之药；一个是"皆毒药之类也"中的"毒药"，指危害人体的毒性猛烈的药物。

（十四）

1. 黄帝作《内经》，史册载之，而其书不传。不知何代明夫医理者，讬为君臣问答之辞，撰《素问》、《灵枢》二经传于世。想亦闻陈言于古老，敷衍成之。虽文多败阙，实万古不磨之作。窥其立言之旨，无非窃拟壁经，故多繁辞。近有会稽张景岳出，有以接乎其人，而才大学博，胆志颇坚，将二书串而为一，名曰《类经》，诚所谓别裁伪体者欤？惜乎疑信相半，未能去华存实。余则一眼觑破，既非圣经贤传，何妨割裂，于是鸡窗灯火，数更寒暑，彻底掀翻，重为删述，望、闻、问、切之功备矣。然不敢创新立异，名之曰《医经原旨》，为医家必本之经，推原其大旨如此。至于针灸一法，另有专书，故略收一二，余多节去。其据文注释，皆广集诸家之说，约取张氏者为多，苟或义理未畅，间尝缀以愚见，冒昧之责，何所逃避？际此医风流弊之日，苟有一人熟读

而精思之，则未必无小补云。乾隆十九年，岁在甲戌，扫叶老人薛雪撰。

2. ①讬："托"的异体字，假托。　②敷衍：同"敷演"，陈述而加以申说。　③败阙：残缺。　④诚：果真。　⑤约：大略。　⑥苟或：如果。　⑦缀：补。　⑧际：当。　⑨流弊：相沿而成的弊端。

3. 于是书斋灯火，几经寒暑，彻底推翻原书，重新删改阐述，望、闻、问、切的功用全都完备了，但还不敢标新立异，就把书命名为《医经原旨》。

4. ①薛雪作《医经原旨》的原因有二：一是认为不知何代明医理者，假托君臣问答之辞，而撰写了《灵枢》、《素问》二经传于世，也不过是"闻陈言于古老，敷衍成之"，因而文多残缺，亦多繁辞。既非圣经贤传，何妨割裂？二是认为当此医风流弊之日，如果有一人把医经熟读并精思之，推原其大旨，广集诸家之说，缀补以己见，由此写成专著，那对社会也不无小补。

②作者认为《类经》一书，"诚所谓别裁伪体者欤？惜乎疑信相半，未能去华存实"。意是说确实如古人所说已将不符合标准的"伪体"剔除，可惜怀疑和相信者各半，未能去华而存实。

③《艺文类聚》卷九一引南朝宋·刘义庆《幽明录》："晋兖州刺史沛国宋处宗尝买得一长鸣鸡，爱养甚至，恒笼着窗间。鸡遂作人语，与处宗谈论，极有言智，终日不辍。处宗因此言巧大进。"后以"鸡窗"指书斋。故"鸡窗灯火"可喻在书斋奋力笔耕。

（十五）

1. 古今医书，汗牛充栋，何可胜言哉？自上古及周秦、两汉、魏晋、六朝、唐、宋、元、明至国朝，名贤代出，各自成家，其书不下几千百种。其中砂混南金，鱼目乱珠者，亦复不少。今汰其繁，而检其要若干

种，如三光之丽乎天，五味之益于口，诚不可一日废焉。每种略疏其大旨，俾人知所采择，而访求善本。有欲熟读者，有欲熟玩者，有欲查阅者，此皆在人神而明之者也。自上古神农著《本草》，辨草木、金石、虫鱼、禽兽之性，一日而化七十毒。合人之五脏六腑、十二经脉，条晰寒热升降之治。计药三百六十五种，分上、中、下三品，是为方书之祖，黄帝作《素问》，与岐伯、雷公等六臣，更相问难。其言通贯三才，包括万象，虽张、李、刘、朱诸人，终身钻仰，竟无能尽其蕴奥。唐启元子王冰注释，颇为裨益。《灵枢经》十二卷，是书论针灸之道，俞穴脉络之曲折，医者终莫能外，与《素问》通号《内经》。《难经本义》二卷，周秦越人撰，计八十一难，发明《内经》之旨，辞义古奥，猝不能通。元滑寿伯仁所注，较诸家笺释，则为明畅。《金匮要略》，汉张机仲景撰，晋王叔和编。世罕传本，宋王洙始于秘阁录出，凡二十五篇，二百六十二方，为医杂症者之祖。

2.①汗牛充栋：形容书籍之多。　②国朝：古人对本朝的敬称，此指清朝。　③砂混南金：砂石混杂在铜中，喻良莠混淆。南金，古时指称南方出产的铜。　④疏：分条陈述。　⑤神而明之：意为用心思考、体察，领悟其中的精神实质。　⑥三才：天、地、人。此指对天、地、人三方面的认识。⑦钻仰：钻研仰望。　⑧蕴奥：深奥，同义点词。　⑨启元子：即启玄子，唐代医家王冰的号。　⑩猝：仓促。

3.如今淘汰其中繁琐的部分，选取其中精要的内容若干种，如同日月星三光附着于天，酸苦辛咸甘五味有益于口，确实不可一日废除啊。

4.作者认为，古代医书虽汗牛充栋，不下几千百种，但其中砂混南金、鱼目乱珠者，也还是不少。因此他要"汰其繁，检其要"，撰写《古今医书大意》，每种医书"略疏其大旨"，让人知道如何采择，以供熟读、熟玩或查阅。

第四单元 杂著（32～40课）

习题

一、选择题（答案在P164）

（一）A₁型题

1. "夫悍药入中，则邪气辟矣"（32）中的"辟"意思是（　　）
   - A. 闭阻　　B. 开通
   - C. 分散　　D. 征召
   - E. 回避

2. "又病室孕时，喘逆不眠，用逍遥散立安"（32）中的"室"意思是（　　）
   - A. 寝房　　B. 妻子
   - C. 家庭　　D. 住宅
   - E. 内室

3. "故先补完胃气之伤，而后去其积，则一旦霍然矣"（32）中的"一旦霍然"意思是（　　）
   - A. 一早晨病就好了
   - B. 终于痊愈了
   - C. 一天病就消散了
   - D. 终于很快好了
   - E. 忽然一下子病就好了

4. "众乃敛衽而服"（32）中的"敛衽"是整理衣襟，表示（　　）
   - A. 自谦　　B. 自卑
   - C. 佩服　　D. 敬意
   - E. 侮辱

5. "此友遂敛手不治，以为热毒已深，噬脐不及"（32）中的"敛手"意思是（　　）
   - A. 束手　　B. 缩手

6. "于是始悟血之复来，由于寒凉速之也"（32）中的"速"意思是（　　）
   - A. 迅速　　B. 招致
   - C. 请来　　D. 速度
   - E. 急速

7. "安得主人、病人一一精通医理，而不为簧鼓动摇哉"（32）中的"簧鼓"意思是（　　）
   - A. 吹动簧片　　B. 发出声音
   - C. 动听的语言　　D. 优美的乐声
   - E. 甜美的声音

8. "倘不稍为戡除一二"（32）中的"戡"意思是（　　）
   - A. 剪除　　B. 消灭
   - C. 止息　　D. 删去
   - E. 清除

9. "后于屋下掘一坑，可深五寸，却以纸裹"（33）中的"却"意思是（　　）
   - A. 退后　　B. 再
   - C. 可是　　D. 转身
   - E. 但是

10. "于瓷盆中盛，其瓶盛得三升以来"（33）中的"以来"意思是（　　）
    - A. 以前　　B. 以下
    - C. 以往　　D. 以后
    - E. 以上

11. "置研了白矾于瓶内"（33）中的"了"意思是（　　）
    - A. 语气助词　　B. 完毕
    - C. 时态助词　　D. 过
    - E. 完成

12．"旋旋添白矾于中"（33）中的"旋旋"意思是（　　）

    A．迅快   B．来回

    C．旋转   D．缓缓

    E．时时

13．"隐士采入酒斝，骚人餐其落英"（33）中的"隐士"是指（　　）

    A．屈原   B．吕洞宾

    C．陶侃   D．陶渊明

    E．李时珍

14．"大率汤剂气势完壮，力与丸散倍蓰"（33）中的"倍蓰"意思是（　　）

    A．一倍   B．两倍

    C．几倍   D．等同

    E．差不多

15．"言益火之源，以消阴翳"（34）中的"阴翳"意思是（　　）

    A．阴云   B．阴雾

    C．模糊不清   D．阴寒之气

    E．鬼邪之气

16．"壮水之主，以制阳光"（34）中的"阳光"意思是（　　）

    A．太阳之光   B．阴虚内热

    C．阳虚内寒   D．阳气灼盛

    E．阳虚之邪

17．"思方智极，理尽辞穷"（34）中的"方"意思是（　　）

    A．周全   B．正在

    C．四方   D．方才

    E．周围

18．"阳气者，大怒则形气绝，而血菀于上"（34）中的"菀"意思是（　　）

    A．苑囿   B．蕴郁

    C．草名   D．花名

    E．水名

19．"一旦用汤，妄生疑讶"（35）中的"疑讶"意思是（　　）

    A．疑惑怪异   B．怀疑惊惧

    C．疑惑惊奇   D．疑心奇怪

    E．怀疑异常

20．"又昔人常将药者，多作煮散法"（35）中的"将"意思是（　　）

    A．把   B．操

    C．取   D．使用

    E．服用

21．"今则改其诠次，庶几历然易晓"（35）中的"历然"意思是（　　）

    A．清楚的样子 B．经过的样子

    C．从前的样子 D．通俗的样子

    E．知道的样子

22．"今则各仍旧文，更不普加改定"（35）中的"仍"意思是（　　）

    A．仍然   B．沿用

    C．频频   D．依旧

    E．依然

23．"迎医不给者"（35）中的"给"意思是（　　）

    A．及   B．供养

    C．给予   D．丰足

    E．至

24．"本宜备录，以锓板力绌删之"（35）中的"锓"意思是（　　）

    A．浸泡   B．消除

    C．雕刻   D．刀砍

    E．穿凿

25．"甘草甘平，有安内攘外之能"（36）中的"攘"意思是（　　）

    A．辅助   B．抵御

    C．促进   D．消灭

    E．除去

26．"漐漐微似有汗"（36）中的"似"意思是（　　）

    A．好像   B．似乎

    C．大概   D．持续

    E．偶尔

27．"全见五绝之候，此为本实先拨"

(36)中的"拨"意思是（　　）

  A.断绝   B.治疗

  C.拨开   D.除去

  E.散乱

28."以犀角解其毒，白术、白蜜匡其正"(36)中的"匡"意思是（　　）

  A.正   B.救

  C.辅助   D.改变

  E.纠正

29."然每篇之下，必注全元起本第几字，犹可考见其旧第"(37)中的后一"第"意思是（　　）

  A.府第   B.次序

  C.仅仅   D.门第

  E.出处

30."所注排抉隐奥，多所发明"(37)中的"抉"意思是（　　）

  A.决裂   B.诀别

  C.择取   D.决定

  E.疏通

31."时因肩舆道远腹饿，即在病者榻前进食"(38)中的"肩舆"意思是（　　）

  A.抬轿子 B.坐轿子

  C.轿子   D.平肩舆

  E.乘马车

32."不一二日，肿消痘现，则极顺之症也"(38)中的"则"意思是（　　）

  A.可是   B.乃是

  C.竟然   D.皆

  E.那么

33."余有戚某过余斋，形色困惫，询知患咳经月"(38)中的"经月"意思是（　　）

  A.经行一日 B.两个月

  C.经历岁月 D.一个月

  E.月余

34."然惟于此，而愈不敢自信矣"(38)中的"惟"意思是（　　）

  A.只   B.才

  C.思   D.助词，无义

  E.希望

35."空悬先天之图"(39)中的"空"意思是（　　）

  A.空虚   B.高挂

  C.徒然   D.无有

  E.仅仅

36."寄诸远道，偶同段翳之缄封"(39)中的"缄封"意思是（　　）

  A.书信   B.粘合

  C.密封   D.封严

  E.封闭

37."夙披古籍，仰企前修"(39)中的"前修"意思是（　　）

  A.前代编著 B.前代贤人

  C.先前修订 D.前已修缮

  E.前辈老人

38."久久偏枯，半身不随"(40)中的"随"意思是（　　）

  A.随便   B.随和

  C.听使唤 D.跟着走

  E.麻木

39."林校正谓《太素》三字与此经不同，而注意大异"(40)中的"注意"意思是（　　）

  A.把意念集中 B.注重文意

  C.注释字义 D.注解的意思

  E.关心留意

（二）A₂ 型题

1.以下不含"法度、标准"义的是（　　）

  A.然必审诊（32）

  B.起度量（32）

  C.立规矩（32）

  D.称权衡（32）

  E.有经纪（32）

2.以下不含"差错、错误"义的是

（　　）

A．"拙工有一不习，文理阴阳失矣"（32）中的"失"

B．"在病者，受误之害甚巨"（32）中的"误"

C．"公所论远矣"（32）中的"远"

D．"渠亦不省其过"（21）中的"过"

E．"以友生之好，日过视予"（32）中的"过"

3．以下哪个不含转折义（　　）

A．而我顾投以参、术、陈皮、芍药等补剂十余贴（32）中的"顾"

B．然非此浃旬之补，岂能当此两贴承气哉（32）中的"然"

C．而后去其积，则一旦霍然矣（32）中的"则"

D．虽属麻黄证，而尺迟弱（32）中的"而"

E．窃恐剑关苦拒，而阴平非复汉有也（32）中的"而"

4．以下不含"古代度量单位"的是（　　）

A．自然伏火，铢粂不失（33）

B．用五方草、紫背天葵二味自然汁各一镒（33）

C．及服散者，少则刀圭钱五匕（35）

D．是知世人既不知斤两升合之制（35）

E．加以古之经方，言多雅奥（35）

5．以下不含"名词作动词"的是（　　）

A．菊春生夏茂（33）

B．秋花冬实（33）

C．其苗可蔬（33）

D．根实可药（33）

E．囊之可枕（33）

6．以下未用作"介词"的是（　　）

A．"神而明之，存乎其人"（33）中的"乎"

B．"宜乎前贤比之君子"（33）中的"乎"

C．"治病在药，用药由人"（33）中的"由"

D．"亦随当归所引，惟以补血标首"（33）中的"以"

E．"从巳至未，去火"（33）中的"从"

7．以下哪个"方"不表"医方"（　　）

A．古方用汤最多，用丸散者殊少（33）

B．捣细，研如轻粉，方用之（33）

C．方药之应乎病机（33）

D．欲望制方如是之通变合宜者（33）

E．病机之合乎方药（33）

8．以下不含"通假字"的是（　　）

A．大怒则形气绝，而血菀于上（34）

B．有伤于筋，纵，其若不容（34）

C．万举万全，孰知其原（34）

D．血菀于上，使人薄厥（34）

E．高粱之变，足生大丁（34）

9．下列句中哪个"凡"字含义与其它不同（　　）

A．凡古方治疾，全用汤法（35）

B．今撮集旧凡并新校之意（35）

C．凡诸卷中用字，文多假借（35）

D．凡古今病名，率多不同（35）

E．凡妇人之病，比之男子，十倍难治（35）

10．下列句中"今"字含义与其它不同的是（　　）

A．今则各仍旧文，更不普加改定（35）

B. 凡古今病名，率多不同（35）

C. 今但按文校定，其诸书之名，则隐而不出（35）

D. 为例一篇，次于今序之末（35）

E. 今以至精至微之事，求之于至粗至浅之思（20）

11. 以下哪个不是"名词作动词"（　　）

A. "且如世人呼阴毒伤寒最为剧病，尝深迹其由然"（35）中的"迹"

B. "伤寒法祖仲景"（35）中的"祖"

C. "风鬻烟江"（35）中的"风鬻"

D. "霜轮沙碛"（35）中的"霜轮"

E. "惟愿高明重加订梓，用广拯济"（35）中的"广"

12. 以下句中哪一个"率"与其它句中的"率"含义不同（　　）

A. 今从旧例，率定以药二十古两（35）

B. 又服丸之法，大率如梧子者二十丸（35）

C. 宜其视伤寒、中风、热病、温疫通曰伤寒，肤胀、鼓胀、肠覃、石瘕率为水气（35）

D. 以十分率之，此三法居其八九（21）

E. 大率知其所以，而不知其所以然（15）

13. 下列句中的词不含"希望"义的是（　　）

A. "读者幸勿以辞害意"（35）中的"幸"

B. "惟愿高明重加订梓"（35）中的"愿"

C. "庶后人用之，左右逢其原也"（35）中的"庶"

D. "药名字眼依俗，欲令览者易了也"（35）中的"令"

E. "今则改其诠次，庶几历然易晓"（35）中的"庶几"

14. 下列句中哪一个"庶"与其它各句不同（　　）

A. 庶后人用之，左右逢其原也（35）

B. 今则改其诠次，庶几历然易晓（35）

C. 为例一篇，次于今序之末，庶后之施用者无疑滞焉（35）

D. 今予着此吐汗下三法之诠，……庶几来者有所凭藉耳（21）

E. 虽未能尽愈诸病，庶可以见病知源（8）

15. 下列句中不表"清楚、明白"义的词是（　　）

A. "论证须明其所以然，则所当然者不言而喻"（35）中的"喻"

B. "论中所引古人成说，欲令学者易晓"（35）中的"晓"

C. "即非古人原文，故多不著其名氏"（35）中的"著"

D. "药名字眼依俗，欲令览者易了也"（35）中的"了"

E. "况仓卒遭疾，按证为治，不能无未达之惑"（35）中的"达"

16. 下列各句中"少"不读"shào"的是（　　）

A. 然火少则生气，火壮则食气（36）

B. 肾家之少火，游行其间（36）

C. 若命门火衰，少火几于熄矣（36）

D. 纵少觉悟，感叹恨于所遇之初（18）

E. 有一少年新娶，未几出痘（38）

17. 下列句中哪个不是"名词作动词"（　　）

A."桂枝君芍药,是于发散中寓敛汗之意"(36)中的"君"

B."芍药臣桂枝,是于固表中有微汗之道焉"(36)中的"臣"

C."是授人以微汗之法"(36)中的"汗"

D."汗自出而表不解者,皆得而主之"(36)中的"汗"

E."禁人以不可过汗之意也"(36)中的"汗"

18.下列句中的"中"不读"zhòng"的是( )

A.治诸中卒暴昏迷(36)

B.有中风、中寒、中暑、中湿、中痰(36)

C.其治法,且无论其何邪所中(36)

D.性偏于香,似乎治邪中气闭者为宜耳(36)

E.是于固表中有微汗之道焉(36)

19.以下不属"目录学著作"的( )

A.《四库全书总目提要》(37)

B.《隋书·经籍志》(37)

C.《汉书·艺文志》(37)

D.《郡斋读书志》(37)

E.《人物志》(37)

20.以下哪个"是"的含义与其它不同( )

A.分门析类,定为是编(37)

B.用是参究仲景《金匮》之遗(37)

C.林亿等引《人物志》谓冰为太仆令,未知孰是(37)

D.自纾所见,多中病情,余于是书盖有取焉(37)

E.是总在人之学力见解,不独医家为然也(37)

21.以下各句不表"全都"义是( )

A."然唐宋《志》皆作'冰'"(37)中的"皆"

B."冰本颇更其篇次"(37)中的"颇"

C."其于风寒暑湿燥火六气及杂证多门,俱能拟议以通元奥"(37)中的"俱"

D."故于吴氏方论,一概不录"(37)中的"一概"

E."所注排抉隐奥,多所发明"(37)中的"多"

22.以下各句不表"只是"义的是( )

A."但称治验,而不言其所以然"(37)中的"但"

B."今所传者,惟此二种"(37)中的"惟"

C."仅读伤寒书不足以治瘟疫"(37)中的"仅"

D."瘟疫变现杂症之多,几与伤寒等"(37)中的"几"

E."吐中有汗,下中有补,止有三法"(37)中的"止"

23.以下对"国家征赋,单曰易知"(38)中"单曰易知"解释不正确的是( )

A.即易知由单

B.亦称由贴

C.亦称由单

D.古代交纳田赋的通知书

E.古代征召人材的通知书

24.以下不含偏义复词的是( )

A.医案人或不识,所系尚无轻重(38)

B.盖目眶尽肿,不可开合也(38)

C.缓急检之,繁而不杂(35)

D.小心者往返询问而羁延(38)

149

E. 询谋得失，深遂宸心（11）

25. 以下哪个"书"不是"著作"之义
（　　）

A. 前贤之书，阐明其理（38）

B. 读薛立斋书而用大温大补（38）

C. 广览群书，胸无定见（38）

D. 略观书之大意，自负明理（38）

E. 药铺中人岂能尽识草书乎（38）

26. 以下哪个与"胶柱鼓瑟"（22）含
义不同（　　）

A. 靳靳守古（5）

B. 按图索骥（16）

C. 束手（38）

D. 斤斤（30）

E. 规规（14）

27. 以下哪个与"玉版空在"（39）中
的"空"字含义不同（　　）

A. "金液徒闻"（39）中的"徒"

B. "空悬先天之图"（39）中的
"空"

C. "幽潜重泉，徒为啼泣"（8）中
的"徒"

D. "晨起擦面，非徒为光泽也"
（39）中的"徒"

E. "坐失机宜，谁之咎乎"（27）
中的"坐"

28. 以下不含否定词的是（　　）

A. 干戈未靖，乡村尚淹（39）

B. 汗吐下和之弗问（39）

C. 愧不良而有名（39）

D. 非必陈珪之缝合（39）

E. 楮实、姜豆，恨乏廷绍之才
（39）

29. 以下不正确的是（　　）

A. 俞樾《读书余录》（40）

B. 毛亨《毛诗故训传》（40）

C. 左丘明《春秋左氏传集解》
（40）

D. 陆德明《经典释文》（40）

E. 公羊高《公羊传》（40）

（三）B 型题

A. 通假字　　　B. 古今字

C. 异体字　　　D. 讹字

E. 俗字

1. "齐王侍医遂病，自练五石服之"
（32）中的"练"是（　　）

2. "夫悍药入中，则邪气辟矣，而宛气
愈深"（32）中的"宛"是（　　）

3. "而我顾投以参、术、陈皮、芍药等
补剂十余贴"（32）中的"贴"是（　　）

A. 簧鼓　　　　B. 噬脐

C. 应桴　　　　D. 敛衽

E. 系铃解铃

4. 可表"应验迅速"的是（　　）

5. 可表"恭敬"的是（　　）

6. 可表"后悔不及"的是（　　）

A. 名词作状语　B. 名词作动词

C. 意动用法　　D. 使动用法

E. 为动用法

7. "其苗可蔬"（33）中的"蔬"是
（　　）

8. "根实可药"（33）中的"药"是
（　　）

9. "秋花冬实"（33）中的"实"是
（　　）

A. 同义复词　　B. 偏义复词

C. 反义复词　　D. 联绵词

E. 迭音词

10. "议论多出臆见，间与古人抵牾"
（35）中的"抵牾"是（　　）

11. "缓急检之，繁而不杂也"（35）中
的"缓急"是（　　）

12. "备载感受之由，加以警戒之语"
（35）中的"警戒"是（　　）

A. 《庄子》

B. 《太玄经》

C.《周易·系辞》

D.《诗·大雅》

E.《素问》

13. "肾家之少火，游行其间，以息相吹耳"（36）中的"以息相吹"语本（　　）

14. "藏心于渊，美厥灵根"（36）语本（　　）

15. "以治目暗不见，化裁之妙矣"（36）中的"化裁"语出（　　）

A. 纪昀　　　　B. 晁公武

C. 喻昌　　　　D. 刘奎

E. 吴鞠通

16. "《黄帝素问》提要"（37）的作者是（　　）

17. "《郡斋读书志》"（37）的作者是（　　）

18.《寓意草》（37）的作者是（　　）

A. 定语后置　　B. 宾语前置

C. 主谓倒装　　D. 普通语序

E. 被动句式

19. "又有医人工于草书者"（38）中的"工于草书者"是（　　）

20. "遽辞以出，人咸不之信"（38）中的"之"是（　　）

21. "凭脉决症，似乎如响斯应矣"（38）中的"凭脉决症"是（　　）

A. 只是　　　　B. 句中语气词

C. 思　　　　　D. 希望

E. 或许

22. "然惟于此而愈不敢自信矣"（38）中的"惟"（　　）

23. "惟按心脉独坚，湿痰阻气"（38）中的"惟"（　　）

24. "俾工徒勿误，学者惟明"（11）中的"惟"（　　）

A. 只是　　　　B. 徒然

C. 特别　　　　D. 姑且

E. 反而

25. "因是得免此病。不独此也"（39）中的"独"（　　）

26. "人无日不在外治调摄之中，特习焉而不察耳"（39）中的"特"（　　）

27. "未挹上池之水，空悬先天之图"（39）中的"空"（　　）

A. 表通假　　　B. 表注音

C. 表释义　　　D. 表校勘

E. 表示按语

28. "木陈，谓木久旧也"（40）中的训诂术语"谓"（　　）

29. "愉，读为偷"（40）中的训诂术语"读为"（　　）

30. "樾谨按：王氏此注有四失焉"（40）中的"按"（　　）

（四）X 型题

1. 以下词语训释正确的是（　　）

A. 阴石：寒性矿物药（32）

B. 阳石：热性矿物药（32）

C. 经纪：纲纪；法则（32）

D. 文理：气色脉理（32）

E. 怂发：怒发（32）

2. 以下句中加点号的词语其义相同的有（　　）

A. 齐王侍医遂病（32）

B. 云忽感伤寒之疾，恐不得预庆事（32）

C. 无先生则弃捐填沟壑矣（1）

D. 年十四，母郑安人以暴疾终（6）

E. 既含不瞑（6）

3. 以下加点号的词表"如果"义的有（　　）

A. 向非先生，或投大黄凉药下之，不知竟作何状（32）

B. 若人无病，粱肉而已；及其有病，当先诛伐有过（21）

C. 今执途之人而问之曰：一瓢先生非名医乎（30）

151

D. 所不夙夜以求无恧者，有如此木（6）

E. 则圣人不合启金縢，贤者曷为条玉版（10）

4. 在"素来扰亏根本，不特病者自嫌，即操医师之术者，亦跋前踬后之时也"（32）中，以下训释与"跋前踬后"相关的有（　　）

A. 前，向前进；后，向后退（32）

B. 跋，踩；踬，绊倒（32）

C. 语本《周易·系辞》（32）

D. 用以比喻进退两难（32）

E. 踬，音 zhì（32）

5. 以下句中含有"命名"义词语的是（　　）

A. 如补中益气汤，虽加当归，因势寡，则被参耆所据，故专益气金名（33）

B. 又当归补血汤，纵倍黄芪，黄芪，气药也，为性缓，亦随当归所引，惟以补血标首（33）

C. 虽命医书，实赅物理（13）

D. 然后合两为一，命曰《类经》（14）

E. 都成一编，名之曰《串雅》（15）

6. 以下同为"名词作动词"的有（　　）

A. "菊春生夏茂，秋花冬实"（33）中的"春、夏"

B. "其苗可蔬"（33）中的"蔬"

C. "根实可药"（33）中的"药"

D. "囊之可枕"（33）中的"囊"

E. "叶可啜"（33）中的"啜"

7. 在"譬诸用人，自有使贪、使诈之权衡，不必胥天下之菲材而尽桎梏之，使不得动也"（33）中，词语训释正确的有（　　）

A. 诸：于

B. 权衡：秤锤和秤杆

C. 胥：等待

D. 菲材：才能浅薄之人

E. 桎梏：束缚

8. 在"高，当作膏"（34）中，"当作"之义是（　　）

A. 应当写作

B. 训释通假字的术语

C. 校勘错别字的术语

D. 训释古今字的术语

E. 训释倒文的术语

9. 以下训释正确的有（　　）

A. 汗出偏沮（34）偏沮：半边身子汗湿

B. 乃生痤疿（34）痤疿：皮肤上的汗疹或痱疖

C. 玄府未闭（34）玄府：指汗孔

D. 即所谓风瘾是也（34）风瘾：荨麻疹

E. 以五丸为后饭（34）后饭：王冰注："饭后药先"

10. 以下训释正确的有（　　）

A. 㕮（35）：将药切细捣碎，如同咀嚼，故称㕮

B. 方寸匕（35）：古量药末之器，形如刀匕，大小为一方寸

C. 刀圭（35）：古量取药末之器，一刀圭为一方寸匕的1/10

D. 钱五匕（35）：指药末盖满五铢钱边一个字至不散落

E. 伏梁（35）：古病名。腹部有肿块突起如梁

11. 在"且如世人呼阴毒伤寒最为剧病，尝深迹其由然，口称阴毒之名，意指少阴之症，病实阴易之候，命一疾而涉三病，以此为治，岂不远"（35）中，词语训释正确的有（　　）

A. 迹：追寻；追查

152

B. 由然：原委；来由

C. 阴易：伤寒、瘟疫等病后余热未净，由房事而女传病于男

D. 命：同"名"。称作；称为

E. 远：遥远

12. 古人以刻板材料表刊刻、印刷义的有（　　）

　　A. 梓　　　　　　B. 梨

　　C. 枣　　　　　　D. 玉

　　E. 竹

13. 与"读者幸勿以辞害意"（35）中"以辞害意"之训释有关的是（　　）

　　A. 以：因为

　　B. 辞：辞义

　　C. 害：误会

　　D. 意：本意；原意

　　E. 总言因拘泥于辞义而误会或曲解作者原意

14. 以下句中的"幸"表"希望"义的有（　　）

　　A. 求正有道，幸恕狂瞽（35）

　　B. 初非偏执，读者幸勿以辞害意（35）

　　C. 使夭札之民咸登仁寿者，此天下后世之幸（16）

　　D. 亦吴子之幸也（16）

　　E. 是书成后，惟愿高明重加订梓，用广拯济，志宏幸甚（35）

15. 以下句中含有"确实"义词语的是（　　）

　　A. 随证加减，允为得法（36）

　　B. 若妻信病，赐小豆四十斛，宽假限日（2）

　　C. 佗术实工，人命所悬，宜含宥之（2）

　　D. "仁人之言，其利溥哉!"信矣（5）

　　E. 自炫功能，谅非忠恕之道（20）

16. 以下句中有"名词用作动词"的是（　　）

　　A. 名曰桂枝汤者，君以桂枝也（36）

　　B. 桂枝君芍药，是于发散中敛汗之意（36）

　　C. 芍药臣桂枝，是于固表中有微汗之道焉（36）

　　D. 禁人不可过汗之意（36）

　　E. 汗自出而表不解者（36）

17. 以下词语训释正确的有（　　）

　　A. 阳光（37）：指阴虚所致阴火内热

　　B. 探本（37）：探求根本

　　C. 命门（37）：指生命之门。其说法有三：一指右肾；二指两肾；三指两肾之间

　　D. 冰本颇更其篇次。（37）颇：皆

　　E. 椠本（37）：犹刻本

18. 以下含有"不久、一会儿"义词语的句子是（　　）

　　A. 有一少年新娶，未几出痘（38）

　　B. 吴某晨起方洒扫，忽仆地不语，移时方醒（38）

　　C. 有间，太子苏（1）

　　D. 斯须尽服之（2）

　　E. 如佗所刻（2）

19. 以下句中有偏义复词的是（　　）

　　A. 人有邪恶非正之问，则依著龟为陈其利害（5）

　　B. 又有医人工于草书者，医案人或不识，所系尚无轻重（38）

　　C. 变化之由表，死生之兆彰（11）

　　D. 盖目眶尽肿，不可开合也（38）

　　E. 缓急检之，繁而不杂也（35）

20. 在"每调气度脉，浪决人生死，亦时或有验"（38）中，"浪"之释义可以是（　　）

153

A. 轻率   B. 随便
C. 马虎   D. 凑合
E. 浪漫

21. 以下含有否定词的有（   ）
A. 未挹上池之水（39）
B. 空悬先天之图（39）
C. 浮沉迟数之不明（39）
D. 汗吐下和之弗问（39）
E. 非比陈珪之缝合（39）

22. 以下词语表"低湿之地"（40）之义的有（   ）
A. 沮洳   B. 渐洳
C. 沮泽   D. 濡润
E. 山川

23. 以下与"发当读为废"（40）中"读为"之训释有关的有（   ）
A. 训诂术语
B. 用本字解释通假字
C. 通假字在前，本字在后
D. 亦可称"读作"
E. 亦可称"当为"

24. 在"凡草木之叶凋伤谓之废"（40）中，以下与"谓之"之义有关的是（   ）
A. 训诂术语
B. 称之为
C. 此用来释音
D. 此处用来解释词义，确定义界
E. 此处用来指出近义词之间的细微差别

25. 以下可以作为"此说甚戾"（40）中"戾"之释义的有（   ）
A. 违   B. 背
C. 悖   D. 谬
E. 与经文原意不一致

二、填空题

1. "齐王侍医遂病"（32）这则文字选自_____，是我国最早的_____。

2. "沈明生治孙子南媳"（32）这则医案表明沈明生在诊法上取_____的原则，在治法上取_____的法则。

3. "素来扰亏根本"（32）这则医案重在说明作者治遗精的心得是_____。

4. "朝闻道，夕死犹可"（32）语本_____，意思是_____。

5. "先生隔垣见人，何必饮上池水哉"（32）典出_____，比喻_____。

6. 《炮炙论》（33）作者是_____，本书是我国最早的_____。

7. 汤、散、丸各有所宜（33）大体_____莫如汤，_____莫如散，莫如丸。

8. 各色菊花皆可入药（33）黄者_____，白者_____，红者_____。

9. "益火之源，以消阴翳；壮水之主，以制阳光"（34）是_____的名句。其中"阴翳"指_____，"阳光"指_____。

10. 《素问》注文第四则（34）"以五丸为后饭"，"后饭"的意思是_____。

11. 《医碥》（35）的作者是_____，_____代人。

12. "梦瑶目睹时弊"（35），"时弊"具体是指_____。

13. "风鹢烟江"（35）中的"鹢"本是_____之名，后以代_____。

14. "火少则生气，火壮则食气"（36）"壮"指_____，"食"指_____。

15. "藏心于渊，美厥灵根"（36）原指_____，比喻_____。

16. "不可令如水流离，病必不除"（36）作者认为这是仲景告诉医者_____。

17. "提要"（37）又称_____、_____、_____。

18. 《医书提要》第一则（37），作者认为《素问》之名大概起于_____。史志中最早著录《素问》之名的是_____。

19. 《医书提要》（37）第三则，作者认为大抵瘟疫一门，用_____十不失一，用_____为害最巨。

20. 《医话四则》（38）第四则，作者通过预测吴某、周某生死二案，是为了证明_____。

21. "未挹上池之水，空悬先天之图"（39）意为_____。

22. "愁闻庚子《哀赋》，怕览陶公《归辞》"（39）表明作者_____的心情。

23. "看不见遮一层，走不动拖一根"（39）作者引用这一谚语，是为了说明_____。

24. 《〈素问〉校记》（40）第一则作者是_____，清朝著名_____。

25. "《文选·江文通杂体诗》"（40）《文选》也称_____，南朝梁_____编撰，是我国现存最早的_____。

26. "凡草木枝叶雕伤谓之废"（40）其中"雕"为异体字，其正字是_____。

三、改错题

1. "亟勿服，色将发臃"（32）中的"臃"与"痈"为通假字。

2. "不顾表里，不待时日"（32）中的"顾"与"而我顾投以参、术、陈皮、芍药等补剂十余贴"（32）中的"顾"含义相同。

3. "二子哭，道路相传谓予死矣"（32）中的"道路"是比喻的修饰手法。

4. "不肖体素丰，多火善渴"（32）中"多"与"善"意义不同。

5. "而盛称此友先识，初不言曾服凉药"（32）中的"初"与"立意翻新，初无定见"（32）中的"初"意义各不相同。

6. "用钳揭起盖，旋安石蜂窠于赤瓶子中"（33）中的"旋"与"旋旋添白矾于瓶内"（33）中的"旋"意义相同。

7. "将钳夹出，放冷，敲碎，入钵中"

（33）中的"将"与"好自将爱，一年便健"（13）中的"将"都是"将要"的意思。

8. "高粱之变，足生大丁，受如持虚"（34）马莳注释"足"为"手足之足"。

9. "凡用一法皆宜遍知之"（35）中的"凡"与"今撮集旧凡并新校之意"（35）中的"凡"意义相同。

10. "是知世人既不知斤两升合之制，又不知汤液煮散之法"（35）中的"合"音"hé"。

11. "缓急寻检，常致疑阻"（35）与"缓急检之，繁而不杂"（35）中的"缓急"皆为同义复词。

12. "是编最便宦游旅客、乡居僻处及暮夜叵测、迎医不给者"（35）中的"给"与"省病问疾，各在口给"（8）中的"给"同义。

13. "至如末附简方"（35）中的"方"与"药品必取真实、新鲜、方产最佳者"（35）中的"方"同义。

14. "是集宦游所作，自粤西而辽左"（35）中"辽"指"广西"，"左"指"西边"。

15. "风鬣烟江，霜轮沙碛"（35）作者用来形容南方恶劣的气候。

16. "所云火生土者，即肾家之少火，游行其间，以息相吹耳"（36）中的"息"指"气息"。

17. "温覆令一时许，漐漐微似有汗"（36）中"漐漐"音"zhézhé"，义为"大汗淋漓貌"。

18. "审其寒热、别其邪正而择用之，庶几经队通而正气复"（36）中"队"通"坠"。

19. "冰本颇更其篇次"（37）中的"颇"与"轻则传久而自尽，颇甚则传久而难已"（21）中的"颇"皆为"很"义。

20. "而世传宋椠本亦作'冰'字，或

公武因杜诗而误欤"（37）中的"因"为"因为"之义。

21．"末附《寓意草》，为所治医案，但称治验，而不言其所以然者，殊有上下床之别"（37）中的"上下床之别"比喻差别不大。

22．"其它如瘟疫，明辨表里，最清简而有法，且多笃论"（37）中的"笃论"指"过分拘泥古法的言论"。

23．"凡书方案，字期清爽，药期共晓"（38）中的"期"都当"希望"讲。

24．"时因肩舆道远腹饿，即在病者榻前进食"（38）中的"肩舆"是名词作状语。

25．"凭脉决症，似乎如响斯应"（38）中的"如响斯应"与"既系热症，何前之温补如鼓应桴"（32）中的"如鼓应桴"意义各不相同。

26．"觉其经义渊深，脉理错杂，每若望洋意沮"（38）中的"沮"与"汗出偏沮，使人偏枯"（34）中的"沮"音义俱同。

27．"比羊叔子之馈药，要不酖人"（39）中的"酖"是"耽"的异体字。

28．"一药之误，每欲噬脐"（39）中的"噬脐"用来比喻痛心疾首。

29．"见侯官林某，每动作饮食，左体汗泄"（40）中的"侯官"指主管山林的官员。

四、词义解释题

1．扁鹊曰：阴石以治阴病，阳石以治阳病。（32）

阴石：　　阳石：

2．夫悍药入中，则邪气辟矣，而宛气愈深。（32）

辟：　　宛气：

3．予病滞下，痛作，绝不食饮。既而困惫不能起床，乃以衽席及荐阙其中，而听其自下焉（32）

滞下：　　绝：　　衽席：

4．浃旬病益甚，痰窒咽如絮，呻吟亘昼夜。（32）

浃旬：　　亘：

5．翌日天甫明，来视予脉，煮小承气汤饮予。药下咽，觉所苦者自上下，凡一再行，意泠然。（32）

翌日：　　泠然：

6．故先补完胃气之伤，而后去其积，则一旦霍然矣。众乃敛衽而服。（32）

一旦：　　敛衽：

7．不肖体素丰，多火善渴，虽盛寒，床头必置茗碗，或一夕尽数瓯。（32）

不肖：　　茗：　　瓯：

8．向非先生，或投大黄凉药下之，不知竟作何状。又病室孕时，喘逆不眠，用逍遥散立安。（32）

向：　　室：

9．闻之善赠人者以言，其永矢勿谖者亦以言。不肖侏儒未足为先生重，窃以识明德云尔。（32）

矢：　　谖：　　侏儒：

10．此友遂敛手不治，以为热毒已深，噬脐无及。（32）

敛手：　　噬脐：

11．子南晨诣，愠形于色，咎以轻用河车，而盛称此友先识，初不言曾服凉药，且欲责效于师，必愈乃已。（32）

诣：　　愠：　　初：　　责：

12．沉自讼曰："既系热证，何前之温补如鼓应桴，今只增河车一味，岂遂为厉如是？"（32）

讼：　　厉：

13．于是始悟血之复来，由于寒凉速之也。（32）

速：

14．安得主人、病人一一精医察理，而不为簧鼓动摇哉？在前人，蒙谤之害甚微；

156

在病者，受误之害甚钜。（32）

簧鼓： 钜：

15. 静思其故，以前纷纷之病，同一邪也，均为三病，次第缠绵耳。（32）

均： 缠绵：

16. 其瓶盛得三升以来，以六一泥泥于火畔。（33）

以来： 泥：

17. 旋旋添白矾于中，下火逼令药汁干，用盖子并瓶口。（33）

旋旋： 并：

18. 大率汤剂气势完壮，力与丸散倍蓰。（33）

大率： 倍蓰：

19. 汤既力大，则不宜有失消息。（33）

消息：

20. 臣强于主，国祚渐危。（33）

国祚：

21. 隐士采入酒斝，骚人餐其落英。（33）

酒斝： 英：

22. 菊之贵重如此，是岂群芳可伍哉？（33）

伍：

23. 进退交战，危亟已臻。（34）

交战： 危亟：

24. 孰知其意，思方智极，理尽词穷。（34）

孰： 方：

25. 汗出偏沮，使人偏枯。（34）

沮：

26. 大如小豆，以五丸为后饭。（34）

后饭：

27. 传既久，不知其非，一旦用汤，妄生疑讶。（35）

疑讶：

28. 凡古今病名率多不同，缓急寻检，常致疑阻，若不判别，何以示众？（35）

缓急寻检：

29. 且如世人呼阴毒、伤寒最为剧病，尝深迹其由然。（35）

迹： 由然：

30. 口称阴毒之名，意指少阴之证，病实阴易之候，命一疾而涉三病，以此为治，岂不远而？（35）

阴易： 命：

31. 今则遍寻诸家，有增损不同者，各显注于方下，庶后人用之，左右逢其原也。（35）

左右逢其原：

32. 悉从简径明白，药名字眼依俗，欲令览者易了也。（35）

简径： 了：

33. 是编最便宦游旅客、乡居僻处及暮夜叵测迎医不给者。（35）

宦游： 叵测： 给：

34. 尊生君子，预知调摄，可避疾迓寿。（35）

迓：

35. 即非古人原文，故多不着其名氏，非掠美也。（35）

掠美：

36. 论中主治诸方，隶别门者注明见某门字样。（35）

隶：

37. 后附成方，皆前哲造理精妙。（35）

造理：

38. 间与古人抵牾，不避不敏。（35）

不敏：

39. 后人动议刘朱偏用寒凉，矫以温补，立论过当。（35）

动：

40. 本宜备录，以锓板力绌删之。（35）

锓： 绌：

41. 伤寒邪气在表者，必渍形以为汗。（36）

157

渍形：

42．表邪未已，迤逦内传，既未作实，宜当汗解。(36)

迤逦：

43．然火少则生气，火壮则食气，故火不可亢，亦不可衰。(36)

食：　　亢：

44．即虚火不归其部而失血亡阳者，亦纳气而归封蛰之本矣。(36)

封蛰之本：

45．随证加减，允为得法。(36)

允：

46．以桂、芍之相须，姜、枣之相得，借甘草之调和阴阳表里，气卫血营，并行而不悖，是刚柔相济以为和也。(36)

相须：　　相得：　　并行而不悖：

47．温覆令一时许，漐漐微似有汗，是授人以微汗之法也。(36)

漐漐：　　似：

48．但手撒，口开、眼合，汗出如珠，小便不禁，全见五绝之候，此为本实先拨，故景岳有非风之名。(36)

五色：　　拨：

49．以犀角解其毒，白术、白蜜匡其正，朱砂辟其邪。(36)

匡：　　辟：

50．张机《伤寒论·序》所称《阴阳大论》之文，冰取以补所亡之卷，理或然也。(37)

或然：

51．冰本颇更其篇次，然每篇之下，必注全元起本第几字，犹可考见其旧第。(37)

颇：　　旧第：

52．无火者，不必去水，宜益火之源，以消阴翳；无水者，不必去火，宜壮水之主，以镇阳光。(37)

阴翳：　　阳光：

53．而世传宋椠本亦作"冰"字，或公武因杜诗而误欤？(37)

椠本：　　因：

54．用是参究仲景《金匮》之遗，分门析类，定为是编。(37)

用是：

55．可为济川之舟楫，烹鱼之釜鬵。(37)

釜鬵：

56．最清简而有法，且多笃论。(37)

清简：　　笃论：

57．又有医人工于草书者，医案人或不识，所系尚无轻重。(38)

书：　　轻重：

58．孟浪者约略撮之而贻误，小心者往返询问而羁延。(38)

孟浪：　　羁延：

59．可否相约同人，凡书方案，字期清爽，药期共晓。(38)

期：

60．见病者以手擘目，观其饮啖，盖目眶尽肿，不可开合也。(38)

擘：　　开合：

61．古今医书，汗牛充栋。(38)

汗牛充栋：

62．不独义非肤廓，即其词亦古茂。(38)

肤廓：　　古茂：

63．甚至用不经之语，以为有据。(38)

不经：

64．据书以为治，而害人之患伊于胡底矣。(38)

伊于胡底：

65．余初读《灵》、《素》诸书，觉其经义渊深，脉理错杂，每若望洋意沮。(38)

望洋：　　意沮：

66．诅日未晷，而气绝矣。(38)

诅：　　晷：

158

67. 余有戚某过余斋，形色困惫，询知患咳经月，行动气喘，故来求治。(38)

经月：

68. 然惟于此而愈不敢自信矣。(38)

惟：

69. 诊其脉至而不定，如火薪然。(38)

然：

70. 及霜寒木落，往探之，而病已痊。(38)

木：

71. 干戈未靖，乡村尚淹。(39)

靖： 淹：

72. 未挹上池之水，空悬先天之图。(39)

挹： 空：

73. 笑孟浪而酬塞，愧不良而有名。(39)

酬塞：

74. 夏之箑，冬之裘。(39) 箑：

75. 比羊叔子之馈药，要不酖人。(39)

酖：

76. 寄诸远道，偶同段翳之缄封。(39)

缄封：

77. 凤披古籍，仰企前修。(39)

仰企前修：

78. 狃于习者，亦无以得其心。(39)

狃：

79. 暑则卧簟，寒则围炉，不在外者乎？(39)

簟：

80. 人无日不在外治调摄之中，特习焉不察耳。(39)

特： 焉：

81. 又《洗冤录》所载五绝救法，大都外治起死回生。(40)

五绝：

82. 樾谨按：王氏此注有四失焉。(40)

按：

83. 曩澍在西安县署，见侯官林某，每动作饮食，左体汗泄。(40)

曩：

84. 王氏失其句读，而曲为之说。(40)

曲：

85. 凡一字之有分别义，悉由一义之通转而得。(40)

通转：

五、语译题

1. 夫悍药入中，则邪气辟矣，而宛气愈深。(32)

2. 仲景虽云不避晨夜，即宜便治，医者亦须顾其表里虚实，待其时日。若不循次第，暂时得安，亏损五脏，以促寿限，何足贵也！(32)

3. 时朱彦修氏客城中，以友生之好，日过视予，饮予药，但日服而病日增。(32)

4. 闻之善赠人者以言，其永矢勿谖者亦以言。不肖侏儒未足为先生重，窃以识明德云尔。(32)

5. 子南晨诣，愠形于色，咎以轻用河车，而盛称此友先识，初不言曾服凉药，且欲责效于师，必愈乃已。(32)

6. 素来扰亏根本，不特病者自嫌，即操医师之术者，亦跋前踬后之时也。(32)

7. 若经大火一煅，色如银，自然伏火，铢象不失。(33)

8. 大体欲达五藏四肢者莫如汤，欲留膈胃中者莫如散，久而后散者莫如丸。(33)

9. 时医不以本草加工，欲望制方如是之通变合宜者，正犹学射而不操夫弓矢，其不能也决矣。(33)

10. 其苗可蔬，叶可啜，花可饵，根实可药，囊之可枕，酿之可饮，自本至末，罔不有功。(33)

11. 药之有利必有弊，势也；病之资利不资弊，情也；用之去弊勿去利，理也。(33)

12. 夫神者，身之主也，故神顺理而动，则其神必安，神安则百体和适，和则腠理周密，周密则风寒暑湿无如之何，故终天年而无不道者也。(34)

13. 取心者不必齐以热，取肾者不必齐以寒，但益心之阳，寒亦通行，强肾之阴，热之犹可。(34)

14. 汗出偏沮，使人偏枯。汗出见湿，乃生痤痱。高梁之变，足生大丁，受如持虚。(34)

15. 又人有嗜用膏粱美味者，肥厚内热，其变饶生大疔。足之为言饶也，非手足之足。(34)

16. 凡妇人之病，比之男子，十倍难治，所以别立方也。若是四时节气为病，虚实冷热为患者，故与丈夫同也。(35)

17. 是编最便宦游旅客、乡居僻处及暮夜叵测、迎医不给者，简捷去病，故于微言奥义，惟采切要。(35)

18. 是集宦游所作，自粤西而辽左，十馀年来，风鶗烟江，霜轮沙碛，偶有所得，随付小吏录之。以故体裁无定，亦欲改从画一，而多事，仓卒未能也。(35)

19. 若命门火衰，少火几于熄矣。欲暖脾胃之阳，必先温命门之火。此肾气丸纳桂附于滋阴剂中，是"藏心于渊，美厥灵根"也。(36)

20. 又妙在"温覆令一时许，漐漐微似有汗"，是授人以微汗之法也。"不可令如水流离，病必不除"，禁人以不可过汗之意也。(36)

21. 若脱证则纯属乎虚，虽病状亦与诸中相似，但手撒、口开、眼合、汗出如珠、小便不禁，全见五绝之候。此为本实先拨，故景岳有非风之名。(36)

22. 所注排抉隐奥，多所发明。其称大热而甚，寒之不寒，是无水也，大寒而甚，热之而热，是无火也，无火者不必去水，宜益火之源，以消阴翳，无水者不必去火，以壮水之主，以镇阳光，遂开明代薛己诸人探本命门之一法，其亦深于医理者也。(37)

23. 其于风寒暑湿燥火六气及杂证多门，俱能拟议以通元奥，俾观者爽然心目，合之《尚论篇》，可为济川之舟楫，烹鱼之釜鬶。(37)

24. 其它如瘟疫，明辨表里，最清简而有法，且多笃论。《温病条辨》文法仲景，专尚简要，历取诸贤精妙，参以心得，其方法多本之叶天士，而味则加重。(37)

25. 又有医人工于草书者，医案人或不识，所系尚无轻重，至于药名，则药铺中人岂能尽识草书乎？孟浪者约略撮之而贻误，小心者往返询问而羁延。可否相约同人，凡书方案，字期清爽，药期共晓？。(38)

26. 一在于笃嗜古人，不知通变。执《伤寒》、《金匮》之说，不得随时应变之方，不考古今病情之异，胶柱鼓瑟，以为吾能法古，治之不愈，即咎古人之欺我也。(38)

27. 见病者以手擘目，观其饮啖，盖目眶尽肿，不可开合也。(38)

28. 细思其故，得毋来诊时日已西沉，行急而咳益甚，因之气塞脉乱，乃有此象欤？然惟于此而愈不敢自信矣。(38)

29. 爱我者见而讶之，忌我者闻而议之。然而非萧故鲁之明医，讵能知病？比羊叔子之馈药，要不酖人。(39)

30. 是以慕元化之术，传神膏于汉季；不复避韩皋之讳，嫌膏硬于天寒。今夫慑于势者，必不能尽其意；狃于习者，亦无以得其心。(39)

31. 痛则手揉，痒则爪搔；唾可抹毒，溺可疗伤。近取诸身，甚便也，何尝必须服药乎？七情之病也，看花解闷，听曲消愁，有胜于服药者矣。人无日不在外治调摄之中，特习焉不察耳。(39)

32. 本文先言不得隐曲，后言女子不

160

月，乃增出男子少精，而以不得隐曲总承男女而言，使经文倒置，其失二也。(40)

33. 曩澍在西安县署，见侯官林某，每动作饮食，左体汗泄，濡润透衣，虽冬月犹尔，正如经注所云。(40)

34.《史记·苏秦传》云：“臣闻饥人所以饥而不食乌喙者，为其愈充腹，而与饿死同患也。”(40)

35. 敷为陈布之陈，亦为久旧之陈。凡一字之有分别义，悉由一义之通转而得。训诂之法，颇无泥滞。(40)

六、阅读题

（一）宫詹前于乾隆丁未冬自毗陵抱疾归证类噎隔已濒于危予为治之而愈嘉庆乙丑宫詹视学中州病发召诊又为治愈案载初集及辑录中道光乙酉秋宫詹在都前疾又作初时尚轻来书语状予辄忧之虑其年愈花甲血气既衰非前此少壮可比末又云幸得请假南归便图就诊深为之喜及至腊底伊宅报中详述病情较前再发更剧体惫不支势甚危笃令侄子硕兄亟欲邀予入都诊治予虽老迈谊不容辞适迫岁暮冰雪严凝水陆舟车都难进发道阻且长恐其病不及待子硕兄踌躇无策再四相商祇得酌拟一方专足送去冀幸得以扶持即可回籍调治另函致意劝令速归回书云手翰再颁感沦肌髓妙剂服之不似昔年之应手盖衰惫日久之故欲归不得进退维谷负我良友何以为人弟之心绪不可名状永别之感惨剧难言然奄忽而徂胜于痴狂而活也专泐敬谢不能多写亦不知结草何时南望故乡惟有怅结未几遂卒悲夫宫詹自订年谱未竟令弟时任千州续成之谱末有云兄病中尝语人曰吾生平患此疾及今而三矣丁未乙丑皆濒于危皆赖程杏轩治之而愈今无杏轩吾病殆不可为矣予阅及此不禁泫然（清·程文囿《杏轩医案·续录·噎隔》）

要求：

1. 给上文标点

2. 注释文中加点号的词语

3. 今译文中加横线的句子

4. 文意理解

本文病主为谁？所患何病？其发病与治疗过程如何？

（二）宗元白前以所致石钟乳非良闻子敬所饵与此类又闻子敬时愦闷动作宜以为未得其粹美而为麤矿燥悍所中惧伤子敬醇懿仍习谬误故勤勤以云也再获书辞辱征引地理证验多过数百言以为土之所出乃良无不可者是将不然夫言土之出者固多良而少不可不谓其咸无不可也草木之生者依于土然即其类也而有居山之阴阳或近水或附石其性移焉又况钟乳直产于石石之精麤疏密寻尺特异而穴之上下土之薄厚石之高下不可知则其依而产者固不一性然由其精密而出者则油然而清炯然而辉其窍滑以夷其肌廉以微食之使人荣华温柔其气宣流生胃通膓寿善康宁心平气舒其乐愉愉由其粗疏而下者则奔突结涩乍大乍小色如枯骨或类死灰淹顇不发丛齿积纇重浊顽璞食之使人偃蹇壅郁泄火生风戟喉痒肺幽关不聪心烦喜怒肝举气刚不能和平故君子慎焉取其色之美而不必唯土之信以求其至精凡为此也幸子敬饵之近不至于是故可止御也必若土之出无不可者则东南之竹箭虽旁岐揉曲皆可以贯犀革北山之木虽离奇液瞒空中立枯者皆可以梁百尺之观航千仞之渊冀之北土马之所生凡其大耳短脰拘挛踠跌薄蹄而曳者皆可以胜百钧驰千里雍之块璞皆可以备砥砺徐之粪壤皆可以封大社荆之茅皆可以缩酒九江之元龟皆可以卜泗滨之石皆可以击考若是而不大谬者少矣其在人也则鲁之晨饮其羊关谷而輠轮者皆可以为师儒卢之沽名者皆可以为太医西子之里恶而颦者皆可以当侯王山西之冒没轻僡沓贪而忍者皆可以凿凶门制阃外山东之稚騃朴鄙力农桑啖枣栗者皆可以谋谟于庙堂之上若是则反伦悖道甚矣何以异于是物哉今再

三为言者唯欲得其英精以固子敬之寿非以知药石角技能也若以服饵不必利己姑胜务人而夸辩博素不望此于子敬其不然明矣故毕其说宗元再拜（节选自唐·柳宗元《河东先生集·与崔连州论石钟乳书》）

要求：

1．给上文标点

2．注释文中加点号的词语

3．今译文中加横线的句子

4．文意理解

①本文的主旨是什么？

②作者对服食持什么态度？

（三）至真要大论故大要曰谨守病机各司其属有者求之无者求之盛者责之虚者责之必先五胜疏其血气令其调达而致和平此之谓也深乎圣人之言理宜然也有无求之虚盛责之言悉由也夫如大寒而甚热之不热是无火也热来复去昼见夜伏夜发昼止时节而动是无火也当助其心又如大热而甚寒之不寒是无水也热动复止倏忽往来时动时止是无水也当助其肾内格呕逆食不得入是有火也病呕而吐食久反出是无火也暴速注下食不及化是无水也溏泄而久发无恒是无火也故心盛则生热肾盛则生寒肾虚则寒动于中心虚则热收于内又热不得寒是无水也寒不得热是无火也夫寒之不寒责其无水热之不热责其无火热之不久责心之虚寒之不久责肾之少有者写之无者补之虚者补之盛者写之适其中外疏其壅塞令上下无碍气血通调则寒热自和阴阳调达矣是以方有治热以寒寒之而水食不入攻寒以热热之而昏躁以生此则气不疏通壅而为是也纪于水火余气可知故曰有者求之无者求之盛者责之虚者责之令气通调妙之道也五胜谓五行更胜也先以五行寒暑温凉湿酸咸甘辛苦相胜为法也（《素问·至真要大论》王冰注）

要求：

1．给上文标点

2．注释文中加点号的词语

3．今译文中加横线的词语

4．文意理解

作者怎样认识人体的阴阳与寒热的关系？着重讨论了什么样的病理变化？制定了哪些相关治则？

（四）一脉经撰自叔和歌诀伪于五代俗工取其便利不究原委家传户诵熟在口头守而勿失宁敢于悖内经不敢于悖口诀吾师是以辞而辟之援据经旨灿列图文日月既已昭矣爝火其将熄乎一医者人之司命脉者医之大业此神圣之事生死反掌之操者也俗人不知藉此求食佯为诊候实盲无所知不过枯守数方徼幸病之合方未必方能合病也或高乎此者亦影响成说耳吾师考据古今衷极理奥而皆本乎心得妙有神遇未抽之绪斯吐有漏之义用补故非剿袭之词有异雷同之旨一玄黄犹可辨似是渺难明如缓与迟相类而缓岂迟之谓微与细同称而微非细之形一毫有误千里全殊俗工乃敢信口妄指欺所不知每念及此可胜浩叹是尤吾师之神测独秘授及门者兹乃不惜龙珠为人拈出千古上下厥功伟矣一天人同体时日异候理有预征机尝先见吾师考之六经配以诸部精推密察溯往知来未病而知其将病已病而知其将瘥斯真隔垣之视秦镜之悬也门人董广晋臣氏百拜述（明·李中梓《诊家正眼·凡例》）

要求：

1．给上文标点

2．注释文中加点号的词语

3．今译文中加横线的句子

4．文意理解

作者认为"俗工"和良医有哪些不同点？

（五）伤寒邪气在表者必渍形以为汗邪气在里者必荡涤以为利其于不外不内半表半里既非发汗之所宜又非吐下之所对是当和解

则可矣小柴胡为和解表里之剂也柴胡味苦平微寒黄芩味苦寒内经曰热淫于内以苦发之邪在半表半里则半成热矣热气内传攻之不可则迎而夺之必先散热是以苦寒为主故以柴胡为君黄芩为臣以成彻热发表之剂人参味甘温甘草味甘平邪气传里则里气不治甘以缓之是以甘物为之助故用人参甘草为佐以扶正气而复之也半夏味辛微温邪初入里则里气逆辛以散之是以辛物为之助故用半夏为佐以顺逆气而散邪也里气平正则邪气不得深入是以三味佐柴胡以和里生姜味辛温大枣味甘温内经曰辛甘发散为阳表邪未已迤逦内传既未作实宜当两解其在外者必以辛甘之物发散故生姜大枣为使辅柴胡以和表七物相合两解之剂当矣（金·成无己《伤寒明理论·小柴胡汤》卷四）

要求：

1．给上文标点

2．注释文中加点号的词语

3．今译文中加横线的句子

4．文意理解

①本段主旨是什么？

②小柴胡汤为何以柴胡为君药、黄芩为臣药？其理论根据是什么？

(六)《证治准绳》一百二十卷明王肯堂撰肯堂有尚书要旨已著録是编据肯堂自序称先撰证治准绳八册专论杂证分十三门附以类方八册皆成于丁酉戊戌间其书采摭繁富而参验脉证辨别异同条理分明具有端委故博而不杂详而有要于寒温攻补无所偏主视缪希雍之余派虚实不问但谈石膏之功张介宾之末流诊候未施先定人参之见者亦为能得其平其诸伤门内附载传尸劳诸虫之形虽似涉乎语怪然观北齐徐之才以死人枕疗鬼疰则专门授受当有所传未可概疑以荒诞也其伤寒准绳八册疡医准绳六册则成于甲辰幼科准绳九册女科准绳五册则成于丁未皆以补前书所未备故仍以证治准绳为总名惟其方皆附各证之下与杂证体例稍殊耳史称肯堂好读书尤精于医所著证治准绳该博精详世竞传之其所著郁冈斋笔麈论方药者十之三四盖于此一艺用力至深宜其为医家之圭臬矣（清·纪昀《四库全书总目提要》卷一百零四子部医家类二）

要求：

1．给上文标点

2．注释文中加点号的词语

3．今译文中加横线的句子

4．文意理解

①本文主旨是什么？

②本文既论王肯堂，又与缪希雍、张介宾作比，是何用意？

③《伤寒准绳》、《幼科准绳》等书皆成于《证治准绳》之后，为何仍称《证治准绳》？

(七)为医者非博极群书不可第有学无识遂博而不知反约则书不为我用我反为书所缚矣泥古者愚其与不学无术者相去几何哉柯氏有读书无眼遂致病人无命之叹夫人非书不通犹人非饭不活也然食而化虽少吃亦长精神食而不化虽多吃徒增疾病所以读书要识力始能有用吃饭要健运始能有益奈毫无识力之人狃于如菜作齑之语涉猎一书即尔悬壶应世且自夸曰儒理喻氏所谓业医者愈众而医学愈荒医品愈陋不求道之明但求道之行此犹勉强吃饭纵不停食而即死亦为善食而形消黄玉楸比诸酷吏蝗螟良不诬也更有文理全无止记几个成方遂传衣钵而世其家业草菅人命恬不为羞尤可鄙矣语云用药如用兵善用兵者岳忠武以八百人破杨幺十万不善用兵者赵括以二十万人受坑于长平噫是非才学识三长兼具之豪杰断不可以为医也父兄之为其子弟择术者尚其察诸（清·王士雄《潜斋医话·劝医说》）

要求：

1．给上文标点

2．注释文中加点号的词语

3. 今译文中加横线的句子

4. 文意理解

①本文主旨是什么？

②喻氏为何要说"业医者愈众，而医学愈荒，医品愈陋"？

③作者为何希望父兄为其子弟择业要慎重？

（八）医之难在不能见脏腑而人之敢于为医者正恃此皆不见脏腑然孟浪酬塞欺人欺己于心终有不自安者余非不慕高医之一剂知二剂已也<u>而自问聪明才力万不及前人阅历愈深胆愈小不得不遁而出此所谓画虎不成不若刻鹄者也又所谓与为牛后不若为鸡口者也自任如此故教人亦遂如此也</u>惟是治分内外而读书明理则一能通其理则辨症明白兼知古人处方用药之意庶几用膏薄贴用药糁敷用汤头煎抹炒熨无不头头是道应手得心具有内外一贯之妙否则依样画胡芦病药不相对或且相反误人匪浅（清·吴师机《理瀹骈文》）

要求：

1. 给上文标点

2. 注释文中加点号的词语

3. 今译文中加横线的句子

4. 文意理解

①本文主旨是什么？

②为什么说"阅历愈深胆愈小"？

③作者认为不管内治外治，最重要的是什么？

（九）阴阳别论篇第七三阳三阴发病为偏枯痿易四支不举注云易为变易常用而痿弱无力也又大奇论篇跛易偏枯注云若血气变易为偏枯也案易竝当读为施汤液醪醴论篇云是气拒于内而形施于外施亦作弛生气通天论篇云大筋緛短小筋弛长緛短为拘弛长为痿又云筋脉沮弛注云弛缓也痿论篇云宗筋弛纵刺要论篇云肝动则春病热而筋弛皮部论篇云热多

则筋弛骨消<u>盖痿跛之病皆由筋骨解弛故云痿易跛易易即弛也王如字释之非经恉也</u>毛诗何人斯篇我心易也释文易韩诗作施尔雅释诂弛易也释文弛本作施是易施弛古通之证（清·孙诒让《札迻》卷十一）

要求：

1. 给上文标点

2. 注释文中加点号的词语

3. 今译文中加横线的句子

4. 文意理解

①本文训释对象是什么？

②本文正面论点与反面论点分别是什么？

③肯定正面论点的论据有哪些？

 上编　文选　第四单元 参考答案

一、选择题

（一）A₁ 型题

1.A	2.B	3.E	4.D	5.B
6.B	7.C	8.C	9.B	10.E
11.B	12.D	13.D	14.C	15.D
16.B	17.A	18.B	19.C	20.E
21.A	22.B	23.A	24.C	25.B
26.D	27.A	28.C	29.B	30.E
31.B	32.B	33.D	34.C	35.C
36.A	37.B	38.D	39.C	

（二）A₂ 型题

1.A	2.E	3.C	4.E	5.A
6.B	7.B	8.C	9.B	10.E
11.E	12.D	13.E	14.E	15.C
16.D	17.D	18.E	19.E	20.C
21.D	22.D	23.E	24.E	25.E
26.C	27.D	28.E	29.C	

（三）B型题

1．A　2．A　3．A　4．C　5．D

6．B　7．B　8．B　9．B　10．A

11．B　12．A　13．A　14．B　15．C

16．A　17．B　18．C　19．A　20．B

21．D　22．C　23．A　24．B　25．A

26．A　27．B　28．C　29．A　30．E

（四）X型题

1．A、B、C、D、E　　2．C、D、E

3．A、B、C、D、E　　4．A、B、D、E

5．A、B、C、D、E　　6．B、C、D

7．C、D、E　　　　　8．A、C

9．A、B、C、D、E　　10．A、B、C、D、E

11．A、B、C、D　　　12．A、B、C

13．A、B、C、D、E　　14．A、B、D

15．A、B、C、D、E　　16．A、B、C、D

17．A、B、C、D、E　　18．A、B、C、D

19．A、B、D、E　　　20．A、B、C、D

21．A、C、D、E　　　22．A、B、C

23．A、B、C、D　　　24．A、B、D

25．A、B、C、D、E

二、填空题

1．《史记·扁鹊仓公列传》　医案

2．舍证从脉　血脱益气

3．不必补本，也可治标

4．《论语·里仁》　早晨听说真理，晚上死也可以了

5．《史记·扁鹊传》　诊术高明，洞察隐微

6．雷敩　制药专著

7．欲达五脏四肢者　欲留膈胃中者久而后散者

8．入金水阴分　入金水阳分　行妇人血分

9．王冰　阴寒之气　阴虚内热

10．饭后药先

11．何梦瑶　清

12．桂附之毒，等于刀锯

13．鸟　船

14．亢盛　消蚀

15．涵养心性，使道德完美　寓温阳于滋阴之中，以壮其生化之源

16．不可过汗

17．题解　书录　书目提要

18．汉晋间　《隋书·经籍志》

19．河间法　景岳法

20．凭脉决症，如响斯应

21．自己诊脉水平不高

22．思乡

23．老人有疾亦不恃药饵

24．俞樾　朴学家

25．《昭明文选》　昭明太子萧统　文学总集

26．凋

三、改错题

1．"通假字"当改为异体字。

2．"相同"当改为不同。前"顾"义为"管"，后"顾"义为"却"。

3．"比喻"当改为借代。

4．"不同"当改为义同。"善"义亦为"多"。

5．"各不相同"当改为字义同，都是"根本"的意思。

6．"相同"当改为不同。前"旋"义为"立刻"，后"旋旋"义为"缓缓"。

7．"都是'将要'的意思"当改为不同。前"将"义为"用"，后"将"义为"将养"。

8．"手足"之"足"当改为"饶"。

9．"相同"当改为不同。前"凡"为"凡是"，后"凡"义为"凡例"。

10．"音 hé"当改为音 gé，一升的十分之一。

11．"同义复词"当改为偏义复词，义

偏于"急"。

12．"同义"当改为义不相同。前"给"义为"及"，后"给"义为"口齿伶俐"。

13．"同义"当改为义不相同。前"方"指"方剂"，后"方"指"地方"。

14．当改为"辽"指"辽宁"，"左"指"东"。

15．"南方恶劣的气候"当改为路途艰辛。

16．"气息"当改为肾之阳气。

17．当改为"漐漐"音zhízhí，汗浸出不止貌。

18．"通"坠当改为通"隧"，指人体气血津液通道。

19．皆为"很"义当改为义不同，前"颇"义为"皆"，后"颇"义为"稍微"。

20．"因为"当改为"因"义为"沿袭"。

21．"不大"当改为很大。

22．"过分拘泥古法的言论"当改为确切的评论。

23．"希望"当改为"一定"。

24．"名词作状语"当改为名词作动词，义为"乘轿"。

25．"各不相同"当改为相同，比喻应验神速。

26．"音义俱同"当改为：前"沮"音jǔ，义为"沮丧"；后"沮"音jù，义为"湿"。

27．"'耽'的异体字"当改为"鸩"的异体字，义为"毒害"。

28．"痛心疾首"当改为后悔不及。

29．"指主管山林的官员"当改为地名，今福建福州。

四、词义解释题

1．阴石：寒性矿物药。　阳石：热性矿物药。

2．辟：闭阻。　宛气：郁结之气。宛，通"郁"。

3．滞下：痢疾。　绝：绝对、完全。　衽席：床席。

4．浃旬：满十天。　亘：连续、持续。

5．翌日：第二天。　泠然：清凉的样子。

6．一旦：忽然。　霍然：消散貌。喻病愈之快。　敛衽：整理衣襟，表示敬佩。

7．不肖：我。第一人称之谦称。　茗：茶。　瓯：盆盂类瓦器。

8．向：如果。　室：指妻。

9．矢：通"誓"。　谖：忘记。　侏儒：身材矮小之人。此为自谦之词。

10．敛手：缩手。表示不敢有所作为。　噬脐：喻后悔不及。

11．诣：来到。　愠：怨恨。　初：从来，始终。　责：求。

12．讼：辩解。　厉：祸害。

13．速：招致。

14．簧鼓：此指动听的语言。　钜："巨"的异体字。

15．均：分。　缠绵：纠缠。病久不愈。

16．以来：以上。　泥：用泥涂抹。

17．旋旋：缓缓，慢慢。　并：合上。

18．大率：大抵。　倍蓰：几倍。

19．消息：指斟酌。

20．国祚：国家的命运。

21．酒斝：酒杯。　英：花。

22．伍：同列。

23．交战：都害怕。　危亟：危急。

24．孰：同"熟"，深入。　方：周全。

25．沮：湿润。

26．后饭：饭后药先。

27．疑讶：疑惑惊奇。

28．缓急：义偏于"急"，紧急之时。　寻检：查检。

29．迹：追寻、追查。　由然：原委、来由。

30．阴易：病名。伤寒或瘟疫等病后余热未净，由房事而传于对方，称阴阳易。女传于男者为阴易。　命：名。称作。

31．庶：希望。　左右逢其原：谓做事得心应手。

32．简径：简明直接。　了：明白。

33．宦游：出外求官或做官。　叵测：不可推测。　给：及。

34．迓：迎、迎接。

35．掠美：夺人之美为己有。

36．隶：隶属，附属。

37．造理：合乎事理。

38．不敏：不敬。

39．动：常常。

40．锓：雕刻。　绌：短缺，不足。

41．渍形：用汤液浸泡等治法。

42．迤逦：曲折连绵。

43．食：通"蚀"，消损。　亢：亢盛、太盛。

44．封蛰之本：指肾。

45．允：确实；果真。

46．相须：两种性能相类的药物同用，能互相增强作用。　相得：相互配合。　并行而不悖：同时进行，而不冲突。

47．漐漐：汗浸出不住的样子。　似：持续，嗣续。

48．五绝：心肝脾肺肾皆绝。　拨：断绝；折。

49．匡：辅助。　辟：除，排除。

50．或然：或许是这样。

51．颇：皆。　旧第：原来的次序。

52．阴翳：指阴寒之气。　阳光：指阴虚所致，阴火内热。

53．椠本：刻本。　因：沿袭。

54．用是：因此。

55．釜鬵：皆古代炊具。

56．清简：清新简练。　笃论：确切的评论。

57．书：字。　轻重：义偏于"重"，紧要。

58．孟浪：鲁莽，草率。　羁延：耽搁延误。

59．期：必定。

60．擘：扒开；分开。　开合：义偏于"开"，睁开。

61．汗牛充栋：形容书籍之多。

62．肤廓：文词空泛而不切实际。　古茂：古雅美盛。

63．不经：荒诞不合常理。

64．伊于胡底：不知将弄到何种地步。

65．望洋：喻力不从心，无可奈何。意沮：心中沮丧。

66．诇：至。　昃：日西斜。

67．经月：一个月。

68．惟：思，想。

69．然：同"燃"，烧。

70．木：树叶。

71．靖：安定。　淹：淹没。

72．挹：舀取。　空：徒然。

73．酬塞：犹搪塞。

74．箑：扇子。

75．酖：同"鸩"，毒害。

76．缄封：书信。

77．仰企：仰慕企望。　前修：前贤。

78．狃：拘泥。

79．簟：竹席。

80．特：只是。　焉：之。

81．五绝：旧指缢死、压死、溺死、魇死和产乳（临产时突然晕绝）五种绝症。

82．按：按语。对有关文章、词句所作的说明、提示或考证。

83．曩：过去。

84．曲：迂回。

85．通转：训诂学术语。多用于古韵通

假。此指字义的转训。

五、语译题

1．如果慓悍的药入内，那么邪气闭阻了，而郁结之气愈加深入内伏。

2．仲景虽然说过要不避早晨还是夜晚，立即应该进行治疗，但医生也应该顾及到病人表里虚实的情况，等待那适当的时日进行治疗。如果不遵循医疗的次序，即使病人暂得到安逸，但是亏损了五脏，而使病人夭折而短寿，那又有什么值得可贵的呢！

3．当时朱彦修先生客居城里，因为同学的友情，每天来探访看望我，给我服药。只是每天服药而病情却日益加重。

4．我听说过这样的话：善于赠给人礼物的人是用语言，那种永远发誓不能忘记的事情也是用语言。我很不才，不值得被先生厚爱，私下里用这篇文字来记录先生完美的德性罢了。

5．孙子南一大早就去到沉明生医师那里，怨恨之情表现在脸色上，用轻率使用河车的罪名责怪，而且又大大称赞这位朋友的先见之明，始终没有说明曾使用过花粉、知母等凉药的事，并且向医师责求疗效，一定要治愈才肯完事。

6．素来对于亏损元精的病证，不只病人自己烦心厌恶，就是从事医师职业的人，也有左右为难的时候。

7．如果经大火煅烧，其色如银一样洁白，自然除去其火毒之性，一点点也没有差错。

8．大体来说，想要使药力达于五脏四肢，没有比得上汤药的。要使药力停留在胸膈肠胃之中，没有比得上散药的。想要使药力在体内停留很久，然后散布于全身，没有比得上丸药的。

9．现今的医生不按药物学的理论多花点工夫而使处方更加完美，却想希望其制定

的方剂像这样变通合适，正如学习射箭却不拿起弓和箭，那是肯定学不会的。

10．菊花的苗可作蔬菜，叶子可以吃，花也可以吃，根和果实可以入药，把它装入口袋可以做枕头，把它酿成酒浆可以饮用，从根到梢，没有哪一处没有功用。

11．药物有有利的一面，必然有不利的一面，那是必然的；病人取其有利的一面而不取其不利的一面，那是常情；医生用药去其不利的一面而不去其有利的一面，那是基本的道理。

12．神，是人身的主宰，因此神气顺着生命的机理而运动，那么人的精神必然安定，精神安定就使全身和畅舒适，全身和畅舒适皮肤肌理就周密，皮肤肌理周密风寒暑湿之邪就不能对人体怎么样了，所以享受自然之寿数就没有不符合自然规律了。

13．温养心阳不必全用热药，滋补肾阴不必全用寒药。只要助益心之阳，寒药也可用；只要滋补肾之阴，热药也可用。

14．汗出偏在身体某一侧而湿润，就使人半身不遂。汗出全身湿润，就要生出汗疹或痱疮。多吃鱼肉美味对人身体的影响，就是生出好多疔疮，得病就像手拿空的器物装东西一样容易。

15．还有，特别喜好吃鱼肉美味的人，肥肉厚味会产生内热，它在人体中的变化会使人身生出好多疔疮。"足"的意思是"饶"，不是"手足"的"足"。

16．一般来说，妇人的病，跟男人比起来，要难治十倍，所以要另外立方施治。如果是四季气候变化得的病，以及虚实冷热造成的病患，治法当然与男人相同。

17．这本书最方便那些外出做官、客游他乡、乡居僻处以及晚上突遭不测请医不及的人，用简单的方法治病，故对于古书中的深奥难测的内容，只采集那些与治病最为相关的部分。

18．这本书是出外做官时编写的，从广东西部地区到辽东，十多年来，乘风驶船于烟雾弥漫的江面，顶霜驾车于沙漠，偶尔有心得体会，随时交给小吏把它记录下来。因此全书体裁不固定，也想要改为一致的体例，可是事务繁多终于未能做到。

19．如果命门火衰，少火就接近熄灭了。想要使脾胃之阳气暖和，一定先要使命门之火升温。这种肾气丸中纳入桂枝、附子于滋阴剂中，配伍十分完美，很有深意，就像心隐藏于深处，而使其道德修养更加完美一样。

20．又妙在"让病人温温地盖着被子约一个时辰左右，身体浸浸地持续地有汗"，这是把微微出汗的方法传授给人。"不可以让病人大汗淋漓，那样病一定治不好"，这是告诫人们不能过度出汗的意思。

21．如果是虚脱之病症就纯属于正气虚，虽然病状也与各种伤害之症相似，只是松手、口开、眼合、汗出如珠一样不断、小便失禁，全部显现出心绝、肝绝、肺绝、脾绝、肾绝的症候。这是生命的根本已先断绝了，所以张景岳有不是中风症的说法。

22．王冰注解《素问》，疏通其隐晦的内容，挖掘其深奥的含义，有很多创见发明。其中阐述大热严重的病证，用寒凉药治疗它，但热象不去，是由于阴虚的缘故；大寒严重的病证，用温热药治疗它，但寒象不去，是由于阳虚的缘故。对于阳虚，不必除肾水，而适宜用温养心阳的方法来消除阴寒之气；对于阴虚，不必降心火，而适宜用滋补肾阴的方法来抑制阳亢之象。于是开启了明代薛己等人从根本上来探求气血阴阳皆从命门所化的大法，他也真是深通医理的人呀。

23．他对于风寒暑湿火燥六气及杂症多门，都能揣度议论以揭示其奥妙，使读者一目了然，加上《尚论篇》，可以说是渡河的

船只，烹鱼的锅灶。

24．其它如瘟疫，明辨表里，最清新简练而有法度，而且常有确切的议论。《温病条辨》文词效法仲景，专尚简要，一一摘取前贤精妙，参以个人心得体会。他的方法多源于叶天士，而分量有所加重。

25．又有善于写草书的医生，对于他写的医案人们不认识，关系还不大。至于药名，那么药铺里的人怎能都认识草体字呢？粗心大意的人大概地抓一下因而给误了事，小心谨慎的人来回询问就耽误时间。可不可以跟同行们互相约定好，凡是书写药方和医案，字一定要清爽，药名一定要人们都认识？

26．还有一种情形是：笃信古人，不知变通。拘泥《伤寒》《金匮》的说法，不能开出随时应变的药方，不考古今病情的差异，胶柱鼓瑟，认为自己善于学古。治不好病，就怪古人欺骗了自己。

27．我看到病人用手扒开眼睛，看着我吃饭，由于他眼眶全都肿了，所以不能自行睁开。

28．细想其中的缘故，莫非是他来诊病时太阳已经西沉，走路着急，咳嗽厉害，因而气息阻塞，脉象混乱，才有这样的现象呀？然而，一想到这件事，就愈加不敢自信了。

29．喜爱我的人见了感到吃惊，忌恨我的人听说后议论纷纷。然而没有萧敲鲁高明的医术，岂能知病？只是把自己比作羊叔子赠送药物，总不会害人。

30．因此仰慕华佗高明的医术，继承了他起死回生的神膏；不回避冒犯韩皋那样的人，因天寒就不使用膏药。现在害怕权贵的人，必然不能尽其心力；拘泥于陋习的人，肯定不能有心得体会。

31．疼痛就用手揉，痒痒就用手挠；唾液可以治毒，小便可以疗伤。就近取之于

身，非常方便，哪里必须用药呢？七情之病，看花解闷，听曲消愁，效果比服药还好。人们没有哪一天不在外治调摄之中，只是习惯了它反而不去考察罢了。

32.本文先说"不得隐曲"，后说"女子不月"，王氏却增加"男子少精"，而用"不得隐曲"总承男女而言，使经文倒置，这是第二个失误。

33.过去我胡澍在西安县署时，见到侯官县的林某人，他每当活动或吃饭的时候，左边身体常出汗，把衣服都湿透了，即使寒冬腊月也是这样，这正如经文注释中所说的情况。

34.《史记·苏秦传》说："我听说饥饿的人之所以不吃鸟吃剩下的食物，是因为苟且充腹，与饿死有同样的忧患。"

35."敷"字有陈布的意义，又有久旧的意思。大凡来说，一个字分别有几个意义全都是由一个意义引申转训而来的。训诂之法，不能拘泥呆板不知变通。

六、阅读题

（一）

1.宫詹前于乾隆丁未冬，自毗陵抱疾归，证类噎隔，已濒于危。予为治之而愈。嘉庆乙丑，宫詹视学中州，病发召诊，又为治愈。案载《初集》及《辑录》中。道光乙酉秋，宫詹在都，前疾又作，初时尚轻，来书语状。予辄忧之。虑其年愈花甲，血气既衰，非前此少壮可比。末又云："幸得请假南归，便图就诊，深为之喜。"及至腊底，伊宅报中详述病情，较前再发更剧，体惫不支，势甚危笃。令侄子硕兄亟欲邀予入都诊治。予虽老迈，谊不容辞。适迫岁暮，冰雪严凝，水陆舟车都难起发，道阻且长，恐其病不及待。子硕兄踌躇无策，再四相商，祇得酌拟一方，专足送去，冀幸得以扶持，即可回籍调治。另函致意，劝令速归。回书

云："手翰再颁，感沦肌髓，妙剂服之，不似昔年之应手，盖衰惫日久之故，欲归不得，进退维谷，负我良友，何以为人？弟之心绪，不可名状，永别之感，惨剧难言。然奄忽而徂，胜于痴狂而活也。专泐敬谢，不能多写，亦不知结草何时，南望故乡，惟有怅结。"未几遂卒。悲夫！宫詹自订年谱未竟，令弟时任千州续成之。谱末有云："兄病中尝语人曰：吾生平患此疾，及今而三矣。丁未、乙丑，皆濒于危，皆赖程杏轩治之而愈。今无杏轩，吾病殆不可为矣。"予阅及此，不禁泫然。

2.①隔：通"嗝"。气逆作声，俗说打嗝。噎嗝之病，今称食道癌。②腊底：腊月底。③令：对别人亲属的敬称。④亟：急，迫切。⑤迫：逼近。⑥专足：犹言专差。凡人有紧要事，专派一人投递公文或私函，以期迅速，谓之专足。⑦手翰：犹手书。谓亲手所写之书信。⑧沦：陷入。⑨应手：得心应手之省，此有手到病除之义。⑩进退维谷：进退两难。谷，穷也。⑪感：悲伤。⑫奄忽：迅疾，倏忽。⑬徂：往。此为"死"之义。⑭泐（lè）：雕刻。引申为书写。旧时称手书为手泐，此即其义。⑮结草：死后谢恩。⑯卒：死。⑰竟：完成。

3.乙酉年秋，宫詹在京都，旧病又发作，初起之时还轻，来信告诉我病状，我就很为他担忧。考虑他年过花甲（60岁）之年，血气都已衰弱，不是先前年轻少壮之时可比。信来又说："有幸能够请假南归，顺便想去你处诊视，深深为此感到喜悦。"

4.本文病主是宫詹。所患噎嗝。前两次发病都被程杏轩治愈，最后因年岁已高，气血衰弱，没有治愈。

（二）

1.宗元白：前以所致石钟乳非良，闻子敬所饵与此类，又闻子敬时惯闷动作，宜

170

以为未得其粹美，而为巆矿燥悍所中，惧伤子敬醇懿，仍习谬误，故勤勤以云也。再获书辞，辱征引地理证验多过数百言，以为土之所出乃良，无不可者。是将不然。夫言土之出者，固多良而少不可，不谓其咸无不可也。草木之生者依于土，然即其类也，而有居山之阴阳，或近水，或附石，其性移焉。又况钟乳直产于石，石之精麤疏密，寻尺特异，而穴之上下、土之薄厚、石之高下不可知，则其依而产者，固不一性。然由其精密而出者，则油然而清，炯然而辉，其窍滑以夷，其肌廉以微，食之使人荣华温柔，其气宣流，生胃通肠，寿善康宁，心平气舒，其乐愉愉。由其粗疏而下者，则奔突结涩，乍大乍小，色如枯骨，或类死灰，淹顇不发，丛齿积颣，重浊顽璞，食之使人偃蹇壅郁，泄火生风，戟喉痒肺，幽关不聪，心烦喜怒，肝举气刚，不能和平，故君子慎焉。取其色之美，而不必唯土之信，以求其至精，凡为此也。幸子敬饵之近，不至于是，故可止御也。必若土之出无不可者，则东南之竹箭，虽旁歧揉曲，皆可以贯犀革；北山之木，虽离奇液瞒、空中立枯者，皆可以梁百尺之观，航千仞之渊；冀之北土，马之所生，凡其大耳短脰、拘挛踠跌、薄蹄而曳者，皆可以胜百钧，驰千里；雍之块璞，皆可以备砥砺；徐之粪壤，皆可以封大社；荆之茅，皆可以缩酒；九江之元龟，皆可以卜；泗滨之石，皆可以击考。若是而不大谬者少矣。其在人也，则鲁之晨饮其羊、关谷而辌轮者，皆可以为师儒；卢之沽名者，皆可以为太医；西子之里，恶而矉者，皆可以当侯王；山西之冒没轻儳、沓贪而忍者，皆可以凿凶门，制阃外；山东之稚骏朴鄙、力农桑、啖枣栗者，皆可以谋谟于庙堂之上。若是则反伦悖道甚矣。何以异于是物哉！今再三为言者，唯欲得其英精，以固子敬之寿，非以知药石角技也。若以服饵不必利

己，姑胜务人而夸辩博，素不望此于子敬。其不然明矣，故毕其说。宗元再拜。

2.①白：禀告，陈述。　②动作：发作。　③醇懿：淳朴的美德。这里意为贵体。　④勤勤：恳切。　⑤辱：谦词，意思是使对方受到屈辱。可译为"承蒙"。　⑥土：产地。此指名产地。即"道地药材"。　⑦将：大概，恐怕。　⑧阴阳：指山的南北两面。　⑨寻尺：形容距离短。寻：长度单位，八尺为寻。　⑩必若：如果。　⑪梁：房屋的大梁。名词用作动词。意为"作……大梁"。　⑫观：楼台类高大建筑。⑬脰：颈项。　⑭封：聚土建筑。　⑮卜：占卜。　⑯当：匹配，做……宠妃。　⑰角：较量高低。

3. 选取那种颜色美好的石钟乳，不必相信只要是名产地的石钟乳质量就是好的说法，才能寻找到最精粹的石钟乳，总起来说，就是为了这一点。

4.①本文主旨是：不必相信只要是名产地的石钟乳质量就是好的说法。

②作者赞成服食精美的石钟乳保养身体。

（三）

1.《至真要大论》：故《大要》曰："谨守病机，各司其属。有者求之，无者求之，盛者责之，虚者责之，必先五胜，疏其血气，令其调达，而致和平。此之谓也。"深乎，圣人之言！理宜然也。有无求之，虚盛责之，言悉由也。夫如大寒而甚，热之不热，是无火也；热来复去，昼见夜伏，夜发昼止，时节而动，是无火也。当助其心。又如大热而甚，寒之不寒，是无水也；热动复止，倏忽往来，时动时止，是无水也。当助其肾。内格呕逆，食不得入，是有火也；病呕而吐，食久反出，是无火也。暴速注下，食不及化，是无水也。溏泄而久，止发无恒，是无火也。故心盛则生热，肾盛则生

171

寒，肾虚则寒动于中，心虚则热收于内。又热不得寒，是无水也；寒不得热，是无火也。夫寒之不寒，责其无水；热之不热，责其无火。热之不久，责心之虚；寒之不久，责肾之少。有者写之，无者补之，虚者补之，盛者写之。适其中外，疏其壅塞，令上下无碍，气血通调，则寒热自和，阴阳调达矣。是以方有治热以寒，寒之而水食不入；攻寒以热，热之而昏躁以生。此则气不疏通，壅而为是也。纪于水火，余气可知。故曰有者求之，无者求之，盛者责之，虚者责之，令气通调。妙之道也。五胜，谓五行更胜也，先以五行寒暑温凉湿、酸咸甘辛苦相胜为法也。

2.①司：掌握。 ②疏："疏"的异体字。疏通。 ③见：出现，显现。 ④倏忽：迅快；突然。 ⑤恒：常规。 ⑥写：同"泻"。 ⑦适：调和。 ⑧中外：表里。

⑨以：而、却，转折连词。 ⑩纪：准则，用如动词。

3.①圣人的话是多么深刻啊！道理应该是这样。显露的病证都要探求它的病机是属寒还是属热的本质，实证和虚证都要探求它属实还是属虚的原因，这些关于探求病机的道理，说得全都有依据。

②用寒药治疗热症不能使病人退热，推究它的原因是阴虚；用热药治疗寒证不能使温，推求它的原因是阳虚。用热药治疗寒证，而热不久消失，推求它的原因是心阳虚；用寒药治疗热证而久不消失，推求它的原因是肾阴虚。

4.作者认为用温药治疗寒证，但寒象不去，这是阳虚；用寒药治疗热证，但热象不去，这是阴虚。阴虚阳虚的病理表现是：内格呕逆，食不得入，是有火也；病呕而吐，食久反出，是无火也。暴速注下，食不及化，是无水也。溏泄而久，止发无恒，是无火也。故心盛则生热，肾盛则生寒，肾虚

则寒动于中，心虚则热收于内。作者制定的治疗原则是：有者写之，无者补之，虚者补之，盛者写之。适其中外，疏其壅塞，令上下无碍，气血通调，则寒热自和，阴阳调达矣。

（四）

1.一《脉经》撰自叔和，歌诀伪于五代。俗工取其便利，不究原委，家传户诵，熟在口头，守而勿失，宁敢于悖《内经》，不敢于悖口诀，吾师是以辞而辟之，援据经旨，灿列图文。日月既已昭矣，爝火其将熄乎？

一医者，人之司命；脉者，医之大业。此神圣之事，生死反掌之操者也。俗人不知，藉此求食，佯为诊候，实盲无所知，不过枯守数方，徼幸病之合方，未必方能合病也。或高乎此者，亦影响成说耳。吾师考据古今，衷极理奥，而皆本乎心得，妙有神遇，未抽之绪斯吐，有漏之义用补，故非剿袭之词，有异雷同之旨。

一玄黄犹可辨，似是渺难明。如缓与迟相类，而缓岂迟之谓？微与细同称，而微非细之形。一毫有误，千里全殊。俗工乃敢信口妄指，欺所不知。每念及此，可胜浩叹！是尤吾师之神测，独秘授及门者，兹乃不惜龙珠为人拈出。千古上下，厥功伟矣。

一天人同体，时日异候，理有预征，机尝先见。吾师考之六经，配以诸部，精推密察，溯往知来。未病而知其将病，已病而知其将瘥。斯真隔垣之视、秦镜之悬也。门人董㸢晋臣氏百拜述。

2.①俗工：庸医。 ②原委：本末。 ③悖：违背。 ④词而辟之：指写文章驳斥它。 ⑤昭：光明照耀。 ⑥爝火：炬火、蜡烛之意。 ⑦其：将要。 ⑧藉：凭借。 ⑨求食：谋利。 ⑩徼幸：犹侥幸。 ⑪影响：如影随形，如音随声。此谓顺从。 ⑫玄黄：黑与黄。此泛指各种颜色。

3.①这最是我们老师的神妙的诊视技术，惟独秘密传授给门徒，这是不惜把珠宝拿出来送人。古往今来，他的功劳实在伟大。

②我的老师考证六经，配合多部经典，精密推察，推溯以往而知未来。未病而知其将病，已病而知其将愈，这真如扁鹊有透视之功能，又如高悬秦镜之明察。

4.俗工死守歌诀，良医依据《内经》；俗工侥幸求食，死守几方；良医考据古今，本乎心得；俗工脉理不辨，信口雌黄，良医细心推求，微细精辨。

（五）

1.伤寒邪气在表者，必渍形以为汗；邪气在里，必荡涤以为利。其于不外不内，半表半里，既非发汗之所宜，又非吐下之所对，是当和解则可矣。小柴胡为和解表里之剂也。柴胡味苦、平、微寒，黄芩味苦、寒。《内经》曰：热淫于内，以苦发之。邪在半表半里，则半成热矣，热气内传，攻之不可，则迎而夺之，必先散热，是以苦寒为主，故以柴胡为君，黄芩为臣，以成彻热发表之剂。人参味甘、温，甘草味甘、平。邪气传里，则里气不治，甘以缓之，是以甘物为之助，故用人参、甘草为佐，以扶正气而复之也。半夏味辛、微温，邪初入里，则里气逆，辛以散之，是以辛物为之助，故用半夏为佐，以顺逆气而散邪也。里气平正，则邪气不得深入，是以三味佐柴胡以和里，生姜味辛、温，大枣味甘、温，《内经》曰：辛甘发散为阳。表邪未已，迤逦内传，既未作实，宜当两解。其在外者，必以辛甘之物发散，故生姜、大枣为使，辅柴胡以和表。七物相合，两解之剂当矣。

2.①淫：漫淫；渗透。 ②夺：除去。③彻：清除；散去。 ④迤逦：曲折连绵。 ⑤当：恰当，适当。

3.伤寒邪气在表的病人，一定要用温汤浸浴等治法让病人发汗；邪气在里，一定要用服汤药清除病邪才对身体有利。如果病邪不在体表也不在体内，而是在半表半里，既不适宜汗法，又不是用吐下法能对应的，这就应当用和解法就可以了。

4.①本文主要说明了小柴胡汤是如何配伍的，并证明它是最合适的和解表里的方剂。

②邪在半表半里则半成热。热气内传，则迎而夺之，先散其热。柴胡、黄芩苦寒为主，故为本剂之君药臣药。本方剂配伍的理论依据是《内经》：热淫于内，以苦发之。

（六）

1.《证治准绳》一百二十卷，明·王肯堂撰。肯堂有《尚书要旨》已著录。是编据肯堂自序，称先撰《证治准绳》八册，专论杂证，分十三门，附以类方八册，皆成于丁酉戊戌间。其书采摭繁富，而参验脉证，辨别异同，条理分明，具有端委，故博而不杂，详而有要，于寒温攻补，无所偏主。视缪希雍之余派，虚实不问，但谈石膏之功，张介宾之末流，诊候未施，先定人参之见者，亦为能得其平。其诸伤门内附载传尸劳诸虫之形，虽似涉乎语怪，然观北齐徐之才以死人枕疗鬼疰，则专门授受，当有所传，未可概疑以荒诞也。其《伤寒准绳》八册、《疡医准绳》六册，则成于甲辰，《幼科准绳》九册、《女科准绳》五册，则成于丁未，皆以补前书所未备，故仍以《证治准绳》为总名。惟其方皆附各证之下，与杂证体例稍殊耳。史称肯堂好读书，尤精于医，所著《证治准绳》该博精详，世竞传之，其所著《郁冈斋笔塵》，论方药者十之三四，盖于此一艺，用力至深，宜其为医家之圭臬矣。

2.①传尸劳：即痨瘵，或称肺痨瘵。②语怪：谈论怪异。 ③鬼疰：痨瘵。 ④概：一概。 ⑤殊：不同。 ⑥该博：渊博。 ⑦圭臬：喻典范，准则。

3.那部书采摘搜集繁多丰富，而且参验脉证，辨别异同，条例分明，都有源有流，所以内容广博而不杂乱，详细而有要点。对于寒温攻补，没有侧重的地方。比起缪希雍之类的末流，虚实不问，只谈石膏的功效，张介宾这样的末流，没有诊断脉候，首先确定用人参的观点，要公允合理得多。

4.①本文主要记述了《证治准绳》成书的时间、包括的内容，并赞扬本书内容宏富，条理分明，参验脉证，寒温无偏主，是医家之圭臬。

②本文与缪希雍、张介宾作比，是为了说明王肯堂不偏主寒温，比他们更平正。

③因为《伤寒准绳》、《幼科准绳》皆可补《证治准绳》之不备，故依然用此名。

（七）

1.为医者，非博极群书不可。第有学无识，遂博而不知反约，则书不为我用，我反为书所缚矣。泥古者愚，其与不学无术者相去几何哉？柯氏有"读书无眼遂致病人无命"之叹。夫人非书不通，犹人非饭不活也。然食而化，虽少吃亦长精神；食而不化，虽多吃徒增疾病。所以读书要识力，始能有用；吃饭要健运，始能有益。奈毫无识力之人，狃于如菜作齑之语，涉猎一书，即尔悬壶应世，且自夸曰儒理。喻氏所谓业医者愈众，而医学愈荒，医品愈陋。不求道之明，但求道之行，此犹勉强吃饭，纵不停食而即死，亦为善食而形消，黄玉楸比诸酷吏、蝗螟，良不诬也。更有文理全无，止记几个成方，遂传衣钵，而世其家业，草菅人命，恬不为羞，尤可鄙矣。语云"用药如用兵"。善用兵者，岳忠武以八百人破杨幺十万；不善用兵者，赵括以二十万人受坑于长平。噫！是非才、学、识三长兼具之豪杰，断不可以为医也。父兄之为其子弟择术者，尚其察诸。

2.①第：只是。 ②善：多。 ③良：

的确。 ④诬：欺骗。 ⑤世：继承。 ⑥恬：安然，坦然。 ⑦尚：希望。祈使副词。 ⑧诸：之，代词。

3.因此读书要有识别事物的能力，才能有用；吃饭要健行运化，才能有益。奈何毫无识力的人，习惯于"秀才学医，切菜作齑"的俗语，泛泛地读一本书，随即就挂牌行医，且自夸精通儒理。正如喻嘉言氏所说的以医为业的人越多，医学事业越荒疏，医生的品味越鄙陋。

4.①本文主要论述学医者要才、学、识兼具，方可为医。

②喻氏之说，意在批判业医者一不愿读书，二不善读书，故云业医虽众，医学愈陋，医品愈荒。

③作者认为医者须兼具才、学、识，但不是每个子弟都具备这些品质的，故为其择业要慎重。

（八）

1.医之难，在不能见脏腑，而人之敢于为医者，正恃此皆不见脏腑。然孟浪酬塞，欺人欺己，于心终有不自安者。余非不慕高医之一剂知、二剂已也，而自问聪明才力万不及前人，阅历愈深胆愈小，不得不遁而出，此所谓画虎不成不若刻鹄者也。又所谓与为牛后，不若为鸡口者也。自任如此，故教人亦遂如此也。惟是治分内外，而读书明理则一，能通其理，则辨症明白，兼知古人处方用药之意，庶几用膏薄贴，用药糁敷，用汤头煎抹炒熨，无不头头是道，应手得心，具有内外一贯之妙。否则，依样画葫芦，病药不相对，或且相反，误人匪浅。

2.①孟浪：鲁莽，不经心。 ②酬塞：应付搪塞；敷衍塞责。 ③知：见效。 ④已：病愈。 ⑤庶几：或许，差不多。 ⑥匪：非。

3．可是问一问自己的聪明才力，远远比不上前人。阅历越是深广，胆量就越小，不得不回避而出。这就是人们所说的画不成老虎，不如去画天鹅，又如人们所说的与其做出粪的牛肛门，不如做进食的鸡嘴巴。本人如此，所以教别人也是这个原则。

4．①本文主要解释自己偏重外治之法的缘由，说明无论内治外治，只要读书明理，自然治有神功。

②作者认为医之难在于不能见脏腑，因不能见，故愈加谨慎，因此就愈加胆小。

③作者认为不管内治外治，最重要的是读书明理。

（九）

1．《阴阳别论篇第七》："三阳三阴发病，为偏枯痿易，四支不举。"注云："'易'为变易常用，而痿弱无力也。"又《大奇论篇》："跛易偏枯。"注云："若血气变易，为偏枯也。"案易，竝当读为"施"。《汤液醪醴论篇》云："是气拒于内，而形施于外。""施"亦作"弛"。《生气通天论篇》云："大筋緛短，小筋弛长緛短为拘，弛长为痿。"又云："筋脉沮弛。"注云："迟，缓也。"《痿论篇》云："宗筋弛纵。"《刺要论篇》云："肝动则春病热而筋弛。"《皮部论篇》云："热多则筋弛骨消。"盖痿跛之病，皆由筋骨解弛，故云"痿易"、"跛易"，"易"即"弛"也。王如字释之，非经恉也。《毛诗·何人斯篇》："我心易也。"《释文》："易，《韩诗》作'施'。"《尔雅·释诂》："弛，易也。"《释文》："弛，本作'施'。"是"易"、"施"、"弛"古通之证。

2．①案：这是本篇作者孙诒让的按语，案，通"按"。　②竝："并"的异体字。③读为：训诂术语。用本字释通假字。亦可称"读作"。　④緛短：短缩。緛，衣的皱褶，引申为收缩。　⑤宗筋：众筋。　⑥通：通假。

3．大概"痿"、"跛"之类的病，都是由于筋骨松弛所得的，所以《内经》中说："痿易"、"跛易"。易就是弛的意思。王冰从字面上训释为变易的意思，这不是《内经》的本意。

4．①训释的对象是《阴阳别论篇第七》"三阳三阴发病，为偏枯痿易，四支不举"中的"易"字。

②正面论点："易"当读为"施"或"弛"。反面论点："易"释为"变易"。

③作者引用了《汤液醪醴论篇》、《生气通天论篇》、《痿论篇》、《刺要论篇》、《皮部论篇》以及《毛诗·何人斯篇》、《尔雅·释诂》说明"易"与"施"、"弛"是相通的，从而证明此篇也当读为"弛"。

下 编

第一章 工 具 书

习题

一、选择题

（一）A₁型题

1. 属于注音方法的是（　　）

　　A. 部首法

　　B. 音序法

　　C. 直音法

　　D. 韵序（韵部）法

　　E. 类别法

2. 属于检字方法的是（　　）

　　A. 部首　　　　B. 目录

　　C. 索引　　　　D. 类书

　　E. 引得

3. 我国最早的一部字典是（　　）

　　A.《尔雅》

　　B.《说文》

　　C.《康熙字典》

　　D.《中华大字典》

　　E.《字汇》

4. 我国最早的一部词典是（　　）

　　A.《说文解字》　B.《辞源》

　　C.《经籍纂诂》　D.《尔雅》

　　E.《辞通》

5. 我国古代最大的一部目录专著是

（　　）

　　A.《七略》

　　B.《四库全书总目》

　　C.《汉书·艺文志》

　　D.《崇文总目》

　　E.《中国医籍考》

6. 要查找孔子"老者安之，少者怀之"一语的具体出处，应首先查检（　　）

　　A.《十三经索引》

　　B.《论语译注》

　　C.《诸子集成》

　　D.《四书集注》

　　E.《孔子家语》

7.《说文解字》首创了（　　）

　　A. 笔画编排法　　B. 部首编排法

　　C. 韵部编排法　　D. 反切注音法

　　E. 意义编排法

8. 我国现存最大的一部中医类书是

（　　）

　　A.《类经》

　　B.《珍本医书集成》

　　C.《四部总录·医药编》

　　D.《古今图书集成·医部全录》

　　E.《古今医统》

9. 确立"六书"体系的是（　　）

　　A.《尔雅》

　　B.《说文》

　　C.《康熙字典》

　　D.《中华大字典》

　　E.《经传释词》

10. 属于"十三经"之一的辞书是

(　　)

    A.《尔雅》   B.《说文》

    C.《方言》   D.《释名》

    E.《左传》

（二）A₂型题

1.以下哪个字不在《康熙字典》的肉部里(　　)

    A.胁   B.脆   C.胡

    D.朔   E.肓

2.以下哪个字不在《康熙字典》的邑部里(　　)

    A.那   B.郭   C.附

    D.部   E.邦

3.以下不属于索引的是(　　)

    A.目录   B.索引

    C.通检   D.引得

    E.备检

4.不属于《说文》"心"部首的是(　　)

    A.沁   B.恭

    C.快   D.想

    E.忿

5.不属于《说文》"肉"部首的是(　　)

    A.胡   B.脾   C.期

    D.膺   E.脆

6.以下不属于类书的是(　　)

    A.《艺文类聚》

    B.《太平御览》

    C.《类经》

    D.《东垣十书》

    E.《名医类案》

7.以下不属于古代医方书的是(　　)

    A.《名医类案》

    B.《圣济总录》

    C.《普济方》

    D.《医心方》

    E.《医方类聚》

8.以下不属于丛书的是(　　)

    A.《四库全书》

    B.《圣济总录》

    C.《医宗金鉴》

    D.《珍本医书集成》

    E.《诸子集成》

9.以下不属于索引类工具书的是(　　)

    A.《庄子引得》

    B.《论衡通检》

    C.《周易引得》

    D.《中医经典索引》

    E.《中医图书联合目录》

10.以下不属于古汉语虚词专著的是(　　)

    A.《说文》

    B.《词诠》

    C.《助字辨略》

    D.《经传释词》

    E.《古汉语虚词》

（三）B型题

    A.部首编排法 B.笔画编排法

    C.韵部编排法 D.注音编排法

    E.意义编排法

1.《说文解字》是(　　)

2.《辞通》是(　　)

3.《尔雅》是(　　)

    A.张机   B.张介宾

    C.陈梦雷   D.杨树达

    E.叶圣陶

4.《古今图书集成·医部全录》的主编是(　　)

5.《类经》的编者是(　　)

6.《十三经索引》的编者是(　　)

    A.《四库全书》

    B.《中国医籍考》

    C.《珍本医书集成》

    D.《古今图书集成·医部全录》

E.《尔雅》

7.属于综合性丛书的是（　　）

8.属于目录书的（　　）

9.属于医学丛书的是（　　）

（四）X型题

1.属于注音法的是（　　）

 A.直音法 B.音序法

 C.韵部法 D.反切法

 E.部首法

2.以下哪些字不在《康熙字典》的"草"部里（　　）

 A.芤   B.苔

 C.首   D.茯

 E.黄

3.以下哪些字不在《康熙字典》的"彳"部里（　　）

 A.往   B.行

 C.形   D.彼

 E.役

4.属于医学类书的是（　　）

 A.《珍本医书集成》

 B.《古今图书集成·医部全录》

 C.《类经》

 D.《名医类案》

 E.《四部总录·医药编》

5.属于医学丛书的是（　　）

 A.《皇汉医学丛书》

 B.《珍本医书集成》

 C.《四部总录·医药编》

 D.《中药研究资料索引》

 E.《医宗金鉴》

6.属于中医目录书的是（　　）

 A.《中国医籍考》

 B.《四部总录·医药编》

 C.《中国医籍提要》

 D.《中医图书联合目录》

 E.《中医经典索引》

7.属于查找医学文献的工具书是（　　）

 A.《珍本医书集成》

 B.《简明中医字典》

 C.《中医图书联合目录》

 D.《医学史论文资料索引》

 E.《中国医籍考》

8.属于《康熙字典》"衣"部首的是（　　）

 A.袤   B.袋

 C.裏   D.裹

 E.裕

9.属于《康熙字典》部首的是（　　）

 A.音   B.香

 C.鼻   D.龠

 E.氣

10.可以寻检非医书类古籍的是（　　）

 A.《普济方》

 B.《圣济总录》

 C.《崇文总目》

 D.《四部丛刊》

 E.《四库全书》

二、填空题

1.我国最早的字典是_____，是按_____编排的，共分_____个部首。

2.《说文解字》收字_____个，作者是_____时的_____。

3.我国最早的词典是_____，也是我国最早的一部_____专书，该书按_____编排。

4.《康熙字典》是清代_____等人编纂的，这部字典用的是_____编排法，释字体例是_____。

5.在《康熙字典》中，"阿"、"防"的部首均为_____，"都"、"郡"的部首均为_____。

6.我国现存最大的中医类书是_____代_____等人编的_____。

7. 近人杨树达的_____和何乐士等人的_____，都是查检文言虚词的专著。

8. 《中国医籍考》的作者是_____，全书八十卷，收录了自_____至_____，共三千多种医书。

9. 在《康熙字典》中，"苗"的部首是_____，"理"的部首是_____。

10. 在工具书的编排方法中，除了音序编排法之外，主要还有_____、_____、_____。

三、改错题

1. 查找中医词语时要查《古今图书集成·医部全录》等。

2. 查找联绵词时要查《联绵字典》和《辞海》。

3. 《中国医籍考》也称《宋以前医籍考》。

4. 《四部总录·医药编》是医学丛书。

5. 丛书是辑录各门或某一门类资料的工具书。

四、阅读题

神农本草经百种录一卷国朝徐大椿撰大椿字灵胎号洄溪吴江人世传神农本草经三卷载药三百六十五味分上中下三品今单行之本不传惟见于唐慎微本草所载其刊本以阴文书者皆其原文也大椿以旧注但言其当然不言其所以然因于三品之中采掇一百种备列经文而推阐主治之义有常用之药而反不收入者其凡例谓辨明药性使人不致误用非备品以便查阅也凡所笺释多有精意较李时珍本草纲目所载发明诸条颇为简要然本草虽称神农而所云出产之地乃时有后汉之郡县则后人附益者多如所称久服轻身延年之类率方士之说不足尽信大椿尊崇太过亦一一究其所以然殊为附会又大椿所作药性专长论曰药之治病有可解者有不可解者其说最为圆通则是书所论犹属筌蹄

之末要于诸家本草中为有启发之功者矣（《四库全书提要·神农本草经百种录》）

要求：

1. 给上文标点
2. 注释文中加点号的词语
3. 今译文中加横线的句子
4. 文意理解

文中指出《神农本草经百种录》有哪些不足之处？

 ## 下编　第一章　工具书 参考答案

一、选择题

（一）A₁ 型题

1.C　2.A　3.B　4.D　5.B
6.A　7.B　8.D　9.B　10.A

（二）A₂ 型题

1.D　2.C　3.A　4.A　5.C
6.D　7.A　8.B　9.E　10.A

（三）B 型题

1.A　2.C　3.E　4.C　5.B
6.E　7.A　8.B　9.C

（四）X 型题

1.A、D　　　2.C、E
3.B、C　　　4.B、C、D
5.A、B、E　　6.A、B、C、D
7.A、C、D、E　8.A、B、C、D、E
9.A、B、C、D　10.C、D、E

二、填空题

1.《说文解字》　部首　540
2.9353　东汉　许慎
3.《尔雅》　训诂　类别或意义
4.张玉书　部首　先音后义
5.阜　邑
6.清　陈梦雷　《古今图书集成·医部

全录》

7.《词诠》　《古代汉语虚词通释》

8.丹波元胤　秦汉　清

9.艸　玉

10.部首编排法　笔画编排法　主题事类编排法（或按意义分类编排法）

三、改错题

1.《古今图书集成·医部全录》当改为《中医大词典》。

2.《辞海》当改为《辞通》。

3.《宋以前医籍考》当改为《医籍考》。

4."丛书"当改为"目录书"。

5."丛书"当改为"类书"。

四、阅读题

1.《神农本草经百种录》一卷，国朝徐大椿撰。大椿，字灵胎，号洄溪，吴江人。世传《神农本草经》三卷，载药三百六十五味，分上中下三品。今单行之本不传，惟见于唐慎微本草所载，其刊本以阴文书者，皆其原文也。大椿以旧注但言其当然，不言其所以然，因于三品之中，采掇一百种，备列经文，而推阐主治之义。有常用之药，而反

不收入者，其凡例谓辨明药性，使人不致误用，非备品以便查阅也。凡所笺释，多有精意，较李时珍《本草纲目》所载发明诸条，颇为简要。然本草虽称神农，而所云出产之地，乃时有后汉之郡县，则后人附益者多。如所称久服轻身延年之类，率方士之说，不足尽信。大椿尊崇太过，亦一一究其所以然，殊为附会。又大椿所作《药性专长论》曰：药之治病，有可解者，有不可解者。其说最为圆通，则是书所论犹属筌蹄之末，要于诸家本草中，为有启发之功者矣。

2.①国朝：本朝，即清朝。　②阴文：刻的文字图纹凹下者。　③推阐：推求阐发。　④乃：却。　⑤率：大抵。　⑥殊：极。

3.又，徐大椿所作的《药性专长论》说："药物治病，有可以解释的，有不可以解释的。"这种说法最为圆通。那么这部书所论述的内容还是属于方法之类的次要方面，总括而言在各家本草之中，仍是对人有启发的一部。

4.对《神农本草经》的一些错误说法，"徐大椿尊崇太过，亦一一究其所以然，殊为附会。"

180

第二章　汉　字

习题

一、选择题

（一）A₁型题

1. 目前能见到的最早并已较为成熟的汉字系统是（　　）
    A. 甲骨文　　　B. 金文
    C. 小篆　　　　D. 古文
    E. 大篆

2. 使用甲骨文的时代是（　　）
    A. 东周　　　　B. 西周
    C. 春秋　　　　D. 战国
    E. 殷商

3. "止戈为武"、"皿虫为蛊"这一对汉字结构的分析见于（　　）
    A. 周礼
    B. 《左传》
    C. 《周易》
    D. 《说文解字》
    E. 《论语》

4. 小篆以前的文字统称为（　　）
    A. 今文字　　　B. 金文
    C. 大篆　　　　D. 古文字
    E. 隶书

5. 最早对汉字结构方式进行系统研究的著作是（　　）
    A. 《尔雅》　　　B. 《释名》
    C. 《说文解字》　D. 《方言》
    E. 《左传》

6. "六书"中"画成其物，随体诘诎，日月是也"所指造字法是（　　）

A. 形声字　　　B. 象形字
C. 指事字　　　D. 会意字
E. 转注字

7. "六书"中"比类合谊，以见指㧑，武信是也"所指的造字法是（　　）
    A. 象形字　　　B. 会意字
    C. 假借字　　　D. 转注字
    E. 指事字

8. 以下属于"六书"中象形字的是（　　）
    A. 本　　B. 朱　　C. 女
    D. 寸　　E. 亦

9. 以下属于"六书"中会意字的是（　　）
    A. 本　　B. 刃　　C. 采
    D. 病　　E. 胃

10. 以下属于"六书"中指事字的是（　　）
    A. 朱　　B. 石　　C. 步
    D. 屈　　E. 州

11. 形声字的形符与声符有多种组合，最常见的是（　　）
    A. 上形下声　　B. 右形左声
    C. 左形右声　　D. 内形外声
    E. 下形上声

12. 以下属于同音通假的是（　　）
    A. 能，耐　　　B. 宛，菀
    C. 信，伸　　　D. 服，愊
    E. 约，要

13. 以下属于古今字的是（　　）
    A. 泛，汎　　　B. 胁，脅
    C. 笋，筍　　　D. 爪，抓
    E. 瓜，苽

181

14.在"六书"理论中,人们理解分歧较大的造字法是( )

A.象形　　　B.假借
C.会意　　　D.指事
E.转注

（二）A₂型题

1.以下不属于隶书之后产生的文字是( )

A.草书　　　B.行书
C.楷书　　　D.金文
E.简化字

2.以下不属于象形字的是( )

A.胃　　　B.牛
C.亦　　　D.羊
E.心

3.以下不属于指事字的是( )

A.本　　　B.刃
C.上　　　D.中
E.齿

4.以下不属于会意字的是( )

A.步　　　B.兼
C.身　　　D.采
E.休

5.以下不属于形声字的是( )

A.洋　　　B.涉
C.拊　　　D.疫
E.脾

6.以下不属于左形右声的形声字是( )

A.偏　　　B.河
C.妨　　　D.涓
E.顿

7.以下不属于内形外声的形声字是( )

A.辩　　　B.固
C.问　　　D.風
E.闻

8.以下不属于形居一角的形声字是

( )

A.咫　　　B.旭
C.庈　　　D.哉
E.匙

9.以下不属于古今字关系的是( )

A.支,肢　　　B.匡,眶
C.苔,胎　　　D.伎,技
E.然,燃

10.以下不属于通假字关系的是( )

A.齐,剂　　　B.厉,癞
C.佩,倍　　　D.服,箙
E.宝,葆

11.以下不属于异体字关系的是( )

A.灾,灾　　　B.标,標
C.胸,胷　　　D.笔,筆
E.怪,恠

12.以下不属于繁体字简化方法的是

( )

A.形体简写　　　B.草书楷化
C.恢复古字　　　D.同音替代
E.同音假借

13.以下形符中组字时书写形体不发生变化的是( )

A.辵　　　B.邑
C.阜　　　D.酉
E.肉

14.以下不属于繁简字关系的是( )

A.烛,燭　　　B.饮,飲
C.误,悮　　　D.当,當
E.气,氣

15.以下不属于双声通假关系的是

( )

A.约,要　　　B.服,箙
C.宛,郁　　　D.时,是
E.麋,糜

（三）B型题

A.草书楷化　　　B.恢复古字
C.同音替代　　　D.增加偏旁

E．同音通假

1．由古字向今字分化是形声字产生的一个重要途径，分散字义的主要方法有（　　）

2．两个字的声母和韵部完全相同而互相借用叫做（　　）

    A．异体字   B．假借字

    C．通假字   D．繁简字

    E．转注字

3．"六书"理论中"本无其字，依声托事"所指的造字法是（　　）

4．读音和意义相同而形体不同的字称作（　　）

    A．隶变   B．隶书

    C．大篆   D．小篆

    E．古文字

5．早期秦系文字以及战国时期的六国文字称为（　　）

6．由小篆变为隶书的过程称为（　　）

7．标志着汉字进入"今文字"阶段的是（　　）

    A．原生字   B．表意字

    C．俗字   D．后起形声字

    E．形声字

8．对于象形、指事、会意三种造字方法，现代文字学者多主张将它们统归为（　　）

9．产生于民间，最终被后世淘汰的分化字称作（　　）

10．对于古今字当中通过增加或改换形符而造成的今字又称作（　　）

（四）X型题

1．查检汉字古音常用的工具书有（　　）

    A．《汉语大字典》

    B．《汉字古音手册》

    C．《上古音手册》

    D．《古今字音对照表》

E．《汉字古今音表》

2．汉字字形复杂，造成汉字误写的原因有（　　）

    A．多义多音   B．音同

    C．多画少画   D．改画

    E．形近

3．古今字中的古字称"初文"，"今字"称作（　　）

    A．后起区别字   B．后起形声字

    C．俗字   D．分化字

    E．正字

4．通假字产生的原因有（　　）

    A．以误为正   B．不明本字

    C．标新立异   D．弃繁从简

    E．仿古求雅

5．形声字形符与声符的组合方式有（　　）

    A．左形右声   B．声居一角

    C．形居一角   D．内形外声

    E．上形下声

6．隶书之后汉字产生的写法有（　　）

    A．草书   B．篆书

    C．行书   D．楷书

    E．简化字

7．以下属于象形字的有（　　）

    A．女   B．末

    C．鸟   D．羊

    E．雨

8．以下属于指事字的有（　　）

    A．刃   B．本

    C．鱼   D．上

    E．来

9．以下属于会意字的有（　　）

    A．兼   B．既

    C．步   D．采

    E．益

10．以下属于形声字的有（　　）

    A．刺   B．空

C. 匙　　　　D. 逐

E. 基

11. 以下属于通假字的有（　　）

A. 约，要　　　B. 厉，癞

C. 喧，諠　　　D. 被，披

E. 时，是

12. 以下属于古今字的有（　　）

A. 为，伪　　　B. 齐，脐

C. 陈，阵　　　D. 原，源

E. 妙，玅

13. 以下属于异体字的有（　　）

A. 杯，盃　　　B. 举，弄

C. 视，眂　　　D. 支，肢

E. 脉，脈

14. 繁体字简化的主要方法有（　　）

A. 局部省写　　B. 草书楷化

C. 符号代替　　D. 恢复古字

E. 另造新字

二、填空题

1. 汉字在形体演变过程中，逐渐由图形变成_____，由形义紧密结合到_____，由造字方法的_____到形声，由_____繁复到简化。

2. 最早对汉字的结构方式进行系统研究的是_____时代的_____，他在_____中全面阐述了_____的理论体系——"六书"。

3. 象形字又分为_____和_____两类，是汉字_____的类型。

4. _____字由表意和表音两部分组合而成。表意部分叫_____，表音部分叫_____。

5. 形声字的形符可以表义，声符也可以表义，两者的区别是形符所表的义是_____，声符所表的义是_____。

6. 形声字既有_____部分，又有_____部分，产字能力极强，是汉字发展的

主流。现代汉字中，形声字占_____以上。

7. 在古籍中，本有其字未用，却借写了当时_____或_____的字，这两个字在_____并不相同，古人的这种用字方式称为通假字。

8. 根据借字与本字的关系，通假字分为_____、_____和_____三类。

9. 古今字是指在一个原有字的基础上，通过_____另造新字，以分担原有字_____的文字现象。

10. 1955 年 12 月，中华人民共和国文化部、_____颁布了《第一批异体字整理表》，停止使用异体字。

11. 异体字是指_____相同而_____不同的字。

12. 1956 年国务院公布的_____，确认了简化字为_____的"正统地位"。

三、改错题

1. "论中主治诸方，隶别门者，注明见某门字样"中"隶"是"隶"的异体字。

2. "六书"中的假借字，是指本有其字的假借。

3. "高粱之变，足生大丁"中的"高粱"是"膏粱"的古字。

4. "不肖侏儒未足为先生重，窃以识明德云耳"中"识"读作"shí"。

5. "浃旬病益甚，痰窒咽如絮，呻吟亘昼夜"中"亘"读作"héng"。

6. "亟勿服，色将发臃"中"臃"是"痈"的繁体字。

7. "凡吾侪同有性命之虑者"中"侪"读作"qí"。

8. "目上视，溲注而汗泄"中"溲"读作"sǒu"

四、阅读题

帝曰余已闻六六九九之会也夫子言积气

盈闻愿闻何谓气请夫子发蒙解惑焉岐伯曰此上帝所秘先师传之也帝曰请遂闻之岐伯曰<u>五日谓之候三候谓之气六气谓之时四时谓之岁</u>而各从其主治焉五运相袭而皆治之终朞之日周而复始时立气布如环无端候亦同法故曰不知年之所加气之盛衰虚实之所起不可以为工矣帝曰五运之始如环无端其太过不及何如岐伯曰五气更立各有所胜盛虚之变此其常也帝曰有不袭乎岐伯曰苍天之气不得无常也气之不袭是谓非常非常则变矣帝曰非常而变奈何岐伯曰变至则病所胜则微所不胜则甚因而重感于邪则死矣故非其时则微当其时则甚也帝曰善余闻气合而有形因变以正名天地之运阴阳之化其于万物孰少孰多可得闻乎岐伯曰悉哉问也天至广不可度地至大不可量大神灵问请陈其方草生五色五色之变不可胜视草生五味五味之美不可胜极嗜欲不同各有所通<u>天食人以五气地食人以五味五气入鼻藏于心肺上使五色修明音声能彰五味入口藏于肠胃味有所藏以养五气气和而生津液相成神乃自生</u>帝曰藏象何如岐伯曰心者生之本神之变也其华在面其充在血脉为阳中之太阳通于夏气肺者气之本魄之处也其华在毛其充在皮为阳中之太阴通于秋气肾者主蛰封藏之本精之处也其华在发其充在骨为阴中之少阴通于冬气肝者罢极之本魂之居也其华在爪其充在筋以生血气其味酸其色苍此为阳中之少阳通于春气脾胃大肠小肠三焦膀胱者仓廪之本营之居也名曰器能化糟粕转味而入出者也其华在唇四白其充在肌其味甘其色黄此至阴之类通于土气（节选自《素问·六节藏象论》）

要求：

1．给上文标点

2．注释文中加点号的词语

3．今译文中加横线的句子

4．文意理解

①本文怎样论述气候变化与人的疾病的关系？

②"天食人以五气，地食人以五味"两句与下文构成什么关系？

③对比"帝曰藏象何如"至文末叙述"藏象"的文字，指出文中可能存在的错误。

 下编　第二章　汉字

参考答案

一、选择题

（一）A₁ 型题

1．A　2．E　3．B　4．D　5．C

6．B　7．B　8．C　9．C　10．A

11．C　12．A　13．D　14．E

（二）A₂ 型题

1．D　2．C　3．E　4．C　5．B

6．E　7．B　8．A　9．D　10．A

11．B　12．E　13．C　14．C　15．B

（三）B 型题

1．D　2．E　3．B　4．A　5．C

6．A　7．B　8．B　9．C　10．D

（四）X 型题

1．A、B、C、D、E　　2．B、C、D、E

3．A、B、D　　　　　4．A、B、D、E

5．A、B、C、D、E　　6．A、B、D、E

7．A、C、D、E　　　　8．A、B、D、E

9．A、B、C、D、E　　10．A、B、C、E

11．A、B、E　　　　　12．B、C、D

13．A、C、E　　　　　14．A、B、C、D、E

二、填空题

1．笔画　形义分离　表意　笔画

2．东汉　许慎　《说文解字》　汉字结构

3．纯体象形　复体象形　最基本

4．形声　形符　声符

5．事物类属的总名　一种具体现象和状貌

6．表义　表音　90%

7．读音相同　读音相近　意义上

8．同音通假　双声通假　迭韵通假

9．增加或改换形符　一部分义项

10．中国文字改革委员会

11．读音和意义　形体

12．《汉字简化方案》　规范用字

三、改错题

1．"异体字"应改为"繁体字"。

2．"本有其字"应改为"本无其字"。

3．"古字"应改为"通假字"。

4．"shí"应改为"zhī"。

5．"héng"应改为"gèn"。

6．"繁体字"应改为"异体字"。

7．"qí"应改为"chái"。

8．"sǒu"应改为"sōu"。

四、阅读题

1．帝曰：余已闻六六九九之会也，夫子言积气盈闰，愿闻何谓气？请夫子发蒙解惑焉。岐伯曰：此上帝所秘，先师传之也。帝曰：请遂闻之。岐伯曰：五日谓之候，三候谓之气，六气谓之时，四时谓之岁，而各从其主治焉。五运相袭，而皆治之，终朞之日，周而复始，时立气布，如环无端，候亦同法。故曰：不知年之所加，气之盛衰，虚实之所起，不可以为工矣。帝曰：五运之始，如环无端，其太过不及何如？岐伯曰：五气更立，各有所胜，盛虚之变，此其常也。……帝曰：有不袭乎？岐伯曰：苍天之气，不得无常也。气之不袭，是谓非常，非常则变矣。帝曰：非常而变奈何？岐伯曰：变至则病，所胜则微，所不胜则甚，因而重感于邪则死矣。故非其时则微，当其时则甚也。帝曰：善！余闻气合而有形，因变以正名，天地之运，阴阳之化，其于万物，孰少孰多，可得闻乎？岐伯曰：悉哉问也！天至

广不可度，地至大不可量，大神灵问，请陈其方。草生五色，五色之变，不可胜视，草生五味，五味之美，不可胜极，嗜欲不同，各有所通。天食人以五气，地食人以五味，五气入鼻，藏于心肺，上使五色修明，音声能彰。五味入口，藏于肠胃，味有所藏，以养五气，气和而生，津液相成，神乃自生。帝曰：藏象何如？岐伯曰：心者，生之本，神之变也；其华在面，其充在血脉，为阳中之太阳，通于夏气。肺者，气之本，魄之处也；其华在毛，其充在皮，为阳中之太阴，通于秋气。肾者，主蛰，封藏之本，精之处也；其华在发，其充在骨，为阴中之少阴，通于冬气。肝者，罢极之本，魂之居也；其华在爪，其充在筋，以生血气，其味酸，其色苍，此为阳中之少阳，通于春气。脾胃大肠小肠三焦膀胱者，仓廪之本，营之居也，名曰器，能化糟粕，转味而入出者也；其华在唇四白，其充在肌，其味甘，其色黄，此至阴之类，通于土气。

2．①度：度量。　②陈：陈述。　③方：法则。　④食：食养。　⑤修：美好。⑥藏：五脏。　⑦罢：通"疲"，疲惫。⑧唇：嘴唇。

3．五日叫做一候，三候叫做一气，六气叫做一时（一季），四时叫做一年，而且各自依从他的主治。五运相因袭，因而都能治疗它。从终结的日期开始一个周期的循环，四时运行，六气流布，像圆环没有终端。

4．①苍天之气，不得无常。气之不袭，是谓非常，非常则变，变至则病，所胜则微，所不胜则甚，重感于邪则死。非其时则微，当其时则甚。

②分承关系。

③根据心、肺、肾的论述规律,应去掉"肝者"条文中的"其味酸,其色苍"和"脾肾"条文中的"其味甘,其色黄"十二个字。

第三章　词　义

习题

一、选择题

（一）A₁型题

1. 以下词语中今义范围扩大的是
（　　）

　　A. 江　　B. 子　　C. 脚

　　D. 涕　　E. 删

2. 以下词语中今义范围缩小的是
（　　）

　　A. 硕　　B. 徐　　C. 禽

　　D. 走　　E. 汤

3. 以下词语中，古今意义转移的是
（　　）

　　A. 丈夫　　　　B. 走

　　C. 皮　　　　　D. 牙

　　E. 鸟

4. 以下义项中，属于"向"本义的是
（　　）

　　A. 朝北的窗户　B. 朝向、方向

　　C. 对待　　　　D. 假如

　　E. 从前、往昔

5. 在以下义项中，属于"射"本义的
是（　　）

　　A. 猜度　　　　B. 射出

　　C. 追求　　　　D. 射箭

　　E. 比赛

6. 在以下义项中，属于"纪"本义的
是（　　）

　　A. 法度

　　B. 旧社会人与人之间的道德关系

　　C. 纪年单位

　　D. 古代纪传体史书中记述帝王历史
的部分

　　E. 丝的头绪

7. 《说文解字》："登，上车也"，今天
组成"登山"、"登高"、"登楼"等，其引申
规律是（　　）

　　A. 词义范围缩小

　　B. 由特定义到一般义

　　C. 词义范围的转移

　　D. 由实词义到虚词义

　　E. 由具体义到抽象义

8. 《说文解字》："轻，轻车也"，引申
为"轻重"之轻，其引申规律是（　　）

　　A. 词义范围的缩小

　　B. 由具体义到抽象义

　　C. 由特定义到一般义

　　D. 由实词义到虚词义

　　E. 词义假借

9. 《说文解字》："颇，头偏也"，引申
为"很"与"稍微"，其引申规律是（　　）

　　A. 词义范围缩小

　　B. 由具体义到抽象义

　　C. 由特定义到一般义

　　D. 由实词义到虚词义

　　E. 词义范围的转移

10. 以下划线部分属于"今语双音词与
古语双音词同形"的是（　　）

　　A. 时方盛行陈师文、裴宗元所定
大观二百九十七方（《丹溪翁
传》）

　　B. 诸疮原因气血凝滞而成（《外科
正宗·痈疽治法总论》）

187

C．驰骋常人之域，故有<u>一切</u>之寿（《养生论》）

D．大率知其<u>所以</u>，而不知其所以然（《串雅·序》）

E．子和治一妇，久思而不眠，令触其怒，是夕果困睡，捷于<u>影响</u>

11．以下划线部分属于"同义复用词语"的是（　　）

A．又若经文<u>连属</u>，难以强分（《类经序》）

B．询谋<u>得失</u>，深遂凤心（《黄帝内经素问注·序》）

C．(痉者) 汗出多，能<u>诎伸</u>（《五十二病方》）

D．<u>汤针</u>既加，妇痛急如欲生者（《华佗传》）

E．聊以荡意平心，同<u>死生</u>之域（《汉书·艺文志序》）

12．以下划线部分属于"反义复用词语"的是（　　）

A．男子脉微弱而濇，为无子，精气<u>清冷</u>（《脉经》）

B．凡诊脉，当视其人大小长短及性气<u>缓急</u>（《千金翼方》）

C．北风生于冬，病在肾，俞在<u>腰股</u>（《素问·金匮真言论》）

D．邪在<u>脾胃</u>，则肌肉痛（《太素·五藏刺》）

E．逆之则灾害生，从之则<u>苛疾</u>不起（《素问·四气调神大论》）

13．以下含有"简称词语"的句子是（　　）

A．予幼嗜岐黄家言，读书自《灵》、《素》、《难经》而下，旁及《道藏》、《石室》（《串雅·序》）

B．故鸿宝金匮、青囊绿帙，往往而

有（《外台秘要·序》）

C．《周礼》分医为四，有食医、疾医、疡医、兽医（《串雅·序》）

D．《难经》而然，《内经》可知矣（《类经》序）

E．故《春秋》分为五（《汉书·艺文志》序）

14．"用细茶脚汤煮之，一伏时了取出，又研一万匝，方入"（《雷公炮炙论》）中"一万匝"表示的是（　　）

A．基数　　　　B．序数

C．虚数　　　　D．分数

E．乘数

15．"良工所失，不知病情，此亦治之一过也"（《素问·疏五过论》）中"一过"表示的是（　　）

A．序数　　　　B．虚数

C．基数　　　　D．分数

E．乘数

16．在"四七，筋骨坚，发长极，身体盛壮"（《素问·上古天真论》）中"四七"表示的是（　　）

A．基数　　　　B．序数

C．虚数　　　　D．比较数

E．乘数

17．"水冰地坼，无扰乎阳"（《素问·四气调神大论》）中"水冰地坼"的语法现象是（　　）

A．名词作状语　B．名词作动词

C．名词作定语　D．使动用法

E．意动用法

18．"古来人居禽兽之间，动作以避寒，阴居以避暑"（《素问·移精变气论》）中"阴居以避暑"的语法现象是（　　）

A．名词作动词　B．动词名物化

C．使动用法　　D．名词作状语

E．意动用法

19．"诸病有声，鼓之如鼓"（《素问·至

真要大论》）句中的语法现象是（　　）

  A. 名词作状语

  B. 名词作动词

  C. 名词的使动用法

  D. 形容词的使动用法

  E. 形容词的意动用法

20. "大惊大恐，必定其气乃刺之"
（《灵枢·终始》）句中的语法现象是（　　）

  A. 动词的使动用法

  B. 名词使动用法

  C. 形容词使动用法

  D. 名词作状语

  E. 意动用法

21. "其民食鱼而嗜咸，皆安其处，美其食"（《素问·异法方宜论》）句中"美其食"的语法现象是（　　）

  A. 形容词名物化

  B. 形容词使动用法

  C. 形容词意动用法

  D. 名词作状语

  E. 名词用作动词

22. "其浮气之不循经者为卫气，其精气之行于经者为营气"（《灵枢·卫气》）句中画线部分的语序是（　　）

  A. 定语—中心词

  B. 中心词—定语

  C. 宾语—谓语

  D. 谓语—宾语

  E. 主语—谓语

23. "悉乎哉问也，请遂言之"（《素问·灵兰秘典论》）句中画线部分的语序是（　　）

  A. 中心词—定语

  B. 定语—中心词

  C. 谓语—主语

  D. 主语—谓语

  E. 宾语—谓语

24. "千之万之，可以益大，推之大之，

其形乃制"（《素问·灵兰秘典论》）中画线部分的语法现象是（　　）

  A. 表乘数

  B. 名词用作动词

  C. 使动用法

  D. 数词作动词

  E. 意动用法

25. "对症医治，则综理清而攻守当矣，夫何变症之有？"（《审视瑶函》）句中画线部分的语序是（　　）

  A. 主语—谓语

  B. 谓语—主语

  C. 定语—中心词

  D. 谓语—宾语

  E. 宾语—谓语

26. "年十四，母郑安人以暴疾终，既含不瞑"（《明处士江民莹墓志铭》）画线部分使用的修辞方法是（　　）

  A. 比喻 B. 委婉

  C. 借代 D. 隅反

  E. 互备

27. "若不精通于医道，虽有忠孝之心，仁慈之性，君父危困，赤子涂地，无以济之"（《甲乙经·序》）中画线部分使用的修辞方法是（　　）

  A. 避复 B. 举隅

  C. 借代 D. 分承

  E. 互备

28. "可平五脏之寒热，能调六腑之虚实"（《针经指南·标幽赋》）使用的修辞方式是（　　）

  A. 避复 B. 举隅

  C. 互备 D. 分承

  E. 借代

29. "冬则闭塞。闭塞者，用药而少针石也"（《素问·通评虚实论》）使用的修辞方法是（　　）

  A. 比喻 B. 避复

C. 举隅　　　D. 互备

E. 分承

30. "余幼多疾病，长好医术，遭逢有道，遂蹑亨衢"（《外台秘要》序）画线部分使用的修辞方法是（　　）

A. 比喻　　　B. 借代

C. 举隅　　　D. 委婉

E. 避复

（二）A₂型题

1. 在"仓"以下义项中，不属于引申义的是（　　）

A. 船仓

B. 贮存谷物的处所

C. 青色

D. 仓海

E. 仓卒

2. 以下句中划线部分与今语不属于同形词语的是（　　）

A. 谧乃感激，就乡人席坦受书，勤力不怠（《皇甫谧传》）

B. 《内经》散论诸病，非一状也，流言治法，非一阶也（《汗吐下三法该尽治病诠》）

C. 人有邪恶非正之间，则依著龟为陈其利害（《丹溪翁传》）

D. 天地之气，不能以恒顺，而必待于范围之功（《诸家得失策》）

E. 不明理性，何物神圣（《病家两要说》）

3. 在"竟"以下义项中，不属于引申义的是（　　）

A. 究竟　　　B. 追究

C. 从头至尾　　　D. 终于

E. 完毕，终了

4. 在"规"的以下义项中，不属于抽象义的是（　　）

A. 法规　　　B. 规划

C. 圆规　　　D. 谋求

E. 告诫

5. 在"顾"以下义项中，不属于一般义的是（　　）

A. 探望　　　B. 思念

C. 看　　　D. 反而

E. 回头看

6. 以下句中划线部分与今语不属于同形词语的是（　　）

A. 须臾便如醉死（《华佗传》）

B. 人体欲得劳动，但不当使极尔（《华佗传》）

C. 此脉故事有胎（《华佗传》）

D. 恐散于末学，绝彼师资（《黄帝内经素问注》序）

E. 其所受之原则不殊也（《张仲景伤寒立法考》）

7. 以下词语中不含有"主持、管理"意义的是（　　）

A. 主　　B. 尸　　C. 知

D. 临　　E. 典

8. 以下"去"不包含的义项是（　　）

A. 离开　　　B. 前往

C. 除掉　　　D. 距离

E. 收藏

9. 以下不含有"名词作状语"的句子是（　　）

A. 家人车载欲往就医（《华佗传》）

B. 量其意趣，加字以昭其义（《黄帝内经素问注》序）

C. 靡不缕指而胪列焉（《类经》序）

D. 其民乐野处而乳食（《素问·异法方宜论》）

E. 当是之时，可汤熨及火灸刺而去之（《素问·玉机真藏论》）

10. 以下不含有"宾语－动词"语序的句子是（　　）

A. 臣斯十世，此之谓也（《素问·

天元纪大论》)

B.虽有大风苛毒，弗之能害（《素问·生气通天论》）

C.人之多卧者，何气使然（《灵枢·大惑论》）

D.五脉安出？五色安见（《灵枢·五阅五使》）

E.不之疾泻，不能移之（《灵枢·通天》）

(三) B型题

　　A.本义　　　　B.引申义

　　C.具体义　　　D.抽象义

　　E.特殊义

1.《素问·藏气法时论》："五畜为益，五菜为充"中"菜"的意义是( )

2.《素问·调经论》："人有精、气、津、液……三百六十五节"中"节"使用的是( )

3."古有针砭，九法搜玄，道超凡矣"（《类经·序》）中"道"使用的是( )

　　A.转移　　　　B.假借

　　C.缩小　　　　D.辐射式

　　E.链条式

4.由词的本义向不同方向直接引申，这种引申方式称作( )

5.由词的本义向一个方向辗转引申，这种引申方式称作( )

6."走"的古义是奔跑，今义为"徐行"，这种词义变化叫作( )

　　A.词语同形　　B.同义复用

　　C.类义复用　　D.反义复用

　　E.复词偏义

7."夫伤寒、温暑，其类虽殊，其所受之原则不殊也"（王履《张仲景伤寒立方考》）句中"原则"二字与今语的关系属于( )

8.《素问·调经论》："喜怒不节，则阴气上逆"中"喜怒"的用法属于( )

9.《扁鹊仓公列传》"生子不生男，缓急无可使者"中"缓急"的用法属于( )

　　A.略用词语　　B.简称词语

　　C.对举词语　　D.同形词语

　　E.连绵词语

10.在古书中只用一个单音词，其义却包含着与之相反或相类的某个单音词的意义，叫作( )

11.古书中有一类双音词，在语音上两字为双声迭韵或双声兼迭韵，在词义上两字不可单独成义，这类词叫作( )

12.以简略的词语表示所指事物的全称，叫作( )

　　A.名词作状语

　　B.名词作动词

　　C.名词的使动用法

　　D.名词的意动用法

　　E.名词作定语

13."外不劳形于事，内无思想之患"（《素问·上古天真论》）的语法现象是( )

14."其次有贤人者，法则天地，象似日月"《素问·上古天真论》的语法现象是( )

15."下之则胀已，汗之则疮已"（《素问·气交变大论》）的语法现象是( )

　　A.序数　　　　B.乘数

　·C.虚数　　　　D.基数

　　E.分数

16."多则九之，少则二之"（《素问·气交变大论》）中数词"九"、"二"表示的是( )

17."先其发时，如食顷而刺之，一刺则衰，二刺则知，三刺则已"（《素问·刺疟篇》）中数词表示的是( )

18."周天之分，凡三百六十五度四分度之一"（《素问·六节藏象论》王冰注）中数词表示的是( )

　　A.宾语—谓语　B.中心语—定语

C. 谓语—主语　D. 宾语—介词

E. 谓语—宾语

19.《素问·上古天真论》"精神内守，病安从来"中划线部分的语序是（　　）

20.《素问·生气通天论》"虽有大风苛毒，弗之能害"中划线部分的语序是（　　）

21.《素问·气象变大论》"帝曰：夫从容之谓也"中划线部分的语序是（　　）

A. 分承　　　B. 错名

C. 隅反　　　D. 互备

E. 借代

22.《皇甫谧传》"臣以尪弊，迷于道趣，因疾抽簪，散发林阜"中"抽簪"使用的修辞方法是（　　）

23.《素问·方盛衰论》"是以春夏归阳为生，归秋冬为死"，使用的修辞方法是（　　）

24.《素问·痹论》"五脏有俞，六府有合"使用的修辞方法是（　　）

（四）X型题

1. 导致词语意义演变与引申的原因有（　　）

A. 人类认识的逐步扩展深化

B. 社会的不断进化

C. 造字的方法日益发展

D. 人类在使用词语时对其意义识别日趋深刻

E. 语言三大要素的变化

2. 以下词语中今义比古义范围扩大的有（　　）

A. 皮　　　B. 硕

C. 涕　　　D. 雄

E. 子

3. 以下词语中今义比古义范围缩小的有（　　）

A. 闻，《说文解字》："闻，知声也"

B. 祥，《左传》杜预注："祥，吉凶

之先见者"

C. 禽，《尚书》孔安国传："禽，鸟兽"

D. 走，《说文解字》："走，趋也"

E. 牙，《说文解字》："壮齿也"

4. 词义引申的基本方式有（　　）

A. 具体义到抽象义

B. 辐射式

C. 实词义到虚词义

D. 链条式

E. 综合式

5. 在以下内容中常使用简称词语的有（　　）

A. 书名　　　B. 人名

C. 药名　　　D. 方名

E. 穴名

6. 判断文意常用的方法有（　　）

A. 根据上下文意

B. 依照对举词语

C. 遵循使用惯例

D. 联想词语组合

E. 分析语法修辞

7. 以下句中画线部分为古今同形词语的是（　　）

A. 贵富而不知道，适足以为患（《本生》）

B. 短期未知决诊，九候曾无髣髴（《伤寒论序》）

C. 志存救济，故亦曲碎论之（《大医精诚》）

D. 水流湿，火就燥（《秋燥论》）

E. 而愧情一集，涣然流离（《养生论》）

8. 以下有联绵词语的句子是（　　）

A. 学者以易心求之，宜其茫若望洋（朱丹溪《格致余论》序）

B. 须臾便如醉死，无所知，因破取（《华佗传》）

C. 苟将起度量，立规矩，称权衡，必也《素》、《难》诸经乎（《丹溪翁传》）

D. 即病者亦但知膏肓难挽（《温病条辨叙》）

E. 此脉故事有胎（《华佗传》）

9. 以下画线部分为同义复词的句子有（　　）

A. 详察形候，纤毫勿失（《大医精诚》）

B. 或阴阳两虚而湿热自盛者，又当消息而用之（《丹溪翁传》）

C. 公之疾得士则生，不得则死，富贵无为也（《明处士江民莹墓志铭》）

D. 辞理秘密，难粗论述者，别撰《玄珠》，以陈其道（《黄帝内经素问注》序）

E. 询谋得失，深遂夙心《黄帝内经素问注》序）

10. 以下句中有反义复词的是（　　）

A. 死生契阔，不可问天（《外台秘要》序）

B. 铅翰昭章，定群言之得失（《新修本草》序）

C. 渐固膏肓，期于夭折（《新修本草》序））

D. 同死生之域，而无怵惕于胸中（《汉书·艺文志》序及方技略）

E. 本草石之寒温，量疾病之浅深

11. 以下有"宾语－动词"语序的句子是（　　）

A. 有病怒狂者，此病安生（《素问·病能论》）

B. 帝曰：间气何谓（《素问·至真要大论》）

C. 焉至而出？焉至而止（《灵枢·邪客》）

D. 何以知汗出不彻（《伤寒论》第48条）

E. 阴阳不和，缓筋而厚皮，不之疾写，不能移之（《灵枢·通天》）

12. 能产生新词的修辞方法有（　　）

A. 分承　　　　B. 借代

C. 委婉　　　　D. 割裂

E. 比喻

13. 能产生词语新义的修辞方法有（　　）

A. 比喻　　　　B. 借代

C. 委婉　　　　D. 割裂

E. 举隅

14. 和句子结构与意义理解密切相关的修辞方法有（　　）

A. 分承　　　　B. 委婉

C. 互备　　　　D. 举隅

E. 比喻

15. 修辞中的"举隅"方法包括（　　）

A. 举一反三

B. 举一义而兼见他义

C. 举此见彼

D. 举偏赅全

E. 举局部之义而见他义

16. 修辞中的借代手法包括（　　）

A. 用一事物代替另一事物

B. 多为临时借用

C. 借助两事物间的某种联系

D. 用一事物比另一事物

E. 截取部分语句表达本义

17. 古人行文务求简要，其简略的对象包括（　　）

A. 字词简略　　B. 词组简略

C. 句子简略　　D. 段落简略

E. 跳脱式简略

18. 古人行文务求简略，其简略的方法包括（　　）

A. 承上下文简略

B. 对话中简略

C. 主语简略

D. 谓语简略

E. 包含式简略

19. 以下可借指"刊刻"意的词语是（　　）

A. 梨　　　　　B. 梓

C. 樟　　　　　D. 枣

E. 柳

20. 以下句中有的词既可以看作形容词活用作动词，又可看作形容词意动用法的是（　　）

A. 闻贵妇人，即为带下医（《扁鹊传》）

B. 轻身重财，二不治也（《扁鹊传》）

C. 同我者是之，异己者非之（《不失人情论》）

D. 人每贱薄之（《串雅》序）

E. 抗志以希古人，虚心而师百氏（《温病条辨》叙）

二、填空题

1. 判断一个人阅读水平，常以掌握__＿＿＿＿、＿＿＿＿＿、＿＿＿＿＿和＿＿＿＿＿等为依据。

2. 词语演变的形式主要有＿＿＿＿＿、＿＿＿＿＿与＿＿＿＿＿三种。

3. 词语意义范围的扩大是指：原有意义表示的范围＿＿＿＿，今义表示的范围＿＿＿＿，古义包含在＿＿＿＿＿当中。

4. 一个词语原有意义表示的范围＿＿＿，今义表示的范围＿＿＿＿，今义包含在＿＿＿＿＿中，叫作词语意义范围的缩小。

5. "丈夫"本义是指＿＿＿＿或＿＿＿＿，后来指"妻的夫"，是词义范围＿＿＿。

6. "鸟"的古义专指＿＿＿＿，今义为鸟类的总称，是词义范围的＿＿＿＿。

7. 词语古今意义表示的概念内涵不同，今义出现后，古义不再存在，＿＿＿＿义之间存在一定联系，叫作词语意义范围的＿＿＿＿。

8. "脚"的古义是＿＿＿＿，后来意义转移为＿＿＿＿，古代用＿＿＿＿字表示现在"脚"的意义。

9. 词的本义是指＿＿＿＿，由于文献语言材料的滞后，今天词义学关于词的本义，一般指最早意义。

10. 探讨词的本义，既要注重＿＿＿＿的分析，又须考虑这一本义在＿＿＿＿中有无依据，应两者兼顾。

11. 词的本义与词的基本意义是两个不同的概念，词的本义是指该词产生时的意义。词的基本义，又叫＿＿＿＿义，是指在＿＿＿＿意义。

12. 词的本义与引申义之间的关系，从疏密程度上说，主要表现为＿＿＿＿引申和＿＿＿＿引申两个方面。不是由本义引申，而是由前一引申义引申出来的意义叫作＿＿＿＿。

13. 词义引申的基本方式，一般归纳为＿＿＿＿式、＿＿＿＿式和＿＿＿＿式三种。

14. 词义引申的规律，表现为意义由__＿＿＿，由＿＿＿＿，由＿＿＿＿三方面。

15. 同形词语是指＿＿＿＿的词语，大致可分为四类，即：＿＿＿＿，＿＿＿＿，＿＿＿＿和＿＿＿＿。

16. 意义相反与相类的复用词，共同点是：在连用的词语中，只有一个词语具有实际意义另一词语系连及而生。其不同处是：一属＿＿＿＿关系，一属＿＿＿＿关系。

17. 依据上下文意是辨别词语意义的重要方法，古代训诂学家称之为＿＿＿＿。所谓"文"即_____，也就是_____。

18．修辞与词语及其意义的关系极为密切，表现为引发_____、促进新的意义衍生和提供识别_____的方法。

三、改错题

1．分析汉字的形体结构，是掌握汉字本义的重要方法，所说的形体结构主要是指"隶书、楷书"的结构。

2．语言环境是使多义词的意义单一化的主要原因。其语言环境主要是指上下文意，即所在句子的文意。

3．在古代医书中，对于疾病死亡等一类不吉利的字眼避忌提及，而用比喻或其它词婉转表达的修辞方法叫作"委婉"，又称"避讳"。

4．截取古书现成语句的一部分，以表达本意的修辞方法叫"分承"。

5．借助两个本质不相同的事物间的某种相似之处，而用一事物比方另一事物的修辞方法叫作"借代"。

6．"错综"是对上下文的名称、语序加以变换或交错使用的修辞方法。变换上下文的名称称为"错序"，交错上下文的语序称为"错名"。

7．语音、语法、词汇是汇成语言的三大要素。其中最为活跃的是语音，古今变化最为迅速而明显。

8．类义复用词语，是指古书中具有相类意义的两个单音词连用，构成一个复合词，这个复合词的意义即两个单音词组合的意义。

9．反义复词是指古书中具有相反意义的两个单音词连用，构成一个复合词，这个复合词的意义为两个单音词意义的总和。

10．对举词语，是指处于结构相似的上下两句中同一位置上的词语，其特点是词性必须一致，词义必须相同。

四、阅读题

人身有九窍阳窍七眼耳鼻口是也阴窍二前后二阴是也阳气走上窍而下入于阴位则有溺泄腹痛之候阴气走下窍而上入于阳位则有窒塞耳鸣之候故人当五十以外肾气渐衰于下每每从阳上逆而肾之窍开于耳耳之聪司于肾肾主闭不欲外泄因肝木为子疏泄母气而散于外是以谋虑郁怒之火一动阴气从之上逆耳窍窒塞不清故能听之近不碍而听远不无少碍高年之体大率类然然较之聋病一天一渊聋病窍中另有一膜遮蔽外气不得内入故以开窍为主而方书所用菖蒲麝香等药及外填内攻等法者皆为此而设至于高年阴气不自收摄越出上窍此理从无一人言及反以治少壮耳聋药及发表散气药兼带阴虚为治是以百无一效不知阴气至上窍亦隔一膜不能越出窍外只于窍中泊泊有声如蛙鼓蚊雷鼓吹不已以故外入之声为其内声所混是以听之不清若气稍不逆上则听稍清气全不逆上则听全清矣余潜心殚虑悟明此理凡治高年逆上之气屡有奇效方中大意全以磁石为主以其重能达下性主下吸故也而用地黄龟胶群阴之药辅之更用五味子山茱萸之酸以收之令阴气自旺于本宫不上触于阴窍由是空旷无碍耳之于声似谷之受响万籁之音尚可细聆岂可与人声相拒艰于远听耶此实至理所在但医术浅近之辈不能知之试观人之收视而视愈明返听而听愈聪然后知余之斯言非臆说也谨论（近代·姚若琴等《宋元明清名医类案·喻嘉言医案·耳鸣》）

要求：

1．给上文标点

2．注释文中加点号的词语

3．今译文中加横线的句子

4．文意理解

①造成高年耳聋的原因是什么？

②少壮耳聋与高年耳聋的治则有何不同？

195

下编 第三章 词义
参考答案

一、选择题

（一）A₁ 型题

1.A　2.C　3.B　4.A　5.D
6.E　7.B　8.B　9.D　10.C
11.A　12.B　13.A　14.C　15.A
16.E　17.B　18.D　19.B　20.A
21.C　22.B　23.C　24.D　25.E
26.B　27.D　28.C　29.C　30.A

（二）A₂ 型题

1.B　2.C　3.E　4.C　5.E
6.A　7.D　8.E　9.B　10.C

（三）B 型题

1.A　2.B　3.D　4.D　5.E
6.A　7.A　8.D　9.E　10.A
11.E　12.B　13.A　14.B　15.C
16.B　17.A　18.E　19.D　20.A
21.A　22.E　23.B　24.D

（四）X 型题

1.A、B、D　　　　2.A、B、D
3.B、C　　　　　　4.D、E
5.A、B、C、D、E　6.A、B、C、D、E
7.A、C、D　　　　8.A、B
9.A、C、D　　　　10.A、B、D、E
11.B、C、E　　　　12.B、C、D、E
13.A、B、C、D　　14.A、C、D
15.A、B、C、D、E　16.A、B、C
17.A、B、C、D　　18.A、B、E
19.A、B、D　　　　20.A、B、D

二、填空题

1. 词语数量　句读能力　今译水平　文意理解
2. 扩大　缩小　转移
3. 小　大　今义
4. 大　小　古义
5. 成年男子　男子通称　缩小
6. 长尾鸟　扩大
7. 古今　转移
8. 小腿　足　足
9. 该词产生时的意义
10. 字形结构　文献语言
11. 常用　词的义项群中经常使用的
12. 直接　间接　间接引申义
13. 辐射　链条　综合
14. 具体到抽象　特定到一般　实词义到虚词义
15. 古今同形异义　今语一个双音词与古语两个单音词同形　今语双音词与古语双音词同形　今语双音词与古语词组同形　今语词组与古语词组同形
16. 反义　类义
17. 因文定义　上下文　狭义的语言环境
18. 新的词语出现　词语意义

三、改错题

1. "隶书、楷书"应改为"甲骨文、金文、篆文"。
2. "所在句子的文意"应改为"所在句子、段落以至全篇的文意"。
3. "避讳"应改为"讳饰"。
4. "分承"应改为"割裂"。
5. "借代"应改为"比喻"。
6. "错序"应改为"错名"，"错名"应改为"错序"。
7. 第二个"语音"应改为"词汇"。
8. "两个单音词组合的意义"应改为"其中一个单音词的意义"。
9. "两个单音词意义的总和"应改为"只是其中一个单音词的意义"。
10. "词义必须相同"应改为"词义相

196

同、相反或相类"。

四、阅读题

1．人身有九窍，阳窍七，眼耳鼻口是也；阴窍二，前后二阴是也。阳气走上窍，而下入于阴位，则有溺泄、腹痛之候；阴气走下窍，而上入于阳位，则有窒塞、耳鸣之候。故人当五十以外，肾气渐衰于下，每每从阳上逆。而肾之窍开于耳，耳之聪司于肾，肾主闭不欲外泄，因肝木为子，疏泄母气而散于外，是以谋虑郁怒之火一动，阴气从之上逆，耳窍窒塞不清，故能听之近不碍，而听远不无少碍。高年之体，大率类然。然较之聋病，一天一渊。聋病窍中另有一膜，遮蔽外气不得内入，故以开窍为主。而方书所用菖蒲、麝香等药及外填内攻等法者，皆为此而设。至于高年，阴气不自收摄，越出上窍，此理从无一人言及，反以治少壮耳聋药，及发表散气药，兼带阴虚为治，是以百无一效。不知阴气至上窍，亦隔一膜，不能越出窍外，只于窍中泊泊有声，如蛙鼓蚊雷，鼓吹不已，以故外人之声为其内声所混，是以听之不清。若气稍不逆上，则听稍清；气全不逆上，则听全清矣。余潜心殚虑，悟明此理，凡治高年逆上之气，屡有奇效。方中大意全以磁石为主，以其重能达下，性主下吸故也。而用地黄、龟胶群阴之药辅之，更用五味子、山茱萸之酸以收之，令阴气自旺于本宫，不上触于阴窍，由

是空旷无碍。耳之于声，似谷之受响，万籁之音，尚可细聆，岂可与人声相拒艰于远听耶？此实至理所在，但医术浅近之辈不能知之。试观人之收视而视愈明，返听而听愈聪者，然后知余之斯言非臆说也，谨论。

2．①候：症候。　②司：主管。　③一天一渊：一个天上一个深渊。　④殚：竭尽。　⑤本宫：本藏。　⑥上：向上。　⑦收视：无视。　⑧返听：无听。　⑨臆说：主观揣测。　⑩谨：谨慎。

3．因此谋虑、郁闷愤怒的火气一旦发动，阴气跟从它，上逆于耳窍，使耳窍堵塞不清，所以听近的声音没有妨碍，而听远的声音不能没有一点妨碍。高年之人，大都像这样。

耳朵对于声音，像山谷接受声响，一般的声响尚能细听，怎么可能与人的声音相抵御，而对远的声音感到接受困难呢？

4．①人当五十以外，肾气渐衰于下，每每从阳上逆。而肾之窍开于耳，耳之聪司于肾，肾主闭不欲外泄，因肝木为子，疏泄母气而散于外，是以谋虑郁怒之火一动，阴气从之上逆，耳窍窒塞不清。

②治少年耳聋以开窍为主；治高年耳聋以磁石为主，以其重能达下，性主下吸故也。而用地黄、龟胶群阴之药辅之，更用五味子、山茱萸之酸以收之，令阴气自旺于本宫，不上触于阴窍。

第四章 注 释

✒ 习题

一、选择题

(一) A₁型题

1. 正式刊刻的古籍多采用的注释形式是(　)
   A. 眉批　　　　B. 朱批
   C. 夹注　　　　D. 旁注
   E. 双行小注

2. 在古注中,使用最普遍的注音方法是(　)
   A. 反切法　　　B. 读如法
   C. 读若法　　　D. 同音字
   E. 拼音法

3. 医籍注释中最基本的内容是(　)
   A. 注明字音　　B. 分析语法
   C. 解释字词　　D. 串讲句意
   E. 说明修辞

4. 古注揭示句子意义常用的术语是(　)
   A. 谓　　B. 曰　　C. 犹
   D. 言　　E. 当作

5. 古注用具体内容解释抽象内容时常用的术语是(　)
   A. 当为　　　　B. 谓之
   C. 曰　　　　　D. 之为言
   E. 谓

(二) A₂型题

1. 以下不属于注释术语的是(　)
   A. 读为　　　　B. 句读
   C. 读若　　　　D. 读如

   E. 之为言

2. 以下不属于注释常用方法的是(　)
   A. 音序法　　　B. 引证法
   C. 描述法　　　D. 比较法
   E. 对释法

3. 以下不属于校勘所涉及内容的是(　)
   A. 讹　　B. 衍　　C. 倒
   D. 夺　　E. 犹

4. 以下《素问》王冰注中不是用对释法进行注释的句子是(　)
   A. 夺,去也
   B. 徐徐,缓也
   C. 微,细小也
   D. 居,不动也
   E. 枢,谓枢要

5. 以下王冰、杨上善注中不属于用比较法进行注释的句子是(　)
   A. 鼽谓鼻中水出,衄谓鼻中血出
   B.《礼记·月令》曰:季秋行夏令,则民多鼽嚏
   C. 直行者谓之经,傍出者谓之络
   D. 后倒曰僵,前倒曰仆
   E. 五脏之气,为阴气也;六腑之气,为阳气也

(三) B型题
   A. 章句　　　　B. 注释
   C. 疏　　　　　D. 笺
   E. 传注

1. 注释串讲文句大意,古代称作(　)

2. 不仅对古书进行注释,同时对前人

198

的注释加以引申和说明叫作(　　)

    A. 衍　　　　　　B. 夺

    C. 错简　　　　　D. 讹

    E. 倒

3. 古书在刊刻当中误增的字叫作(　　)

4. 古书中文字、句子甚至段落、篇文的错乱叫作(　　)

    A. 读为　　　　　B. 读若

    C. 同　　　　　　D. 当作

    E. 谓

5. 古注中说明两个字是古今字时所用术语是(　　)

6. 古注中用本字解释借字所用术语是(　　)

7. 古注中用音相同或相近的字为一个汉字注音时用(　　)

    A. 定义法　　　　B. 描述法

    C. 否定法　　　　D. 比较法

    E. 引证法

8. 引用其它书的文字对被训释的内容加以注释的方法叫作(　　)

9. 对意义相近的被训释词,运用结构相似、用词相近的训释词并列解释的方法叫作(　　)

    A. 全元起　　　　B. 王冰

    C. 杨上善　　　　D. 成无己

    E. 陶弘景

10. 为《伤寒论》作注释的是(　　)

11. 最早对《内经》进行类分并加以注释的是(　　)

12. 最早对《素问》一书进行注释的是(　　)

(四) X型题

1. 为《黄帝内经·素问》作过注释的有(　　)

    A. 全元起　　　　B. 王冰

    C. 成无己　　　　D. 林亿

    E. 陶弘景

2. 古注分析句读,常用的方法有(　　)

    A. 串讲　　　　　B. 引证

    C. 解释词义　　　D. 校勘

    E. 互训

3. 古医注在解释字词时注重说明的内容包括(　　)

    A. 通假关系　　　B. 古今关系

    C. 特定含义　　　D. 语法现象

    E. 古词雅语

4. 古医注常用的校勘方法有(　　)

    A. 对校　　　　　B. 他校

    C. 引证　　　　　D. 本校

    E. 理校

5. 属于古代注音方法的有(　　)

    A. 直音　　　　　B. 韵部

    C. 音序　　　　　D. 反切

    E. 读若

6. 古书校正误字常使用的术语有(　　)

    A. 当作　　　　　B. 曰

    C. 读作　　　　　D. 谓

    E. 当为

7. 古注用本字解释借字常使用的术语有(　　)

    A. 谓之　　　　　B. 犹

    C. 读为　　　　　D. 读作

    E. 当为

8. 古注串讲句意常使用的方法有(　　)

    A. 单纯串讲　　　B. 串讲寓释词

    C. 揭示字意　　　D. 说明修辞

    E. 串讲并释词

9. 古注在阐发文章义理时包括的内容有(　　)

    A. 揭示命名由来

    B. 推究立论原委

C. 说明通借关系

D. 说明古今关系

E. 据文阐发己见

10. 以下《素问》王冰注中使用定义法进行注释的句子有（　　）

A. 悍气，谓浮盛之气也

B. 扪，摸也，以手循摸也

C. 弃，不用也

D. 淫气，谓气之妄行者

E. 熇熇，盛热也

二、填空题

1. 古医籍注释内容广泛，主要包括＿＿＿＿＿＿、＿＿＿＿＿＿、＿＿＿＿＿＿、＿＿＿＿＿＿和＿＿＿＿＿＿等等多项内容。

2. 在古代医籍中，注明字音的常用方法有＿＿＿＿＿＿和＿＿＿＿＿＿。

3. 反切的基本方法是将＿＿＿＿＿＿的声母与反切下字的＿＿＿＿＿＿、＿＿＿＿＿＿拼合，从而得出被切字的读音。

4. 古书的注释，基本上都是在＿＿＿＿＿＿之处加注，所以有注的地方，一般都应该＿＿＿＿＿＿。

5. 对释法，是用＿＿＿＿＿＿或＿＿＿＿＿＿对被释词加以训释的方法，其常用的格式为＿＿＿＿＿＿。

6. 古医籍的理校法，是在没有版本依据的情况下，根据＿＿＿＿＿＿和＿＿＿＿＿＿进行校勘的方法。

7. 理校法，与其它＿＿＿＿＿＿、＿＿＿＿＿＿和＿＿＿＿＿＿等方法经常综合运用。

8. 揭示古医籍的要旨寓意，是注释的重要内容，它包括揭示＿＿＿＿＿＿和＿＿＿＿＿＿等方面。

9. 定义法是给被训释词下定义的注释方法，用以界定被训释词与＿＿＿＿＿＿的差别，又称作＿＿＿＿＿＿或界说。

三、改错题

1. 医籍的注释源远流长，早在秦汉时代，全元起就对《素问》一书进行过注释。

2. 医籍注释内容广泛，最为重视的是文理方面的诠释。

3. 古注在说明两个字之间是通假关系时，多使用"谓、谓之"这两个术语。

4. 古书注释的通常体例为正文、传注、笺疏、释文等合刊的方式，医书的注释与其完全相同。

5. 古人对注释术语的运用，完全遵循常规，绝不破例。

四、阅读题

辛未武选王会泉公亚夫人患危异之疾半月不饮食目闭不开久矣六脉似有如无此疾非针不甦同寅诸公推予即针之但人神所忌如之何若待吉日良时则沦于鬼录矣不得已即针内关二穴目即开而即能食米饮徐以乳汁调理而愈同寅诸君问此何疾也予曰天地之气常则安变则病况人禀天地之气五运迭侵于外七情交战于中是以圣人啬气如持至宝庸人妄为而伤太和此轩岐所以论诸痛皆生于气百病皆生于气遂有九气不同之论也而子和公亦尝论之详矣然气本一也因所触而为九怒喜悲恐寒热惊思劳也盖怒气逆甚则呕血及飧泻故气逆上矣怒则阳气逆上而肝木乘脾故甚则呕血及飧泻也喜则气和志达荣卫通利故气缓矣悲则心系急肺布叶举而上焦不通荣卫不散热气在中故气消也恐则精神上则上焦闭闭则气逆逆则下焦胀故气不行矣寒则腠理闭气不行故气收矣热则腠理开荣卫通汗大泄故气泄惊则心无所倚神无所归虑无所定故气乱矣劳则喘息汗出内外皆越故气耗矣思则心有所存神有所归正气留而不行故气结矣（明·杨继洲《针灸大成》）

200

要求：

1. 给上文标点

2. 注释文中加点号的词语

3. 今译文中加横线的句子

4. 文意理解

①"圣人啬气，如持至宝"的原因是什么？

②"气本一也，因所触为九"的"九"指的是什么？

③"怒"造成的危害有哪些？

 下编　第四章　注释

参考答案

一、选择题

（一）A₁型题

1.E　2.A　3.C　4.D　5.E

（二）A₂型题

1.B　2.A　3.E　4.D　5.B

（三）B型题

1.A　2.C　3.A　4.C　5.C

6.A　7.B　8.E　9.D　10.D

11.C　12.A

（四）X型题

1.A、B、D　　　　2.A、C、D

3.A、B、C、D、E　4.A、B、D、E

5.A、D、E　　　　6.A、E

7.C、D　　　　　8.A、B、E

9.A、B、E　　　　10.A、D、E

二、填空题

1. 解释字词　串讲句意　阐发义理　注明字音　分析语法

2. 直音法　反切法

3. 反切上字　韵母　声调

4. 应该断句　句读

5. 同义词　近义词　某，某也

6. 文理　医理

7. 本校　对校　他校

8. 句意　章旨

9. 同类其它词语　义界

三、改错题

1. "秦汉时代"当改为"齐梁时代"。

2. "最为重视的是文理方面的诠释"当改为"既重视文理方面的诠释，又精于医理方面的阐发"。

3. "谓、谓之"当改为"读为、读作"。

4. "完全相同"当改为"不同，一般不对注文再加疏通"。

5. "完全遵循常规，绝不破例"当改为"既遵循常规，又有个人的习惯用法"。

四、阅读题

1. 辛未武选王会泉公亚夫人患危异之疾，半月不饮食，目闭不开久矣。六脉似有如无，此疾非针不瘥。同寅诸公推予即针之，但人神所忌。如之何？若待吉日良时，则沦于鬼录矣。不得已，即针内关二穴，目即开而即能食米饮，徐以乳汁调理而愈。同寅诸君问："此何疾也？"予曰："天地之气常则安，变则病。况人禀天地之气，五运迭侵于外，七情交战于中。是以圣人啬气，如持至宝；庸人妄为，而伤太和。此轩岐所以论诸痛皆生于气，百病皆生于气，遂有九气不同之论也，而子和公亦尝论之详矣。然气本一也，因所触而为九。怒、喜、悲、恐、寒、热、惊、思、劳也。盖怒气逆甚则呕血及飧泻，故气逆上矣。怒则阳气逆上而肝木乘脾，故甚则呕血及飧泻也。喜则气和志达，荣卫通利，故气缓矣。悲则心系急，肺布叶举而上焦不通，荣卫不散，热气在中，故气消也。恐则精神上，则上焦闭，闭则气逆，逆则下焦胀，故气不行矣。寒则腠理闭，气不行，故气收矣。热则腠理开，荣卫通，汗大泻，故气泻。惊则心无所倚，神无所归，虑无所定，故气乱矣。劳则喘息汗出，内外皆越，故气耗矣。思则心有所存，神有所归，正气留而不行，故气结矣。"

2.①甦："苏"的异体字。苏醒。 ②同寅：旧指同一处做官的人。 ③鬼录：死人。 ④触：触犯。 ⑤飧泻：泄泻。 ⑥越：浮越。

3.我说：天地之气正常就气候正常，发生变化就出现灾害。何况人禀受自然之气，五运的变化交替侵犯于体外，七情的变化交战于体内。因此，圣人慎用身体的正气，如同持着贵重的物品。庸人胡作妄为，因而伤害身体的平和。这就是黄帝岐伯论述各种病痛都是产生于气的原因。

4.①诸痛皆生于气，百病皆生于气，必须慎用。

②怒、喜、悲、恐、寒、热、惊、思、劳。

③怒则阳气逆上而肝木乘脾，怒气逆甚则呕血及飧泻。

第五章 句 读

习题

一、选择题

(一) A₁ 型题

1. "句读"连文，始见于（　　）

　　A. 西汉　　　　B. 东汉

　　C. 魏晋　　　　D. 唐代

　　E. 宋代

2. 下列句子句读正确的是（　　）

　　A. 右五味。咬咀三味。以水七升。微火煮取三升。去滓。适寒。温服一升。

　　B. 饵黄精，能老不饥。其法：可取瓮子去底，釜上安置令得，所盛黄精令满。密盖，蒸之。

　　C. 人生一小天地。病之轻者，如日月之食，不转瞬自必回和。断不可轻易服药，恐益于此则损于彼也。

　　D. 然气无形可求，无象可见，况无声复无臭，何能得睹得闻？人恶得而知是气也。其来无时，其着无方，众人有触之者，各随其气而为诸病焉。

　　E. 阴虚不能胜阳，而火上壅，则烦气上越。则呕烦而乱，则烦之甚也。呕而逆，则呕之甚也。

(二) A₂ 型题

1. 下列语句句读不正确的是（　　）

　　A. 医之道所以难言者，盖若此而已。乌伤贾思诚，濂之外甥也，

性醇介，有君子之行。

　　B. 所谓邦无道危行言，孙学士固不求人知，人又何能知学士也。

　　C. 睡者，六字真言之一。能睡则阴气自复，交骨亦开矣。

　　D. 故适寒凉者胀，之温热者疮，下之则胀已，汗之则疮已。

　　E. 衄家不可发汗。汗出，必额上陷脉紧急，直视不能，不得眠。

2. 以下说法不正确的是（　　）

　　A. 句读古代医书，必须既符合文理，又符合医理

　　B. 句读有音读和义读之别

　　C. 要正确无误地给古代医书句读，只需要具备中医药方面的知识

　　D. 中国古书大多没有断句，读书须边读边断

　　E. 重视句读的训练，推求正确的句读，历来是治学的重要门径

(三) X 型题

1. 误读的原因主要有（　　）

　　A. 不辨词语意义

　　B. 不明语法规律

　　C. 不晓医药道理

　　D. 不谙文史知识

　　E. 不知文字讹误

2. 在古书中，"句读"一词又可称（　　）

　　A. 句逗　　　　B. 句投

　　C. 句度　　　　D. 句断

　　E. 音读

3. 属于误读现象的是（　　）

　　A. 当断而失断

B. 不当断而误断

C. 当属上而误属下

D. 当属下而误属上

E. 没有正确的方法

4. 有助于正确句读的基本方法有（　　）

A. 理解文意　　　B. 辨别虚词

C. 分析句式　　　D. 剖析层次

E. 依据韵脚

二、填空题

1. 据《礼记·学记》记载，古时每年招收贵族子弟入学，"一年视离经辨志"，其中"离经"的意思是＿＿＿＿＿，"辨志"的意思是＿＿＿＿＿。

2. 断句也称句读。"读"的读音为＿＿＿＿＿，古人称在文义已尽处断句为＿＿＿＿＿，在文义未尽处断句为＿＿＿＿＿。

三、改正误读

1. 如云："一木五香根，旃檀节，沉香花，鸡舌叶，藿胶，熏陆。"此犹谬。旃檀与沉香，两木元异鸡舌，即今丁香耳。今药品中所用者，亦非藿香，自是草叶。南方至多熏陆，小木而大叶，海南亦有。熏陆乃其胶也。今谓之乳头香。五物迥异，元非同类。（《新校正梦溪笔谈》第223页，中华书局1957年版）

2. 陶节庵曰。去实热。用大黄。无枳实。不通温经。用附子。无干姜。不热发表。用麻黄。无葱白。不发吐痰。用瓜蒂。无淡豉。不涌。（《医方集解》第62页，上海卫生出版社1957年版）

3. 医扁鹊见秦武王。武王示之病。扁鹊请除左右，曰："君之病在耳之前、目之下，除之未必已也。将使耳不聪、目不明。"君以告扁鹊。扁鹊怒而投其石："君与知之者谋之，而与不知者败之。使此知秦国之政

也，则一举而亡国矣。"（《战国策·秦策二》）

4. 自辛卯春。迁士吴闻。得见云间秦子皇士之书。名曰症。因脉治施。子宇瞻昆季所刊也。症分外感内伤。治分经络表里。就症以审。因就因以审脉审治。因叹向闻松郡多明医。是书果为寿世。（《伤寒大白》高畔序）

5. 故述吾祖杏林翁秘传之方。及吾父云泉翁经验之药。并予尝取效之术。及闻江湖道中玄妙之剂。莫不抟金置币。向求之以助吾儿。得成济世之道。于中汤丸散末药。药合宜方。方中节真。世不传之方。实为镇家之宝。（王文谟《碎金方·引》）

四、阅读题

岁乙未吾邑疫厉大作予家藏获率六七就枕席吾吴和缓明卿沈君南昉仕海虞藉其力而起死亡殆遍予家得大造于沈君矣不知沈君操何术而若斯之神因询之君曰予岂探龙藏秘典剖青囊奥旨而神斯也哉特于仲景之伤寒论窥一斑两斑耳予曰吾闻是书与家大夫之日久矣而书肆间绝不可得君曰予诚有之予读而知其为成无己所解之书然而鱼亥不可正句读不可离矣已而购得数本字为之正句为之离补其脱略订其舛错沈君曰是可谓完书仲景之忠臣也予谢不敏<u>先大夫命之尔其板行斯以惠厥同胞不肖孤曰唯唯沈君曰金匮要略仲景治杂证之秘也盍并刻之以见古人攻击补泻缓急调停之心法</u>先大夫曰小子识之不肖孤曰敬哉既合刻则名何从先大夫曰可哉命之名仲景全书既刻已复得宋版伤寒论焉予曩固知成注非全文既得是书不音拱璧转卷间而后知成之荒也因复并刻之所以承先大夫之志欤又故纸中检得伤寒类证三卷所以罗括仲景之书去其烦而归之简聚其散而汇之一其于病证脉方若标月指之明且近仲景之法于是粲然无遗矣乃并附于后予因是哀夫世之人向故不得尽命而死也夫仲景殚心思于轩岐辨证候于丝发著为百十二

方以全民命斯何其仁且爱而跻一世于仁寿之域也乃今之业医者舍本逐末趋者曰东垣局者曰丹溪已矣而最称高识者则玉机微义是宗若素问若灵枢若玄珠密语则嗒焉茫乎而不知旨归而语之以张仲景刘河间几不能知其人与世代犹靦然曰吾能已病足矣奚高远之是务且于今之读轩岐书者必加诮曰是夫也徒读父书耳不知兵变尔夫不知变者世诚有之以其变之难通而遂弃之者是犹食而咽也去食以求养生者哉必且不然矣则今日是书之刻乌知不为肉食者大嗤乎（明·赵开美《刻仲景全书·序》）

要求：

1. 给上文标点
2. 注释文中加点号的词语
3. 今译文中加横线的句子
4. 将文章划分出段落，并归纳出段落大意

五、标点题

1. 初魏武子有嬖妾武子疾命颗曰必嫁是疾病则曰必以为殉及卒颗嫁之曰疾病则乱吾从其治也及辅氏之役颗见老人结草以亢杜回杜回踬而颠故获之夜梦之曰余而所嫁妇人之父也尔用先人之治命余是以报（《左传·宣公十五年》）

2. 客有教燕王为不死之道者王使人学之所使学者未之学而客死王大怒诛之王不知客之欺己而诛学者之晚也夫信不然之物而诛无罪之臣不察之患也且人所急无如其身不能自使其无死安能使王长生哉（《韩非子·外储说左上》）

3. 事莫重于人命罪莫大于死刑杀人者抵法固无怨施刑失当心则难安故成招定狱全凭尸伤检验为真伪真招服一死一抵傥知法者畏法民鲜过犯保全生命必多尚检验不真死者之冤未雪生者之冤又成因一命而杀两命数命仇报相循惨何底止（《洗冤集录·检验总论》）

4. 一日天士送客出厅遇求催生方者适

厅前梧桐坠一叶下天士拾而授之曰煎汤服如言果生后凡拟催生方者金用梧桐叶引天士见而怪之人以某日先生用梧桐叶神效对天士曰是日正值立秋之时又适见梧桐叶落不过取其得秋气之先物遇之而脱落耳梧桐叶岂催生之物首（《志异续编·卷四》）

5. 吴廷绍为太医令先主因食饴喉中噎医莫能为廷绍独谓当用楮食汤一服疾良已冯延巳苦脑中痛廷绍密诘厨人曰相公平日嗜何等曰多食山鸡鹧鸪廷绍曰吾得之矣治以甘豆汤亦愈或叩之答曰噎因甘起故以楮食汤治之山鸡鹧鸪皆食乌头半夏故以甘豆汤除其毒耳闻者大服（《焦氏笔剩》引《江表志》）

6. 闻古扁鹊之治甚病也以刀刺骨圣人之救危国也以忠拂耳刺骨故小痛在体而长利在身拂耳故小逆在心而久福在国故甚病之人利在忍痛猛毅之君以福拂耳忍痛故扁鹊尽巧拂耳则子胥不失寿安之术也病而不忍痛则失扁鹊之巧危而不拂耳则失圣人之意如此长利不远垂功名不久立（节自《韩非子·安危》）

7. 高祖东伐至淮阴遇疾口不能言睑垂覆目不能瞻视一足短缩又不能行僧坦以为诸脏俱病不可并治军中之要莫先于语帝遂得言次又治目目即愈末治足亦瘥其功效可谓奇矣此岂非法良方亦良故有是功效乎然史徒载其去病之验而法与方俱不可考此后之论者所以不能无惑也（《简易方论》包恢序）

8. 昔扁鹊居宋得罪于宋君出亡之卫卫人有病将死者扁鹊至其家欲为治之病者之父谓扁鹊曰吾子病甚笃将为迎良医治非子所能治也退而不用乃使灵巫求福请命对扁鹊而咒病者卒死灵巫不能治也夫扁鹊天下之良医而不能与灵巫争用者知与不知也故事求远而失近广藏而狭弃斯之谓也（《新语·资质》）

9. 古今医书汗牛充栋何可胜言哉自上古及周秦两汉魏晋六朝唐宋元明至国朝名贤代出各自成家其书不下几千百种其中沙混南金鱼目混珠者亦复不少今汰其繁而检其要若

干种如三光之丽乎天五味之益乎口诚不可一日废焉每种略疏其大旨俾人知其采择而访求善本有欲熟读者有欲熟玩者有欲查阅者此皆在人神而明之者也（《橘旁杂论·卷上》）

10．宰我使于齐而返见夫子曰梁丘据遇虺毒三旬而后瘳朝齐君会大夫众宾而庆焉弟子与在宾列大夫众宾复献攻疗之方弟子谓之曰夫所以献方将为病也今梁丘已瘳矣而诸大夫乃复献方方将安施意欲梁丘大夫复有虺毒当用之乎众座默然无辞弟子此言何如夫子曰汝说非也夫三折肱为良医梁丘子遇虺毒而获瘳虑犹有与之同疾者必问所以已之之方焉众人为此故各言其方欲售之以已人疾也凡言其方者称其良也且以参据所以已之之方优劣耳（《孔丛子·嘉言》）

11．一人疾焉而医者十并使之欤曰使其尤良者一人焉尔乌知其尤良而使之曰众人之所谓尤良者而隐之以吾心其可也夫能不相逮不相为谋又相忌也况愚智之相百者乎人之愚不能者常多而智能者常少医者十愚不能者乌知其不九邪并使之智能者何用愚不能者何所不用一日而病且亡谁者任其咎邪故予曰使其尤良者一人焉尔使其优良者有道药云则云食云则食坐云则坐作云则作夫然故医也得肆其术而无憾焉不幸而病且亡则少矣药云则食坐云则作曰姑如吾所安焉尔若人也何必医如吾所安焉可也凡疾而使医之道皆然而腹心为甚有腹心之疾者得吾说而思之其庶矣（《临川先生文集·使医》）

12．孟子言老吾老以及人之老庭栋久失怙恃既无吾老之可老今吾年七十有五又忽忽不觉老之及吾宜有望于老吾者之使吾克遂其老也嗣孙应谷年甫弱龄未能老吾之老并不知吾之老吾惟自知其老自老其老而已之之法非有他也宋张丰曰大抵养生求安乐亦无深远难知之事不过起居寝食之间尔昨岁壬辰自秋而冬以迄今春薄病缠绵动多拂意此正老态毕现欲得所以老之法能荟萃其类者卒罕成书爰于

卧室呻吟之余随事随物留心体察闲披往籍凡有涉养生者摘取以参得失亦只就起居寝食琐屑求之（《老老恒言》自序）

13．天下之害人者杀其身未必破其家破其家未必杀其身先破人之家而后杀其身者人参也其破家之故何也盖向日之参不过一二换多者三四换今则其价十倍其所服又非一钱二钱而止小康之家服二三两而家已荡然矣夫人情于死生之际何求不得宁恤破家乎医者全不一念轻将人参立方用而不遵在父为不慈在子为不孝在夫妇昆弟为忍心害理并有亲戚朋友责罚痛骂即使明知无益姑以此塞责又有孝子慈父幸其或生竭力以谋之遂使贫瘵之家病或稍愈一家终身冻馁若仍不救棺殓俱无卖妻鬻子全家覆败医者误治杀人可恕而逞己之意日日害人破家其恶甚于盗贼可不慎哉（节自《医学源流论·人参论》）

14．医岂易言乎药岂易用乎其病在乎心也而药其肺在乎寒也而以为热病乎实也而以为虚病不能自言授药而死者无所控诉故医得用其术而莫之诘也谚有之曰山川而能语葬师食无所藏腑而能语医师色如土此言用药之难也故智足以知古人之说矣而无所自得有所自得而不能察乎脉察脉精矣庵不善药欲犁然当乎疾而必愈皆不可致也则医之以术名于世者焉可多得乎（方孝孺《医原》）

15．或称良医之用药犹良将之用兵其信然哉人之死生倚于医国之存亡倚于将反掌之间吉凶分焉不得其良而用之是以人与国弃也故良将投其兵于敌而敌失其所御良医投其药于病而疾失其所聚兵可以杀敌药可以杀病人皆知之用之有舛则杀病之药不于病而于其人杀敌之兵不于敌而于其国可不慎哉故人之将死而得良医国之将亡而得良将天下之幸无有大于此者而天下之功亦无有逾于此者以此并言良非过矣（节自《诚意伯文集五·赠医学录江仲谦序》）

16．余少而多病夏则脾不胜食秋则肺不

206

胜寒治肺则病脾治脾则病肺平居服药殆不复能愈年三十有二官于宛丘或怜而受之以道士服气法行之期年二疾良愈盖自是始有意养生之说晚读抱朴子书言服气与草木之药皆不能致长生古神仙真人皆服金丹以为草木之性埋之则腐煮之则烂烧之则焦不能自生而况能生人乎余既泪没世俗意金丹不可得也则试求之草木之类寒暑不能移岁月不能败者唯松柏为然古书言松脂流入地下为茯苓茯苓又千岁则为琥珀虽非金石而其能自完也亦久矣于是求之名山屑而瀹之去其脉络而取其精华庶几可以固形养气延年而却老者因为之赋以道之（《栾城集十七·服茯苓赋并序》）

17.吴门名医薛雪自号一瓢性孤傲公卿延之不肯往而予有疾则不招自至乙亥春余在苏州庖人王小余病疫不起将掩棺而君来天已晚烧烛照之笑曰死矣然吾好与疫鬼战恐得胜亦未可知出药一丸捣石菖蒲汁调和命舆夫有力者用铁箸锲其齿灌之小余目闭气绝喉汩汩然似咽似吐薛嘱曰好遣人视之鸡鸣时当有声已而果然再服二剂而病起（节选自《随园诗话》卷五）

18.常读古方每有药味之下不注分两而于末一味下注各等分者今人误认为一样分两余窃不能无疑焉夫一方当中必有君臣佐使相为配合况药味有厚薄药质有轻重若分量相同吾恐驾驭无权难于合辙也即如地黄饮之熟地菖蒲分量可同等乎天真丹之杜仲牵牛分量可同等乎诸如此类不一而足岂可以各等分为一样分两哉或曰子言是矣然则古人之不为注定而云各等分者何谓邪愚曰各者各别也古人云用药如用兵药有各品犹之将佐偏裨各司厥职也等者类也分类得宜如节制之师不致越伍而哗也分者大小不齐各有名分也惟以等字与上各字连续其为各样分量意自显然（《吴医汇讲》卷八朱升恒《方药等分解》）

19.风乃大病之元患者为害弥剧余祖氏怡梅公素好医宦游闽洛燕冀得山林逸士海内高人之秘典施治获愈甚多次传于先君艾轩公又博而备之活人益众三传至于余广求寰宇仙流江湖奇士沉潜究论每遇知风者即礼币款迎研搜讨论韩子云先生于我者知而必师之后生于我者知而亦师之苟得一言善法即珍而笔之随集随证若干方旁搜考试验而奇异者始录焉皆夺天公神妙不亚还丹舒若云锦发无不中余得之甚艰恐久湮没编为章秩名曰解围元薮以风疠正论着于首诸风变论痿痹论赘其次药品方法条序而列之后凡学风疠者得是书可了然矣（《解围元薮》自序）

20.人参误服杀人在富贵家不一而足先曾祖通奉公在四川重庆府任内奉旨驰驿入京视疾一时求诊者充门塞户至三鼓甫散忽仪亲王以福晋病甚遣官来迎公以疲惫已极固辞不往使者传王命谓即以夜深不能至请先付丸散服之俟质明再迓公既不知为何病又无从得药适案上有莱菔子末一包遂以与之曰姑服此明日再诊可也盖取其服之无碍暂为搪塞耳次日公尚未起闻马蹄声隆隆王亲乘车来一见叩谢曰福晋正闷燥欲死灵丹一服顷刻豁然已安睡至今今请偕往复诊公至邸视之则风寒微疾误服人参所致莱菔子始解之故见效如是之速然不敢明言致太医官干谴乃定一祛风之剂而出数日后王厚酬焉通奉公恒举此以为笑柄（《庸闲斋笔记·卷十一》）

21.郁离子曰治天下者其犹医乎医切脉以知证审证以为方证有阴阳虚实脉有浮沉细大而方有汗下补泻针灼汤剂之法参苓姜桂麻黄芒硝之药随其人之病而施焉当则生不当则死矣是故知证知脉而不善为方非医也虽有扁鹊之识徒哓哓而无用不知证不知脉道听途说以为方而语人曰我能医是贼天下者也故治乱证也纪纲脉也道德政刑方与法也人才药也夏之政尚忠殷承其弊而救之以质殷之政尚质周承其弊而救之以文秦用酷刑苛法以箝天下天下苦之而汉承之以宽大守之以宁壹其方与证对其用药也无舛天下之病有不瘳者鲜矣

（《郁离子·喻治》）

22．吾幼遭风冷屡造医门汤药之资罄尽家产所以青衿之岁高尚兹典白首之年未尝释卷至于切脉诊候采药合和服饵节度将息避慎一事长于己者不远千里伏膺取决至于弱冠颇觉有悟是以亲邻中外有疾厄者多所济益在身之患断绝医门故知方药本草不可不学（孙思邈《备急千金要方》序）

23．愚少多病犹省为童儿时凤具襦绔保姆抱之如医巫家针烙灌饵咽然啼号巫妪辄阳阳满志引手直求竟未知何等方何等药饵及壮见里中儿年齿比者必睆然武健可爱羞己之不如遂从世医号富于术者借其书伏读之得小品方于群方为最古又得药对知本草之所自出考素问识荣卫经络百骸九窍之相成学切脉以探表候而天机昏沉布指于位不能分类菽之重轻第知息至而已然于药石不为懵矣尔来垂三十年其术足以自卫或行乎门内疾辄良已家之婴儿未尝诣医门求治者（刘禹锡《答道州薛郎中论方书书》）

24．或曰见肝之病先实其脾脏之虚则木邪不能传见右颊之赤先泻其肺经之热则金邪不能盛此乃治未病之法今以顺四时调养神志而为治未病者是何意邪盖保身长全者所以为圣人之道治病十全者所以为上工之术不治已病治未病之说著于四气调神大论厥有旨哉昔黄帝与天师难疑答问之书未尝不以摄养为先始论乎天真次论乎调神既以法于阴阳而继之以调于四时既曰饮食有节而又继之以起居有常谆谆然以养生为急务者意欲治未然之病无使至于已病难图也（朱震亨《丹溪心法》）

25．日月星辰天之有象可睹水火土石地之有形可目昆虫草木动植之物可见寒热温凉四时之气往来可觉至于山岚瘴气岭南毒雾咸得地之浊气犹可察惟天地之杂气种种不一亦犹天之星辰有罗计荧惑地之土石有雄硫砒信草木有野葛巴豆昆虫有毒蛇猛兽气交之中万物各有善恶是杂气亦有优劣也然此气无象

可见况无声无臭何能得睹得闻人恶得而知是气也其来无时其着无方众人触之者各随其气而为诸病焉（吴有性《温疫论》）

26．人固有盛寒而饮水者亦有遇风而咳者有披甲驰马操剑槊行数百里而不汗者有出门辄劳惫不能行者相去宁啻十百此资禀之殊也古之人多硕大敦厚寿至百岁今人未壮而先衰不老而已病岂能及乎是风气之不同也或能饮酒至石不醉而或不敢沾唇或啖腴鲜甘厚味而或羹藜茹藿或夹衣以御冬或裘褐以处暑服食之品不特五方之人不类也贵富家子未尝跣足沾手而小民终岁服劳与牛马等知道之士怒不见于色而暴悍之夫动则诟詈劳逸静躁乌可同乎中州之人夏夜露卧而无恙使南人效之则病矣江海之人屏息水行凿层冰而取鱼鳖使山林之人效之则死矣人之耳目手足均也脉络血气筋骨均也而其变之乖殊若此（方孝儒《逊志斋集》卷十二）

27．和剂局方之成书也可以据证检方即方用药不必修制寻赎见成丸散病痛便可安痊仁人之意可谓至矣自宋迄今官府守之以为法医门传之以为业病者恃之以立命世人习之以成俗然予窃有疑焉何者古人以神圣工巧言医又曰医者意也以其传授虽的造诣甚深临机应变如对敌之将操舟之工自非尽君子随时反中之妙宁无愧于医乎今乃集前人已效之方应今人无限之病何异刻舟求剑按图索骥冀有偶然中病难矣（朱震亨《局方发挥》）

28．人之禀气或充实而坚强或虚劣而软弱充实坚强其年寿虚劣软弱失弃其身天地生物物有不遂父母生子子有不就物有为实枯死而堕人有为儿夭命而伤使实不枯亦至满岁使儿不伤亦至百年然为实儿而死枯者禀气薄则虽形体完其虚劣气少不能充也（王充《论衡·气寿篇》）

29．上医医国其次医疾夫人治国固治身之象疾者身之病乱者国之病也身之病待医而愈国之乱待贤而治治身有黄帝之术治世有孔

208

子之经然病不愈而乱不治者非针石之法误而五经之言诬也乃因之者非其人苟非其人则规不圆而矩不方绳不直而准不平钻燧不得火鼓石不下金金马不可以追速土舟不可以涉水也凡此八者天之张道有行见物苟非其人犹尚无功则又况乎怀道术以抚民氓乘六龙以御天心者哉（王符《潜夫论》卷二）

30．滑伯仁治一妇始病疟当夏月医以脾寒胃弱久服桂附等药后疟虽退而积火燔炽致消谷善饥日数十饭犹不足始日端坐如常人第目昏不能视足弱不能履腰胯困软肌肉虚肥至初冬伯仁诊之脉洪大而虚濡曰此痿证也长夏过服热药所致盖夏令湿当权刚剂太过火湿具甚肺热叶焦故两足痿易而不为用也遂以东垣长夏湿热成痿之法治之日食益减目渐能视至冬末忽下榻行走如故（俞震《古今医案按》）

31．欧阳文忠公尝得暴下国医不能愈夫人云市人有此药三文一贴甚效公曰吾辈脏腑与世人不同不可服夫人便以国医药杂进之一服而愈召卖药者厚遗之求其方乃肯传但用车前子一味为末米饮下二钱匕云此药利水道而不动其气水道利则清浊分谷脏自止矣（张杲《医说》卷六）

32．绫带李防御京师人初为入内医官直嫔御阁妃苦痰嗽终夕不寐面浮如盘时方有甚宠徽宗幸其阁见之以为虑驰遣呼李李先数用药诏令往内东门供状若三日不效当诛李忧挠技穷与妻对泣忽闻外间叫云咳嗽药一文一贴吃了今夜得睡李使人市药十贴其色浅碧用淡薤水滴麻油数点调服李疑草药性犷或使脏腑滑泄并三为一自试之既而无他于是取三贴合为一携入禁庭授妃请分两服以饵是夕嗽止比晓面肿亦消内侍奏曰天颜绝喜赐金帛厥直万缗（张杲《医说》卷四）

33．临海洪佥事若皋南沙文集谓方书金银玉石铜铁具可入汤药唯锡不入间用铅粉亦与锡异锡白而铅黑且须锻作丹粉用之明名医戴原礼尝至京闻一医家术甚高治病辄效亲往

观之见其迎求溢户酬应不暇偶一求药者既去追而告之曰临煎加锡一块原礼心疑之叩其故曰此古方尔殊不知古方乃饧字饧即今糯米所煎糖也嗟乎今之庸医妄谓熟谙古方大抵皆不辨锡饧类耳（《冷庐医话补编》）

34．夫血者譬则水也气者譬则风也风行水上有血气之象焉盖气者血之帅也气行则血行气止则血止气温则血滑气寒则血凝气有一息之不运则血有一息之不行病出于血调其气犹可导达病原于气区区调血又何加焉故人之一身调气为上调血次之先阳后阴也若夫血有败瘀滞泥诸经壅遏气之道路经所谓去其血而后调之不可不通其变矣然调气之剂以其调血而两得调血之剂以其调气则乖张（龚廷贤《寿世保元》）

35．云贵边境常有瘴气气之至也鼠必先灾鼠灾必吐血而死人家或见梁上鼠奔突堕地吐血者其人即奔莫回顾出门或横走或走驰竭其力奔数十里或可免人有中之者吐血一口即死此气之灾时或一条时或一段如一村分南北街竟有街南居室一空而街北完然者如一村数十百家竟有中间数十家一空而村两头完然者（《竹叶亭杂记》）

36．孝宗尝患痢众医不效德寿忧之过宫偶见小药局遣中使询之曰汝能治痢否对曰专科遂宣之至请问得病之由语以食湖蟹多故致此疾遂令诊脉医曰此冷痢也其法用新米藕节细研以热酒调服如其法杵细酒调数服而愈德寿乃大喜就以金杵臼赐之乃命以官至今呼为金杵臼严防御家可谓不世之遇（《船窗夜话》）

37．文以载道医虽小道亦道也则医书亦载道之车也顾其文繁而义晦读者卒未易得其指归初学苦之瑶少多病失学于圣贤大道无所得雅不欲为浮靡之辞以贻虚车诮因念道之大者以治心其次以治身庄子曰哀莫大于心死而身死次之医所以治身也身死则心无所寄固小道中之大者爰取少日所诵岐黄家言芟其繁芜

疏其湮郁参以己见渤为一书用以阶梯初学非敢谓是载道之车欲使升车者借此以登如履碥石云耳故以碥名编或曰方今景岳全书盛行桂附之烈等于昆冈子作焦头烂额客数矣人咸谓子非医病实医医是书出其时医之药石砭碥当作砭予笑而不敢言（《医碥》）

38．扁鹊医如秦鉴烛物妍媸不隐又如奕秋遇敌着着可法观者不能察其神机仓公医如轮扁斲轮得心应手自不能以巧思语人张长沙医如汤武之师无非王道其攻守奇正不以敌之大小皆可制胜华元化医如庖丁解牛挥刃而肯綮无碍其造诣自当有神虽欲师之而不可得（吕复《诸医论》）

39．道州营道县村妇养姑孝谨姑寡居二十年因食妇所进肉而死邻人有小憾诉其置毒县牒尉薛大圭往验妇不能措词情志悲痛愿即死薛疑是非是反复扣质妇曰寻常得鱼肉必置厨内柱空间贵起高燥且近如此历年岁已多今不测何以致斯变薛趋诣其所见柱有蠹朽处命劈取而视乃蜈蚣无数结育于中愀然曰害人者此也以实告县妇得释（《夷坚志·丁志·卷一》）

40．太平兴国九年太宗谓宰相曰朕每日所为自有常节辰巳间视事既罢便即观书深夜就寝五鼓而起盛暑昼日亦未尝寝乃至饮食亦不过度行之已久甚觉得力凡人食饱无不昏浊倘四肢无所运用更便就枕血脉凝滞诸疾自生欲求清爽岂可得乎老子曰我命在我不在于天全系人之调适卿等亦当留意无自轻于摄养也。（《宋朝事实类苑·卷二》）

 下编　第五章　句读
参考答案

一、选择题

（一）A₁型题

1．B　　2．C

（二）A₂型题

1．B　　2．C

（三）X型题

1．A、B、C、D、E　　2．A、B、C、D

3．A、B、C、D　　4．A、B、C、D、E

二、填空题

1．断句　思想内容

2．dòu　句读

三、改正误读

1．如云："一木五香：根旃檀，节沉香，花鸡舌，叶藿，胶薰陆。"此犹谬。旃檀与沉香，两木元异；鸡舌即今丁香耳，今药品中所用者亦非；藿香自是草叶，南方至多；薰陆小木而大叶，海南亦有薰陆，乃其胶也，今谓之乳头香。五物迥异，元非同类。

2．陶节庵曰："去实热用大黄，无枳实不通；温经用附子，无干姜不热；发表用麻黄，无葱白不发；吐痰用瓜蒂，无淡豉不涌。"

3．医扁鹊见秦武王，武王示之病，扁鹊请除。左右曰："君之病在耳之前、目之下，除之未必已也。将使耳不聪、目不明。"君以告扁鹊。扁鹊怒而投其石："君与知之者谋之，而与不知者败之。使此知秦国之政也，则一举而亡国矣！"

4．自辛卯春迁士吴闾，得见云间秦子皇士之书，名曰《症因脉治》，施子宇瞻昆季所刊也。症分外感内伤，治分经络表里，就症以审因，就因以审脉、审治。因叹向闻松郡多明医，是书果为寿世。

5．故述吾祖杏林翁秘传之方，及吾父云泉翁经验之药，并予尝取效之术。及闻江湖道中玄妙之剂，莫不抟金置币向求之，以助吾儿得成济世之道。于中汤、丸、散、末，药药合宜，方方中节，真世不传之方。

210

实为镇家之宝。

四、阅读题

1. 岁乙未，吾邑疫厉大作，予家藏获率六七就枕席。吾吴和缓明卿沈君南昉仕海虞，藉其力而起死亡殆遍，予家得大造于沈君矣。不知沈君操何术而若斯之神，因询之。君曰："予岂探龙藏秘典，剖青囊奥旨而神斯也哉！特于仲景之《伤寒论》窥一斑两斑耳！"予曰："吾闻是书与家大夫之日久矣，而书肆间绝不可得。"君曰："予诚有之。"予读而知其为成无己所解之书也，然而鱼亥不可正，句读不可离矣。已而购得数本，字为之正，句为之离，补其脱略，订其舛错。沈君曰："是可谓完书，仲景之忠臣也。"予谢不敏。先大夫命之，尔其板行，斯以惠厥同胞。不肖孤曰："唯唯。"沈君曰："《金匮要略》，仲景治杂证之秘也，盍并刻之，以见古人攻击补泻、缓急调停之心法？"先大夫曰："小子识之。"不肖孤曰："敬哉！既合刻，则名何从？"先大夫曰："可哉！命之名《仲景全书》。"既刻已，复得宋版《伤寒论》焉。予曩固知成注非全文，既得是书，不啻拱璧，转卷间，而后知成之荒也。因复并刻之，所以承先大夫之志欤！又，故纸中检得《伤寒类证》三卷，所以櫽括仲景之书，去其烦而归之简，聚其散而汇之一。其于病证脉方，若标月指之明且近，仲景之法于是粲然无遗矣，乃并附于后。予因是哀夫世之人向故不得尽命而死也。夫仲景殚心思于轩岐，辨证候于丝发，著为百十二方，以全民命，斯何其仁且爱，而跻一世于仁寿之域也。

乃今之业医者舍本逐末，超者曰东垣，局者曰丹溪已矣，而最称高识者，则《玉机微义》是宗。若《素问》，若《灵枢》，若《玄珠密语》，则嗒焉茫乎而不知旨归，而语之以张仲景、刘河间，几不能知其人与世代，犹觍然曰："吾能已病足矣，奚高远之是务？"且于今之读轩岐书者必加诮曰："是夫也，徒读父书耳，不知兵变已。"夫不知变者，世诚有之。以其变之难通而遂弃之者，是犹食而咽也，去食以求养生者哉！必且不然矣。则今日是书之刻，乌知不为肉食者大嗤乎？

2. ①率：大约。 ②就枕席：躺在床上，谓患病。 ③和缓：医和医缓，此指高明医家。 ④大造：极大关怀。 ⑤若斯之神：像这样的神奇。 ⑥特：只是。 ⑦鱼亥：指文字差讹。 ⑧不敏：不才。自谦之词。 ⑨识：记。 ⑩曩：从前。 ⑪不啻：无异于。 ⑫跻：登上。 ⑬肉食者：指享厚禄的官员。

3. ①父亲命令我，如此那书板刊行，这才用来给那些同胞恩惠。我说："是是。"沈先生说："《金匮要略》是仲景治杂证的奥秘，为什么不一起刻印，以便体现古人攻击补泻、缓急调理的心传之法。"

②当今医者舍本求末，高明的称李东垣，拘泥的说朱丹溪，而极其高明有见识的尊崇《玉机微义》。像《素问》，像《灵枢》，像《玄珠密语》，却糊里糊涂地完全不了解它们的旨义。如果跟他们谈论张仲景、刘河间等医家，几乎不能知道他们是何时何人，还觍着脸面说："我能治好病就足够了，为什么一定要去追求那高深邈远的医理呢？"

4. ①（从"岁乙未～于仁寿之域也"）叙述出版《刻仲景全书》的缘由及过程，并高度评价张仲景对医学事业的巨大贡献。

②（从"乃今之业医者～乌知不为肉食者大嗤乎？"）批评当今业医者，舍本求末，置医学经典于罔闻，强调学习医学经典的重要意义。

五、标点题

1. 初，魏武子有嬖妾。武子疾，命颗

曰:"必嫁是。"疾病,则曰:"必以为殉。"及卒,颗嫁之。曰:"疾病则乱,吾从其治也。"及辅氏之役,颗见老人结草以亢杜回,杜回踬而颠,故获之。夜梦之曰:"余,而所嫁妇人之父也。尔用先人之治命,余是以报。"

2.客有教燕王为不死之道者,王使人学之。所使学者未之学而客死。王大怒,诛之。王不知客之欺己,而诛学者之晚也。夫信不然之物,而诛无罪之臣,不察之患也。且人所急,无如其身,不能自使其无死,安能使王长生哉?

3.事莫重于人命,罪莫大于死刑。杀人者抵法,固无恕;施刑失当,心则难安。故成招定狱,全凭尸伤检验,为真伤真招服,一死一抵,俾知法者畏法,民鲜过犯,保全生命必多;尚检验不真,死者之冤未雪,生者之冤又成,因一命而杀两命、数命,仇报相循,惨何底止?

4.一日,天士送客出厅,遇求催生方者。适厅前梧桐坠一叶下,天士拾而授之,曰:"煎汤服"。如言果生。后凡拟催生方者,金用梧桐叶引。天士见而怪之,人以某日先生用梧桐叶神效对。天士曰:"是日正值立秋之时,又适见梧桐叶落,不过取其得秋气之先,物遇之而脱落耳。梧桐叶岂催生之物首!"

5.吴廷绍为太医令。先主因食饴喉中噎,医莫能为。廷绍独谓当用楮食汤,一服疾良已。冯延巳苦脑中痛,廷绍密诘厨人曰:"相公平日嗜何等?"曰:"多食山鸡、鹧鸪。"廷绍曰:"吾得之矣。"治以甘豆汤,亦愈。或叩之,答曰:"噎因甘起,故以楮食汤治之。山鸡、鹧鸪皆食乌头、半夏,故以甘豆汤除其毒耳。"闻者大服。

6.闻古扁鹊之治甚病也,以刀刺骨;圣人之救危国也,以忠拂耳。刺骨,故小痛在体,而长利在身;拂耳,故小逆在心,而久福在国。故甚病之人利在忍痛,猛毅之君以福拂耳。忍痛,故扁鹊尽巧;拂耳,则子胥不失。寿安之术也。病而不忍痛,则失扁鹊之巧;危而不拂耳,则失圣人之意。如此,长利不远垂,功名不久立。

7.高祖东伐至淮阴,遇疾,口不能言,睑垂覆目,不能瞻视,一足短缩,又不能行。僧坦以为诸脏俱病,不可并治。军中之要,莫先于语,帝遂得言;次,又治目,目即愈;末,治足,亦瘳。其功效可谓奇矣。此岂非法良,方亦良,故有是功效乎?然史徒载其去病之验,而法与方俱不可考。此后之论者所以不能无惑也。

8.昔扁鹊居宋,得罪于宋君,出亡之卫。卫人有病将死者。扁鹊至其家,欲为治之。病者之父谓扁鹊曰:"吾子病甚笃,将为迎良医治,非子所能治也。"退而不用。乃使灵巫求福请命,对扁鹊而咒。病者卒死,灵巫不能治也。夫扁鹊,天下之良医,而不能与灵巫争用者,知与不知也。故事求远而失近,广藏而狭弃,斯之谓也。

9.古今医书汗牛充栋,何可胜言哉!自上古及周秦两汉、魏晋六朝、唐宋元明至国朝,名贤代出,各自成家,其书不下几千百种。其中沙混南金、鱼目混珠者,亦复不少。今汰其繁,而检其要若干种,如三光之丽乎天、五味之益乎口,诚不可一日废焉。每种略疏其大旨,俾人知其采择,而访求善本。有欲熟读者,有欲熟玩者,有欲查阅者,此皆在人神而明之者也。

10.宰我使于齐而反,见夫子曰:"梁丘据遇虺毒,三旬而后瘳。朝,齐君会大夫众宾而庆焉,弟子与在宾列,大夫众宾复献攻疗之方。弟子谓之曰:'夫所以献方,将为病也。今梁丘子已瘳矣,而诸大夫乃复献方,方将安施?意欲梁丘大夫复有虺毒当用之乎?'众座默然无辞。弟子此言何如?"夫子曰:"汝说非也。夫三折肱为良医,梁丘子遇虺毒而获瘳，虑犹有与之同疾者，必问所以已之之方焉。众人为此，故各言其方，欲售之，以已人疾也。凡言其方者，称其良也，且以参据所以已之之方优劣耳。"

11．一人疾焉，而医者十，并使之欤？曰：使其尤良者一人焉尔。乌知其尤良而使之？曰：众人之所谓尤良者，而隐之以吾心，其可也。夫能不相逮，不相为谋，又相忌也。况愚智之相百者乎？人之愚不能者常多，而智能者常少。医者十，愚不能者，乌知其不九邪？并使之，智能者何用？愚不能者何所不用？一日而病且亡，谁者任其咎邪？故予曰：使其尤良者一人焉尔。使其优良者有道，药云则药，食云则食，坐云则坐，作云则作。夫然，故医也得肆其术而无憾焉，不幸而病且亡则少矣。药云则食，坐云则作，曰："姑如吾所安焉尔。"若人也，何必医？"如吾所安焉"可也。凡疾而使医之道皆然，而腹心为甚。有腹心之疾者，得吾说而思之，其庶矣！

12．孟子言："老吾老，以及人之老。"庭栋久失怙恃，既无吾老之可老。今吾年七十有五，又忽忽不觉老之及吾，宜有望于老吾者之使吾克遂其老也。嗣孙应谷，年甫弱龄，未能老吾之老，并不知吾之老，吾惟自知其老，自老其老而已。老之法非有他也，宋·张丰曰："大抵养生求安乐，亦无深远难知之事，不过起居寝食之间尔。"昨岁壬辰，自秋而冬，以迄今春，薄病缠绵，动多拂意，此正老态毕现。欲得所以老之法，能荟萃其类者，卒罕成书也。爰于卧室呻吟之余，随事随物留心体察，闲披往籍，凡有涉养生者，摘取以参得失。亦只就起居寝食琐屑求之。

13．天下之害人者，杀其身未必破其家，破其家未必杀其身。先破人之家而后杀其身者，人参也。其破家之故何也？盖向日之参，不过一二换，多者三四换；今则其价十倍，其所服又非一钱二钱而止。小康之家服二三两，而家已荡然矣。夫人情于死生之际，何求不得？宁恤破家乎？医者全不一念，轻将人参立方，用而不遵，在父为不慈，在子为不孝，在夫妇昆弟为忍心害理，并有亲戚朋友责罚痛骂，即使明知无益，姑以此塞责，又有孝子慈父，幸其或生，竭力以谋之。遂使贫瘘之家病或稍愈，一家终身冻馁。若仍不救，棺殓俱无，卖妻鬻子，全家覆败。医者误治，杀人可恕，而逞己之意，日日害人破家，其恶甚于盗贼。可不慎哉！

14．医岂易言乎？药岂易用乎？其病在乎心也，而药其肺；在乎寒也，而以为热；病乎实也，而以为虚。病不能自言，授药而死者，无所控诉。故医得用其术，而莫之诘也。谚有之曰："山川而能语，葬师食无所；藏腑而能语，医师色如土。"此言用药之难也。故智足以知古人之说矣，而无所自得；有所自得，而不能察乎脉；察脉精矣，俺不善药；欲犁然当乎疾而必愈，皆不可致也。则医之以术名于世者，焉可多得乎？

15．或称：良医之用药，犹良将之用兵。其信然哉！人之死生倚于医，国之存亡倚于将，反掌之间，吉凶分焉。不得其良而用之，是以人与国弃也。故良将投其兵于敌，而敌失其所御；良医投其药于病，而疾失其所聚。兵可以杀敌，药可以杀病，人皆知之。用之有舛，则杀病之药不于病而于其人，杀敌之兵不于敌而于其国。可不慎哉！故人之将死而得良医，国之将亡而得良将，天下之幸，无有大于此者，而天下之功亦无有逾于此者。以此并言，良非过矣。

16．余少而多病，夏则脾不胜食，秋则肺不胜寒；治肺则病脾，治脾则病肺；平居服药，殆不复能愈。年三十有二，官于宛丘。或怜而受之以道士服气法，行之期年，二疾良愈。盖自是始有意养生之说。晚读

《抱朴子》书，言服气与草木之药皆不能致长生，古神仙真人皆服金丹。以为草木之性，埋之则腐，煮之则烂，烧之则焦，不能自生，而况能生人乎！余既汩没世俗，意金丹不可得也，则试求之草木之类，寒暑不能移，岁月不能败者，唯松柏为然。古书言松脂流入地下为茯苓，茯苓又千岁则为琥珀。虽非金石，而其能自完也，亦久矣。于是求之名山，屑而瀹之，去其脉络而取其精华。庶几可以固形养气，延年而却老者。因为之赋以道之。

17. 吴门名医薛雪，自号一瓢，性孤傲，公卿延之不肯往，而予有疾，则不招自至。乙亥春，余在苏州。庖人王小余病疫不起，将掩棺而君来，天已晚，烧烛照之，笑曰："死矣！然吾好与疫鬼战，恐得胜亦未可知。"出药一丸，捣石菖蒲汁调和，命舆夫有力者用铁箸镢其齿灌之。小余目闭气绝，喉汩汩然似咽似吐。薛嘱曰："好遣人视之，鸡鸣时当有声。"已而果然。再服二剂而病起。

18. 尝读古方，每有药味之下不注分两，而于末一味下注"各等分"者，今人误认为一样分两，余窃不能无疑焉。夫一方当中，必有君臣佐使，相为配合。况药味有厚薄，药质有轻重，若分量相同吾恐驾驭无权，难于合辙也。即如地黄饮之熟地、菖蒲，分量可同等乎？天真丹之杜仲、牵牛，分量可同等乎？诸如此类，不一而足，岂可以各等分为一样分两哉！或曰：子言是矣。然则，古人之不为注定而云各等分者，何谓邪？愚曰：各者，各别也。古人云：用药如用兵。药有各品，犹之将佐偏裨，各司厥职也。等者，类也。分类得宜，如节制之师，不致越伍而哗也。分者，大小不齐，各有名分也。惟以等字与上各字连续，其为各样分量，意自显然。

19. 风乃大病之元，患者为害弥剧。余

祖氏怡梅公素好医，宦游闽洛燕冀，得山林逸士海内高人之秘典，施治获愈甚多。次传于先君艾轩公，又博而备之，活人益众。三传至于余。广求寰宇仙流江湖奇士沉潜究论，每遇知风者，即礼币款迎，研搜讨论。韩子云："先生于我者，知，而必师之；后生于我者，知，而亦师之。"苟得一言善法，即珍而笔之。随集随证若干方，旁搜考试，验而奇异者，始录焉。皆夺天公神妙，不亚还丹，舒若云锦，发无不中。余得之甚艰，恐久湮没，编为章秩，名曰《解围元薮》。以风疬正论著于首，诸风变论瘰痹论赞其次，药品方法条序而列之后。凡学风疬者，得是书可了然矣。

20. 人参误服杀人，在富贵家不一而足。先曾祖通奉公在四川重庆府任内，奉旨驰驿入京视疾，一时求诊者充门塞户，至三鼓甫散。忽仪亲王以福晋病甚，遣官来迎。公以疲惫已极，固辞不往。使者传王命谓，即以夜深不能至，请先付丸散服之，俟质明再造。公既不知为何病，又无从得药，适案上有莱菔子末一包，遂以与之。曰："姑服此，明日再诊可也。"盖取其服之无碍，暂为搪塞耳。次日，公尚未起，闻马蹄声隆隆，王亲乘车来，一见叩谢曰："福晋正闷燥欲死，灵丹一服，顷刻豁然，已安睡至今，今请偕往复诊。"公至邸视之，则风寒微疾，误服人参所致。莱菔子适解之，故见效如是之速。然不敢明言，致太医官干谴。乃定一祛风之剂而出。数日后，王厚酬焉。通奉公恒举此以为笑柄。

21. 郁离子曰：治天下者，其犹医乎！医切脉以知证，审证以为方。证有阴阳虚实，脉有浮沉细大，而方有汗下补泻针灼汤剂之法，参芩姜桂麻黄芒硝之药，随其人之病而施焉。当则生，不当则死矣。是故知证知脉而不善为方，非医也，虽有扁鹊之识，徒哓哓而无用；不知证不知脉，道听途说以

214

为方，而语人曰我能医，是贼天下者也。故治乱，证也；纪纲，脉也；道德政刑，方与法也；人才，药也。夏之政尚忠，殷承其弊而救之以质；殷之政尚质，周承其弊而救之以文；秦用酷刑奇法以箝天下，天下苦之，而汉承之以宽大，守之以宁壹。其方与证对，其用药也无舛，天下之病有不瘳者鲜矣。

22．吾幼遭风冷，屡造医门。汤药之资，罄尽家产。所以青衿之岁，高尚兹典；白首之年，未尝释卷。至于切脉诊候，采药合和，服饵节度，将息避慎，一事长于己者，不远千里，伏膺取决。至于弱冠，颇觉有悟。是以亲邻中外，有疾厄者，多所济益。在身之患，断绝医门。故知方药本草，不可不学。

23．愚少多病，犹省为童儿时，夙具襦绔，保姆抱之以如医巫家。针烙灌饵，呕然啼号。巫妪辄阳阳满志，引手直求，竟未知何等方、何等药饵。及壮，见里中儿年齿比者，必睨然武健可爱，羞己之不如。遂从世医号富于术者，借其书伏读之，得《小品方》，于群方为最古。又得《药对》，知《本草》之所自出。考《素问》，识荣卫经络百骸九窍之相成。学切脉以探表候，而天机昏浅，布指于位，不能分类菽之重轻，第知息至而已。然于药石不为懵矣。尔来垂三十年，其术足以自卫。或行乎门内，疾辄良已。家之婴儿未尝诣医门求治者。

24．或曰：见肝之病，先实其脾脏之虚，则木邪不能传；见右颊之赤，先泻其肺经之热，则金邪不能盛，此乃治未病之法。今以顺四时调养神志而为治未病者，是何意邪？盖保身长全者，所以为圣人之道；治病十全者，所以为上工之术。不治已病治未病之说，著于《四气调神大论》，厥有旨哉！昔黄帝与天师难疑答问之书，未尝不以摄养为先，始论乎《天真》，次论乎《调神》；既以法于阴阳，而继之以调于四时；既曰饮食有节，而又继之以起居有常。谆谆然以养生为急务者，意欲治未然之病，无使至于已病难图也。

25．日月星辰，天之有象可睹；水火土石，地之有形可目；昆虫草木，动植之物可见；寒热温凉，四时之气往来可觉。至于山岚瘴气，岭南毒雾，咸得地之浊气，犹可以察；惟天地之杂气，种种不一。亦犹天之星辰有罗、计、荧惑，地之土石有雄、硫、砒、信，草木有野葛、巴豆，昆虫有毒蛇、猛兽。气交之中，万物各有善恶，是杂气亦有优劣也。然此气无象可见，况无声无臭，何能得睹得闻？人恶得而知？是气也，其来无时，其着无方，众人触之者，各随其气而为诸病焉。

26．人固有盛寒而饮水者，亦有遇风而咳者，有披甲驰马操剑槊行数百里而不汗者，有出门辄劳惫不能行者，相去宁啻十百？此资禀之殊也。古之人多硕大敦厚，寿至百岁；今人未壮而先衰，不老而已病，岂能及乎？是风气之不同也。或能饮酒至石不醉，而或不敢沾唇；或嗜腴鲜甘厚味，而或羹藜茹藿，或夹衣以御冬，或裘褐以处暑；服食之品，不特五方之人不类也。贵富家子未尝跣足沾手，而小民终岁服劳与牛马等；知道之士，怒不见于色，而暴悍之夫，动则诟詈；劳逸静躁乌可同乎？中州之人，夏夜露卧而无恙，使南人效之则病矣；江海之人，屏息水行，凿层冰而取鱼鳖，使山林之人效之则死矣。人之耳目手足均也，脉络血气筋骨均也，而其变之乖殊若此。

27．和剂局方之成书也，可以据证检方，即方用药，不必修制，寻赎见成丸散，病痛便可安痊。仁人之意，可谓至矣！自宋迄今，官府守之以为法，医门传之以为业，病者恃之以立命，世人习之以成俗。然予窃有疑焉。何者？古人以神圣工巧言医。又曰：医者，意也。以其传授虽的，造诣虽深，临机应变，如对敌之将，操舟之工，自非尽君子随时反中之妙，宁无愧于医乎？今乃集前人已效之方，应今人无限之病，何异刻舟求剑，按图索骥？冀有偶然中病，难矣！

28. 人之禀气，或充实而坚强，或虚劣而软弱。充实坚强，其年寿；虚劣软弱，失弃其身。天地生物，物有不遂，父母生子，子有不就。物有为实，枯死而堕；人有为儿，夭命而伤。使实不枯，亦至满岁；使儿不伤，亦至百年。然为实儿而死枯者，禀气薄，则虽形体完，其虚劣气少，不能充也。

29. 上医医国，其次医疾。夫人治国，固治身之象。疾者，身之病；乱者，国之病也。身之病，待医而愈；国之乱，待贤而治。治身有黄帝之术，治世有孔子之经。然病不愈而乱不治者，非针石之法误，而五经之言诬也，乃因者非其人。苟非其人，则规不圆而矩不方，绳不直而准不平，钻燧不得火，鼓石不下金，金马不可以追速，土舟不可以涉水也。凡此八者，天之张道，有行见物。苟非其人，犹尚无功，则又况乎怀道术以抚民氓，乘六龙以御天心者哉？

30. 滑伯仁治一妇，始病疟，当夏月。医以脾寒胃弱，久服桂附等药。后疟虽退，而积火燔炽，致消谷善饥，日数十饭犹不足。始，日端坐如常人，第目昏不能视，足弱不能履，腰胯困软，肌肉虚肥。至初冬，伯仁诊之，脉洪大而虚濡，曰：此痿证也，长夏过服热药所致。盖夏令湿当权，刚剂太过，火湿具甚，肺热叶焦，故两足痿易而不为用也。遂以东垣长夏湿热成痿之法治之，日食益减，目渐能视；至冬末，忽下榻行走如故。

31. 欧阳文忠公尝得暴下，国医不能愈。夫人云："市人有此药，三文一贴，甚效。"公曰："吾辈脏腑与世人不同，不可服。"夫人便以国医药杂进之，一服而愈。召卖药者，厚遗之，求其方，乃肯传。但用车前子一味为末，米饮下二钱匕。云：此药利水道而不动其气，水道利则清浊分，谷脏自止矣。

32. 绶带李防御，京师人。初为入内医官。直嫔御阁妃苦痰嗽，终夕不寐，面浮如盘。时方有甚宠，徽宗幸其阁，见之以为虑。驰遣呼李，李先数用药，诏令往内东门供状，若三日不效当诛。李忧挠技穷，与妻对泣。忽闻外间叫云："咳嗽药一文一贴，吃了今夜得睡。"李使人市药十贴，其色浅碧，用淡齑水滴麻油数点调服。李疑草药性犷，或使脏腑滑泄，并三为一，自试之，既而无他。于是取三贴合为一，携入禁庭授妃，请分两服以饵。是夕嗽止，比晓面肿亦消。内侍奏曰，天颜绝喜，赐金帛厥直万缗。

33. 临海洪金事若皋《南沙文集》谓：方书金银玉石铜铁具可入汤药，唯锡不入。间用铅粉，亦与锡异。锡白而铅黑，且须锻作丹粉用之。明名医戴原礼尝至京，闻一医家术甚高，治病辄效，亲往观之。见其迎求溢户，酬应不暇。偶一求药者既去，追而告之曰："临煎加锡一块。"原礼心疑之，叩其故。曰："此古方尔！"殊不知古方乃"饧"字，"饧"即今糯米所煎糖也。嗟乎！今之庸医妄谓熟谙古方，大抵皆不辨锡饧类耳！

34. 夫血者，譬则水也；气者，譬则风也。风行水上，有血气之象焉。盖气者，血之帅也。气行则血行，气止则血止；气温则血滑，气寒则血凝。气有一息之不运，则血有一息之不行。病出于血，调其气犹可导达；病原于气，区区调血又何加焉！故人之一身，调气为上，调血次之，先阳后阴也。若夫血有败瘀，滞泥诸经，壅遏气之道路，《经》所谓"去其血而后调之"，不可不通其变矣。然调气之剂，以其调血而两得；调血之剂，以其调气则乖张。

35．云、贵边境常有瘟气。气之至也，鼠必先灾，鼠灾必吐血而死。人家或见梁上鼠奔突堕地吐血者，其人即奔，莫回顾，出门或横走，或走驰，竭其力奔数十里，或可免。人有中之者，吐血一口即死。此气之灾，时或一条，时或一段。如一村分南北街，竟有街南居室一空而街北完然者。如一村数十百家，竟有中间数十家一空而村两头完然者。

36．孝宗尝患痢，众医不效，德寿忧之。过宫，偶见小药局，遣中使询之曰："汝能治痢否？"对曰："专科。"遂宣之至，请问得病之由。语以食湖蟹多，故致此疾。遂令诊脉，医曰："此冷痢也。其法用新米、藕节细研，以热酒调服。"如其法杵，细酒调，数服而愈。德寿乃大喜，就以金杵臼赐之，乃命以官。至今呼为"金杵臼严防御家"，可谓不世之遇。

37．文以载道，医虽小道，亦道也，则医书亦载道之车也。顾其文繁而义晦，读者卒未易得其指归，初学苦之。瑶少多病失学，于圣贤大道无所得，雅不欲为浮靡之辞，以贻虚车诮。因念道之大者以治心，其次以治身。庄子曰："哀莫大于心死，而身死次之。"医所以治身也，身死则心无所寄，固小道中之大者，爰取少日所诵岐黄家言，芟其繁芜，疏其湮郁，参以己见，汇为一书。用以阶梯初学。非敢谓是载道之车，欲使升车者借此以登，如履碥石云耳。故以碥

名编。或曰：方今《景岳全书》盛行，桂附之烈，等于昆冈，子作焦头烂额客数矣。人咸谓子非医病，实医医。是书出，其时医之药石欤！碥当作砭，予笑而不敢言。

38．扁鹊医如秦鉴烛物，妍媸不隐，又如奕秋遇敌，着着可法，观者不能察其神机。仓公医如轮扁斲轮，得心应手，自不能以巧思语人。张长沙医如汤武之师，无非王道，其攻守奇正，不以敌之大小皆可制胜。华元化医如庖丁解牛，挥刃而肯綮无碍，其造诣自当有神，虽欲师之而不可得。

39．道州营道县村妇养姑孝谨。姑寡居二十年，因食妇所进肉而死。邻人有小憾，诉其置毒。县牒尉薛大圭往验，妇不能措词，情志悲痛，愿即死。薛疑是非是，反复扣质，妇曰："寻常得鱼肉，必置厨内柱空间，贵其高燥且近。如此历年岁已多，今不测何以致斯变？"薛趋诣其所，见柱有蠹朽处，命劈取而视，乃蜈蚣无数，结育于中。愀然曰："害人者此也。"以实告县，妇得释。

40．太平兴国九年，太宗谓宰相曰：朕每日所为，自有常节。辰巳间，视事既罢，便即观书，深夜就寝，五鼓而起。盛暑昼日，亦未尝寝。乃至饮食，亦不过度。行之已久，甚觉得力。凡人食饱，无不昏浊，倘四肢无所运用，更便就枕，血脉凝滞，诸疾自生，欲求清爽，岂可得乎？老子曰：我命在我，不在于天。全系人之调适。卿等亦当留意，无自轻于摄养也。

第六章 今 译

🖋 习题

一、选择题

（一）A₁ 型题

1. "病人一身尽痛，发热，日晡所剧者，名风湿"（《金匮要略·痉湿暍病脉证治》）中的"日晡所"意思是(　　)

    A. 下午   B. 下午1时

    C. 黄昏   D. 半夜

    E. 下午3～5时左右

2. "菑川王美人怀子而不乳"（《史记·扁鹊仓公列传》）中的"乳"义是(　　)

    A. 乳汁   B. 乳房

    C. 哺乳   D. 生产

    E. 孕育

（二）A₂ 型题

1. 在今译时，不属于"保留"的词语是(　　)

    A. 太尉（官名）

    B. 忠武侯（谥号）

    C. 百会（穴位）

    D. 班门弄斧（成语）

    E. 芟订（词组）

2. 在今译时，以下不能"删削"的词语是(　　)

    A. "偏恃者以下不兼无功"（18）中的"者"

    B. "粤稽往古，则周有扁鹊之摘《难》"（14）中的"粤"

    C. "夷考其间，瑕疵不少"（《白茅堂集·李时珍传》）中的"夷"

    D. "田、种一也"（18）中的"也"

    E. "孜孜汲汲，惟名利是务"（8）中的"是"

（三）B 型题

    A. 蒸发   B. 蒸腾

    C. 陶冶   D. 众多

    E. 熏蒸

1. "凡所食之气，蒸性染身，莫不相应"（18）中的"蒸"义是(　　)

2. "咸日新其用，大济蒸人，华叶递荣，声实相副"（11）中的"蒸"义是(　　)

（四）X 型题

1. 今译的标准是(　　)

    A. 真   B. 信

    C. 善   D. 达

    E. 雅

2. 今译的类型主要是(　　)

    A. 对译   B. 直译

    C. 补译   D. 意译

    E. 换译

二、填空题

1. 今译的方法除"保留"、"对应"外，还有＿＿＿＿、＿＿＿＿、＿＿＿＿、＿＿＿＿。

2. 在今译中，属于保留的词语主要有＿＿＿＿、＿＿＿＿、＿＿＿＿、＿＿＿＿。

3. "对应"具有两个方面的含义：一是＿＿＿＿；二是＿＿＿＿。

4. "替换"，就是把原文中的文言词语替换成＿＿＿＿或＿＿＿＿的＿＿＿＿。

三、改错题

1．直译不必译文与原文在词性、词义、语法结构及逻辑关系上一一对应。

2．早在周秦时期，我国对古文献的语译工作便已开始。

3．在今译的几个标准中，通顺是第一位的、根本性的。

4．今译中的"保留"是指把原文中的某些段落直接保留在译文中。

5．鉴于古医书多为散文体作品，因而学习今译时应特别重视意译。

四、阅读题

小儿初生之时肠胃绵脆易饥易饱易虚易实易寒易热方书旧说天下皆知之矣然礼记曲礼及王符潜夫论所云天下皆不知曲礼云童子不衣裘裳说云裘大温消阴气且人十五岁成童尚不许衣裘今之人养稚子当正夏时以绵夹裹腹日不下怀人气相蒸见天稍寒即封闭密室睡毡下幕暖炕红炉使微寒不入大暖不泄虽衰老之人尚犹不可况纯阳之小儿乎然君子当居密室亦不当如是之暖也王符潜夫论云婴儿之病伤于饱也今人养稚子不察肠胃所容几何但闻一声哭将谓饥号急以潼乳纳之儿口岂复知量不吐不已及稍能食应口辄与夫小儿初生别无伎俩惟善号泣为强良耳此二者乃百病之源小儿除胎生病外有四种曰惊曰疳曰吐曰泻其病之源止有二曰饱曰暖善治小儿者当察其贫富贵贱治之盖富贵之家衣食有余生子常夭贫贱之家衣食不足生子常坚贫家之子不得纵其欲虽不如意而不敢怒怒少则肝病少富家之子得纵其欲稍不如意则怒怒多则肝病多矣夫肝者木也甚则乘脾矣又况贫家无财少药故死少富家有财多药故死多故贫家之育子虽薄于富家其成全小儿反出于富家之右其暗合育子之理者有四焉<u>薄衣淡食少欲寡怒一也无财少药其病自痊不为庸医热药所攻二也在母腹中其母</u>

作劳气血动用形得充实三也母既作劳多易生产四也此四者与富家相反也俚谚曰儿哭即儿歌不哭不偻罗此言虽鄙切中其病世俗岂知号哭者乃小儿所以泄气之热也（节选自金·张从正《儒门事亲·过爱小儿反害小儿说》）

要求：

1．给上文标点
2．注释文中加点号的词语
3．今译文中加横线的句子
4．文意理解

①怎样理解"富贵之家，衣食有余，生子常夭；贫贱之家，衣食不足，生子常坚"？

②如何看待张从正提出的四条"育子之理"？

③"儿哭即儿歌，不哭不偻罗"的说法正确吗？

 下编　第六章　今译

参考答案

一、选择题

（一）A₁型题

1．E　　2．D

（二）A₂型题

1．E　　2．A

（三）B型题

1．C　　2．D

（四）X型题

1．B、D、E　　2．B、D

二、填空题

1．替换　增补　删除　调整

2．普通专用名词术语　常用的中医药名词术语　古今意义相同的基本词　耳熟能详的成语典故

3．按原文的语序、结构、句式对应语译　将原文的单音词对应语译为以该单音词

为词素的双音词

4．意义相同　相近　现代汉语词语

三、改错题

1．"不必"当改为"要求"。

2．"周秦"当改为"西汉"。

3．"通顺"当改为"准确"。

4．"段落"当改为"词语"。

5．"意译"当改为"直译"。

四、阅读题

1．小儿初生之时，肠胃绵脆，易饥易饱，易虚易实，易寒易热。方书旧说，天下皆知之矣。然《礼记·曲礼》及王符《潜夫论》所云，天下皆不知。《曲礼》云："童子不衣裘裳"。说云："裘大温，消阴气"。且人十五岁成童，尚不许衣裘，今之人养稚子，当正夏时，以绵夹裹腹，日不下怀，人气相蒸；见天稍寒，即封闭密室，睡毡下幕，暖炕红炉，使微寒不入，大暖不泄。"虽衰老之人，尚犹不可，况纯阳之小儿乎！然君子当居密室，亦不当如是之暖也。王符〈潜夫论〉云："婴儿之病，伤于饱也。"今人养稚子，不察肠胃所容几何，但闻一声哭，将谓饥号，急以潼乳纳之儿口，岂复知量，不吐不已。及稍能食，应口辄与。夫小儿初生，别无伎俩，惟善号泣为强良耳。此二者，乃百病之源。小儿除胎生病外，有四种：曰惊，曰疳，曰吐，曰泻。其病之源止有二：曰饱，曰暖。善治小儿者，当察其贫富贵贱治之。盖富贵之家，衣食有余，生子常夭；贫贱之家，衣食不足，生子常坚。贫家之子，不得纵其欲，虽不如意而不敢怒，怒少则肝病少。富家之子，得纵其欲，稍不如意则怒，怒多则肝病多矣。夫肝者，木也，甚则乘脾矣。又况贫家无财少药，故死少；富家有财多药，故死多。故贫家之育子，虽薄于富家，其成全小儿反出于富家之

右。其暗合育子之理者有四焉：薄衣，淡食，少欲，寡怒，一也；无财，少药，其病自痊，不为庸医热药所攻，二也；在母腹中，其母作劳，气血动用，形得充实，三也；母既作劳，多易生产，四也。此四者，与富家相反也。俚谚曰：儿哭即儿歌，不哭不偻罗。此言虽鄙，切中其病。世俗岂知号哭者，乃小儿所以泄气之热也。

2．①衣：穿。　②稚子：幼子、小儿。③尚犹：还。　④几何：多少。　⑤潼乳：乳汁。　⑥辄：就。　⑦伎俩：技能。⑧右：上。　⑨俚谚：俗语。　⑩鄙：质朴，鄙陋。

3．这些做法和养育儿童的原理暗相吻合的有四方面：穿衣薄少，饮食清淡，贪欲少，不生气，这是第一条；没有钱财，缺少药，病常自然痊愈，不易被庸医热药伤害，这是第二条；胎儿在母腹时，他的母亲经常劳动，气血流通，胎儿形体发育结实，这是第三条；既然母亲经常劳作活动，生产也就容易，这是第四条。

4．①富贵人家，衣食有余，生活过分奢侈，对儿童溺爱过甚，对儿童发育反而不利，甚至造成伤害。常与养子之理相违背。贫苦人家，衣食不足，对儿童的保育没有条件讲究，儿童在艰苦环境中生长发育，体质反倒强壮。与养子之理常相暗合。

②四条"育子之理"，讲出了育子的关键，符合儿童生长发育规律。但小儿疾病，有的还得及时治疗。贻误病情，会造成严重后果，不宜不慎。

③"儿哭即儿歌，不哭不偻罗"意思说，小儿哭就是唱歌，不哭的孩子不机灵。这种说法有一定道理，但有片面性。因为小儿啼哭，有时并不是唱歌，而是疾病折磨所致。小儿不哭之时，也不见得不活泼机灵。比如小儿睡得香甜，也是成长的需要。

第七章 文意理解

习题

一、选择题

（一）A₁型题

1.理解传统中医药文献文意的最基本方法是（　　）

　　A.掌握文章体裁

　　B.运用发散思维

　　C.依据前人注释

　　D.进行提要钩玄

　　E.了解文章背景

2.所谓据文揣意就是要发掘出文意的（　　）

　　A.关键词　　　B.逻辑关系

　　C.哲理义　　　D.言下之意

　　E.行文体例

（二）A₂型题

1.误解文意的原因很多，但不包括的是（　　）

　　A.失于校勘　　B.不明背景

　　C.知识欠缺　　D.脱离宗旨

　　E.文辞不美

2.以下基础知识中不影响文意理解的直接因素是（　　）

　　A.语法　　　　B.词义

　　C.工具书　　　D.修辞

　　E.注释

（三）B型题

　　A.言下之意　　B.提要钩玄

　　C.探本穷末　　D.意合涵咏

　　E.见仁见智

1.文句的深层义、象征义、比喻义、哲理义、言外意均可称作（　　）

2.能联系相关知识，深化原作者的思想，并在理解中读出新意，这就是刘勰提倡的（　　）

（四）X型题

1.正确理解文意的方法包括（　　）

　　A.据文揣意　　B.融会贯通

　　C.把握逻辑　　D.提要摄旨

　　E.探本穷末

2.把握文章的要点宗旨，包括（　　）

　　A.找出共性　　B.读取信息

　　C.依据意图　　D.抓住要点

　　E.触类旁通

二、填空题

1.理解古代医药文献的文意，需要综合运用古代_____知识，_____知识和现代科学知识，并掌握一些推敲文意的方法。

2._____能传递信息，帮助正确理解语句的真正意义、要旨，消除语句的歧意。要理解文意，就必须审察_____，融会贯通前后文及相关的知识。

3.误解文意主要表现为_____、_____和_____。

4._____是把语句段落组成篇章，把例证、观点等贯穿成义理的重要纽带。因此把握_____的逻辑关系，对于系统掌握文章十分重要。

5.要理解古医籍文句的内涵底蕴，必须联系相关的_____、_____知识，充分认识古人言论的文化背景、学术背景和历史原因。

三、改错题

1．《外台秘要序》中"死生契阔，不可问天"意在说明"天有不测风云，人有旦夕祸福"，命运不可预料，"问"为"询问"之意。

2．《类经序》中"五内洞然，三垣治矣"，应解释为"五脏畅通，三焦也就正常了"。

3．《明处士江民莹墓志铭》中"兹当大事，将卜所宜，为之铭以待"应理解为"现在正面临出葬的大事，将要占卜适宜的时间，为此写了这篇墓志铭而等待立碑"。

4．王冰用"有如列宿高悬，奎张不乱，深泉净滢，鳞介咸分"赞扬《素问》一书对医疗实践的指导意义。

5．文意理解，古代属于训诂之学，是指对文章词句含义的理解，以及对篇章宗旨和文中义理的领悟。

四、阅读题

先父学以儒术起家乃七尺孱弱始受易为诸生攻制艺过苦又屡上棘闱罢归不无怏怏体罢意而弱益甚余甫垂髫日侍咶毕见之辄隐心焉间尝自念昔人有言事亲者不可不知医何得究竟秘奥俾葆和吾亲无恙乎然犹之呻吟贴括未已也比稍长先父学令视伯兄贾之括苍道遇异教家有仙仙也者指余曰孺子何为者乃恂恂若尔吾怀秘密久矣遇而后传吾历观人间世无如孺子可授若能受而读吾方可以卫生可以泽物所就匪直一手一足烈矣何必劬劬奔走龌龊筹计为哉余曰幸甚君之禁方亶能如阳庆公所传五色奇咳之术余小子事亲有所藉手矣及受读而解验之果有概于中而多奇中因趣装归海阳语先父学以故且告之欲舍业而事方术先父学沾沾喜曰医何不可为也良医济施与良相同博比众又何论良贾第异人所授精良矣顾拘局

而不通洽脱非心融机变则其方泥而难用夫饮水者必穷其源轩岐遗经非方术家之昆仑乎而张仲景以下诸家皆昆仑所达支委也彼习业者专则精不专则杂禀心者一则恒不一则间飞卫之贯虱也伛偻之承蜩也专一故也小子第勉之乃发轩岐遗书以及诸大家载籍下帷诵读口玩心惟无问寒暑可三年所私心又谓索居而窥观孰与广询而远览方今明盛多贤宇宙寥阔四海九州之士持昭旷而晰成法者讵无其人余何卑卑以丘里自隘也于是自新都游彭蠡历庐浮沅湘探冥秦淮钓奇于越卒之淹迹三吴焉所历之地遇明达而折伏其前与之谈支顺阅横之秘叩下遂上争之旨辨阳人阴人之殊阐经络和代之异与夫镵石挢引案机毒熨之法今三十年于兹矣惟耳目渐广故得于心者津津渐融即未能为人治病决死生多验或庶几诊视鲜戾投剂靡乖慰夙心而遂生平永亲年而登大耋矣惟是三吴诸名公遂信余有知也忘分下交争为延致余又惧时过苦难因乘余暇采先哲之名言出已试之鄙见积以几年纂辑成帙上之期无负先父学之训次之希免遍阅之劳下之为子姓守故业者立法程焉非以此而希有闻也乃有客请余集而剞劂夫以名家称者林林而著作之盈充栋余何必置一株邓林间哉客曰楩楠豫章栎社之树皆木也良与贱之分有目者能辨之君有国工能而自秘其术何示人不广也余曰不佞余固非楩楠豫章之良散木之贱亦非甘心如客言当置之市肆以俟工师运斤焉是所愿也敢自矜敝帚而秘之乎若曰悬书国门以市誉非予所敢（孙一奎《赤水玄珠·序》）

要求：

1．给上文标点

2．注释文中加点号的词语

3．今译文中加横线的句子

4．文意理解

①孙一奎为什么能学有所成？

②孙一奎撰写《赤水玄珠》的动机是什么？

③孙一奎同意出版该书的主要动机是什么？

 下编　第七章　文意理解　参考答案

一、选择题

（一）A₁型题

1.D　2.D

（二）A₂型题

1.E　2.C

（三）B型题

1.A　2.C

（四）X型题

1.A、B、C、D、E　2.A、C、D

二、填空题

1.语言文化　中医药

2.语言环境　语境

3.误注　误读　误译

4.逻辑关系　前后文

5.医药　文化

三、改错题

1."询问"当改为"责问"。

2."五脏畅通，三焦也就正常了"当改为"对五脏有透彻了解，三焦也就掌握了"。

3."时间"当改为"墓地"。

4."对医疗实践的指导意义"当改为"层次清楚，条理分明"。

5."训诂之学"当改为"章句之学"。

四、阅读题

1.先父学，以儒术起家，乃七尺，孱弱，始受易。为诸生攻制艺过苦，又屡上棘闱，罢归不无怏怏，体罢惫而弱益甚。余甫垂髫，日侍呫毕，见之辄隐心焉。间尝自念

昔人有言："事亲者不可不知医"，何得究竟秘奥？俾葆和吾亲无恙乎？然犹之呻吟，贴括未已也。比稍长，先父学令视伯兄贾之括苍。道遭异教，家有仙仙也者，指余曰："孺子何为者？乃恂恂若尔。吾怀秘密久矣，遇而后传。吾历观人间，世无如孺子可授，若能受而读吾方，可以卫生、可以泽物，所就匪直一手一足烈矣。何必劬劬奔走、蹑蹑筹计为哉？"余曰："幸甚！君之禁方亶能如阳庆公所传五色奇咳之术，余小子事亲有所藉手矣。"及受读而解，验之，果有概于中，而多奇中。因趣装归海阳，语先父学以故，且告之欲舍业而事方术。先父学沾沾喜曰："医，何不可为也，良医济施与良相同博比众，又何论良贾？第异人所授精良矣，顾拘局而不通，治脱非心融机变，则其方泥而难用。夫饮水者，必穷其源，轩岐遗经非方术家之昆仑乎？而张仲景以下诸家，皆昆仑所达支委也。彼习业者，专则精，不专则杂。禀心者，一则恒，不一则间。飞卫之贯虱也，佝偻之承蜩也，专一故也。小子第勉之！"乃发轩岐遗书以及诸大家载籍，下帷诵读，口玩心惟，无问寒暑，可三年所。私心又谓索居而窥观，孰与广询而远览？方今明盛多贤，宇宙寥阔，四海九州之士，持昭旷而晰成法者，讵无其人，余何卑卑以丘里自隘也。于是自新都游彭蠡，历庐浮沅湘，探冥秦淮，钓奇于越，卒之淹迹三吴焉。所历之地，遇明达而折伏其前，与之谈支顺阃横之秘，叩下遂上争之旨，辨阳人阴人之殊，阐经络和代之异，与夫镵石、挢引、案杌、毒熨之法，今三十年于兹矣。惟耳目渐广，故得于心者津津渐融。即未能为人治病、决死生多验，或庶几诊视鲜戾，投剂靡乖，慰凤心而遂生平，永亲年而登大耋矣。惟是三吴诸名公遂信余有知也，忘分下交，争为延致。余又惧时过苦难，因乘余暇，采先哲之名言，出已试之鄙见，积以几年，篡

辑成帙。上之期无负先父学之训，次之希免遍阅之劳，下之为子姓守故业者立法程焉，非以此而希有闻也。乃有客请余集而剞劂。夫以名家称者林林，而著作之盈充栋，余何必置一株邓林间哉。客曰："楩楠豫章，栎社之树，皆木也。良与贱之分，有目者能辨之。君有国工能，而自秘其术，何示人不广也。"余曰："不佞余固非楩楠豫章之良，散木之贱，亦非甘心如客言。当置之市肆，以俟工师运斤焉。是所愿也，敢自矜敝帚而秘之乎？若曰悬书国门，以市誉，非予所敢。"

2.①制艺：经文（八股文）。 ②棘闱：考场。 ③究竟：探究到底。 ④恂恂：恭顺的样子。 ⑤烈：功绩。 ⑥概：大体。 ⑦支委：支流。 ⑧惟：思考。 ⑨淹迹：久留。 ⑩剞劂：指书籍雕版。

3. 由于见闻广阔，所以在心中的体会能够渐渐融会贯通。即使做不到给人治病决断死生多有效验，或许差不多能在看病诊断时少发生差错，用药不违背病情，慰藉平生的心愿，使亲人登上长寿的境地。

4.①习业专精，禀心专一，广询明达。

②上之期无负先父学之训，次之希免遍阅之劳，下之为子姓守故业者立法程焉。

③置之市肆，以俟工师运斤焉。

第八章 古代文化知识

🖋 习题

一、选择题

（一）A₁ 型题

1. 我国古代"寒食节"的日子是（　　）

 A. 正月初七 B. 清明前二天

 C. 五月初一日 D. 五月初五日

 E. 四月十九日

2. 我国古代定在"十月十五日"的节日是（　　）

 A. 天医日   B. 中元节

 C. 火节   D. 下元节

 E. 重阳节

3. 小儿称"周晬"是指（　　）

 A. 出生百日 B. 周岁

 C. 出生三日 D. 二岁

 E. 十岁

4. "期颐"所指老人的年龄是（　　）

 A. 八十岁   B. 九十岁

 C. 七十岁   D. 泛指八九十岁

 E. 百岁

5. 我国古代冠以"番"字药物引进的地方一般是（　　）

 A. 西北丝绸之路

 B. 北方匈奴之地

 C. 古波斯属国

 D. 南域

 E. 吐蕃

（二）A₂ 型题

1. 以下不用主药命名的药方是（　　）

 A. 麻黄汤   B. 桂枝汤

 C. 定喘汤   D. 半夏厚朴汤

 E. 桑菊饮

2. 以下不属于"五量"的单位是（　　）

 A. 龠 B. 石 C. 合

 D. 升 E. 斗

3. 以下不属于"五权"的单位是（　　）

 A. 斛 B. 石 C. 钧

 D. 斤 E. 两

4. 以下不属于古代中药药液计量单位的是（　　）

 A. 盏 B. 杯 C. 碗

 D. 盅 E. 枚

5. 以下不是古代腧穴常用命名方法的是（　　）

 A. 天文地理 B. 取穴方法

 C. 成语典故 D. 功能疗效

 E. 五行卦象

（三）B 型题

 A. 缺笔   B. 改名

 C. 改字   D. 空字

 E. 避讳

1. 在封建社会，凡遇到跟君王尊长名字相同的字或读音，采用某种方法加以回避，叫作（　　）

2. 凡是遇到需要避讳的字，改用与之意义相同或相近的字，叫作（　　）

 A. 总角   B. 汤饼之期

 C. 束发   D. 弱冠

 E. 加笄

3. 古代称十五岁前后的少年为（　　）

4. 女子年满十五岁，盘发用簪插之，叫作(　　)

5. 婴儿出生之日又叫(　　)

　　A. 清明　　　　B. 元旦

　　C. 谷雨　　　　D. 上元

　　E. 下元

6. 二十四节气中演变为正式节日的是(　　)

7. 正月十五这天又叫(　　)

8. 殷商时代，把春节叫作(　　)

　　A. 四季　　　　B. 月建

　　C. 律吕　　　　D. 年号纪年

　　E. 星岁纪年

9. 我国古代史学家所用的传统纪年法是(　　)

10. 用十二地支和十二个月份相配的纪月方法叫(　　)

　　A. 日入　　　　B. 人定

　　C. 食时　　　　D. 亥时

　　E. 鸡鸣

11. 夜晚21时至22时叫作(　　)

12. 清晨1时至2时叫作(　　)

(四) X型题

1. 《汉书·律历志》整理后，保留的长度单位有(　　)

　　A. 寸　　B. 尺　　C. 丈

　　D. 毫　　E. 厘

2. 以下表示五十岁年龄的称谓有(　　)

　　A. 知命　　　　B. 艾

　　C. 耳顺　　　　D. 知非

　　E. 杖家

3. 以下表示六十岁的年龄的称谓有(　　)

　　A. 花甲　　　　B. 杖乡

　　C. 杖国　　　　D. 耆

　　E. 元命

4. 我国古代常用的纪年方法有(　　)

　　A. 干支　　　　B. 年号

　　C. 生肖　　　　D. 公元

　　E. 星岁

5. 我国古代常用的纪月方法有(　　)

　　A. 月名　　　　B. 干支

　　C. 四季　　　　D. 月建

　　E. 律吕

6. 以下属于天干的有(　　)

　　A. 丙　　B. 戊　　C. 癸

　　D. 酉　　E. 未

7. 以下属于地支的有(　　)

　　A. 壬　　B. 丑　　C. 己

　　D. 巳　　E. 戌

8. 我国古代表示少年时期的年龄称谓有(　　)

　　A. 花信　　　　B. 志学

　　C. 束发　　　　D. 总角

　　E. 破瓜

9. 以下古代用作重量单位的有(　　)

　　A. 铢　　B. 斤　　C. 钧

　　D. 石　　E. 两

10. 古代量取药末的器具有(　　)

　　A. 钱匕　　　　B. 刀圭

　　C. 一字　　　　D. 方寸匕

　　E. 盅

二、填空题

1. 干支纪日法，大约产生于殷商时代，在_____文中就有干支纪日的记载。从_____时开始，干支纪日成为历代史官纪日的方法。

2. 我国古代每月的第一天叫做_____，最后一天叫做_____。

3. 在中医古籍里，除春夏秋冬四时外，还有"长夏"的名称，这是因为四时与相配缺少一位，故用"长夏"以配_____。

4. 春秋战国时代有过三种不同的历法制度，即_____历、_____历和_____

___历，又称作_____。

5．汉武帝太初元年起用_____历，以_____为岁首，这是我国历史上第一部比较完整的历法。

6．律吕是_____和_____的合称，后来被借用为_____的代称，_____指单月，_____指双月。

7．古代传入中国的外域药物，冠以"胡"字的，多为_____、_____时期，由_____传入。

8．历代度量衡都经历了不断演变的过程，即逐渐由粗糙变成精细，由_____变成_____；特别是在_____上，经历了由小变大的过程。

9．避讳学可以辅助我们判断_____，确定_____的真伪，揭示_____等，具有一定的实用价值。

三、改错题

1．唐·王冰《黄帝内经素问注·序》题作"时大唐宝应元年岁次壬寅"使用的是干支纪年的方法。

2．十二生肖之说起于唐代，唐前未见记载。

3．二十四节气是根据四季、气温、降雨、物候等多方面的气候变化划分的。

4．凡遇到需要避讳的字，古人就在原字的基础上缺漏笔画，叫作改字法。

5．中医药事物的命名有自己独特的思维方法及规律，其中不少名称传递着风俗习惯的信息，反映出古人的智能。

四、阅读题

或称良医之用药犹良将之用兵其信然哉人之死生倚于医国之存亡倚于将反掌之间吉凶分焉不得其良而用之是以人与国弃也故良将投其兵于敌而敌失其所御良医投其药于病而疾失其所聚兵可以杀敌药可以杀病人皆知

之用之有舛则杀病之药不于病而于其人杀敌之兵不于敌而于其国可不慎哉故人之将死而得良医国之将亡而得良将天下之幸无有大于此者而天下之功亦无有逾于此者以此并言良非过矣绍兴江仲谦以医良于其郡甲午之岁余挈家来绍兴绍兴地卑湿岁又寒暑异常度家人疾病相连属不绝延仲谦诊之剂所投无不愈由是倚仲谦以为安而信其以良称不虚矣方予家人之疾也仲谦来视曰某当某日愈某当变其疾疾作后几日愈无不验有所馈谢则坚拒不受予尝读史见赵充国论边事无如其先言魏公子救邯郸于垂亡却不受赏古今所称以为贤今以仲谦观之良医之与良将其用心真有不期而脗合者良可骇也剡溪姚古道从师于越得疾焉遇仲谦而愈仲谦又不取馈谢郡士之与古道交者多赋诗以美仲谦而予又为知仲谦者故为序（明·刘基《诚意伯文集·赠医学录江仲谦序》）

要求：

1．给上文标点

2．注释文中加点号的词语

3．今译文中加横线的句子

4．文意理解

①"以此并言"是什么意思？

②作者举赵充国、魏公子两个典故有何用意？

③文中谓"今以仲谦观之……良可骇也"，作者所"骇"为何？

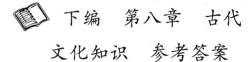 下编 第八章 古代文化知识 参考答案

一、选择题

（一）A_1 型题

1．B　2．D　3．B　4．E　5．D

（二）A_2 型题

1．C　2．B　3．A　4．E　5．C

（三）B 型题

1．E 2．C 3．C 4．E 5．B

6．A 7．D 8．B 9．D 10．B

11．B 12．E

（四）X 型题

1．A、B、C 2．A、B、D、E

3．A、B、D 4．A、B、C、E

5．A、C、D、E 6．A、B、C

7．B、D、E 8．B、C、E

9．A、B、C、D、E 10．A、B、C、D

二、填空题

1．甲骨文 春秋战国

2．朔 晦

3．土

4．夏 殷 周 三正

5．太初 建寅之月

6．六律 六吕 十二月 六律 六吕

7．两汉 西晋 西北丝绸之路

8．简单 复杂 量器

9．史料的时代 史料 文字讹误

三、改错题

1．"干支纪年的方法" 当改为 "年号年次与干支并用的纪年方法"。

2．"起于唐代" 当改为 "起于东汉，汉前"。

3．"根据四季、气温、降雨、物候等多方面的气候变化划分的" 当改为 "根据太阳在黄道上二十四个不同的视位置划分的"。

4．"改字法" 当改为 "缺笔法"。

5．"风俗习惯的信息" 当改为 "古代文化的信息"。

四、阅读题

1．或称良医之用药，犹良将之用兵，其信然哉！人之死生倚于医，国之存亡倚于将。反掌之间，吉凶分焉。不得其良而用之，是以人与国弃也。故良将投其兵于敌，而敌失其所御；良医投其药于病，而疾失其所。聚兵可以杀敌、药可以杀病，人皆知之。用之有舛，则杀病之药不于病，而于其人；杀敌之兵不于敌，而于其国，可不慎哉！故人之将死而得良医，国之将亡而得良将，天下之幸无有大于此者，而天下之功亦无有逾于此者。以此并言，良非过矣。绍兴江仲谦，以医良于其郡。甲午之岁，余挈家来绍兴。绍兴地卑湿，岁又寒暑异常度，家人疾病相连属不绝。延仲谦诊之，剂所投，无不愈。由是倚仲谦以为安，而确信其以良称不虚矣。方予家人之疾也，仲谦来视曰：某当某日愈；某当变其疾，疾作后几日愈，无不验。有所馈谢，则坚拒不受。予尝读史，见赵充国论边事，无不如其先言。魏公子救邯郸于垂亡，却不受赏，古今所称，以为贤。今以仲谦观之，良医之与良将，其用心真有不期而胸合者，良可骇也。剡溪姚古道从师于越，得疾焉。遇仲谦而愈，仲谦又不取馈谢，郡士之与古道交者，多赋诗以美仲谦，而予又为知仲谦者，故为序。

2．①信然：的确如此。 ②掌：手。 ③甲午：干支纪年。 ④挈家：携带家眷。 ⑤卑：低。 ⑥馈：赠送。 ⑦却：推辞。 ⑧胸合：即吻合。胸，"吻" 的异体字。 ⑨美：赞美。

3．请仲谦诊看，用药之后没有不痊愈的。从此依靠江仲谦来保全家平安。相信用良医来称誉他不是虚传。

4．①良医与良将同等重要。

②用赵充国的典故说明江仲谦对疾病辨证的准确，用魏公子的典故说明江仲谦居功不自傲，其高尚品德与古之贤者相类。

③作者所骇的是良医与良将的品格与用心如此不期而合。

228

附　录

本科生医古文模拟试题（一）

一、单项选择题 （答案在P243）

（在每小题的四个备选答案中选出一个正确答案，并将其代码写在题干后的括号内，不选、错选或多选者，该题无分。每小题1分，共20分）

1.下列不为异体字的一组是（　　）

　　A.暗～晻　　　B.彊～强

　　C.胸～胷　　　D.厉～砺

2.下列句中的词用的不是本义的是（　　）

　　A.“适值佗见收，匆匆不忍从求”的“收”

　　B.“小儿戏门前，逆见”的“逆”

　　C.“自本自末，罔不有功”的“末”

　　D.“秉超悟之哲”的“秉”

3.首创部首检字法的是（　　）

　　A.《说文解字》

　　B.《康熙字典》

　　C.《尔雅》

　　D.《广韵》

4.以下不能作时间副词的是（　　）

　　A.寻　　　　B.向

　　C.业　　　　D.稍

5.下列词不表示“稍微”义的是（　　）

　　A.“反复更秋，稍得其绪”的“稍”

　　B.“妇稍小差”的“小”

　　C.“纵少觉悟，咸叹恨于所遇之初”

的“少”

　　D.“余亲授其调，颇得其意”的“颇”

6.下列句中的“其”未作语气副词的是（　　）

　　A.吾疾其遂瘳矣乎

　　B.儒其可不尽心是书乎

　　C.凡吾侪同有性命之虑者，其勿忽于是焉

　　D.后世有子云其悯余劳而锡之斤正焉

7.“应时归，如佗所刻”中的“刻”义为（　　）

　　A.刻划　　　B.预计

　　C.打算　　　D.谋划

8.下列句中有通假字的是（　　）

　　A.昕卒头眩堕车

　　B.佗术实工，人命所县

　　C.嗜学不厌，研理务精

　　D.病应见于大表

9.下列句中有使动用法的是（　　）

　　A.孔安国序《尚书》曰

　　B.犹且各是师说，恶闻至论

　　C.华叶递荣，声实相副

　　D.则药其涌泉以疗之

10.医家莫肯任怨，则惟芩惟梗。此句意谓（　　）

　　A.用药认真

　　B.用药恰当

C. 用药敷衍塞责

D. 用药不当

11. "忍病十岁，寿俱当尽，不足故自刳裂"中的"故"义为（　　）

    A. 通固，一定　　B. 特地

    C. 故意　　　　　D. 所以

12. 下列属复合词的是（　　）

    A. "斯非常医所能疗"中的"非常"

    B. "以其书本论伤寒也"中的"书本"

    C. "昧经权之妙者"的"经权"

    D. "出一卷书与狱吏曰：此可以活人"中的"可以"

13. "若是轻生，彼何荣势之云哉？"此句的宾语是（　　）

    A. 之　　　　　B. 彼

    C. 何　　　　　D. 何荣势

14. 下列词中，属于词义转移的一组是（　　）

    A. 牙、菜　　　B. 脚、闻

    C. 删、瓦　　　D. 金、祥

15. "撫陶氏之乖违"中的"撫"义为（　　）

    A. 检取　　　　B. 纠正

    C. 记录　　　　D. 节录

16. 以下错写繁体字的是（　　）

    A. 几案　　　　B. 经曆

    C. 前後　　　　D. 剩餘

17. 以下属于会意字的一组是（　　）

    A. 休　刃　　　B. 集　寒

    C. 信　本　　　D. 贝　末

18. 假若天机迅发，妙识玄通，蔵谋虽属乎生知，标格亦资于诂训。此句谓（　　）

    A. 方法之得当　　B. 训诂之重要

    C. 知识之完备　　D. 天资之聪明

19. 以下不属于同义复用的是（　　）

    A. "文字昭晰，义理环周"中的"环周"

    B. "翁简恕贞良"的"简恕"

    C. "动摇则谷气得消，血脉流通"的"动摇"

    D. "详其指趣，削去繁杂"的"指趣"

20. 在古汉语中，一般不用作人称代词的是（　　）

    A. 其　　　　　B. 之

    C. 渠　　　　　D. 他

二、多项选择题

（在每小题的五个备选答案中选出 2～5 个正确答案，并将其代码写在题干后的括号内。多选、少选或错选者，该题无分。每小题 1 分，共 10 分）

21. 下列句中的"见"同"现"的是（　　）

    A. 精气内伤，不见于外

    B. 明堂阙庭，尽不见察

    C. 而征医之难，于斯益见

    D. 性好吉者危言见非

    E. 病应见于大表，不出千里，决者至众

22. 下列句中含有表"如果"义词的是（　　）

    A. 此而不书，乌乎书

    B. 自非才高识妙，岂能探其理致哉

    C. 言而非，则大隳任事之心

    D. 其有患疮痍、下利，臭秽不可瞻视

    E. 今以至精至微之事，求之于至粗至浅之思，其不殆哉

23. 下列句中的"信"用法相同的是（　　）

    A. "仁人之言，其利溥哉！"信矣

    B. 若妻信病，赐小豆四十斛，宽假限日

C.不信宿辄谢去

D.仆所以心折而信以为不朽之人也

E.及当道有请，何识贤愚，便信然从之

24.下列句中"斯"的用法相同的是（　　）

A.永嘉丧乱，斯道尚存

B.六气斯沴，易愆寒燠之宜

C.能不用者，斯为大哲

D.斯足谓之真医，而可以当性命之任矣

E.由堂入室，具悉本源，斯不致误己误人

25.下列属于同义词复用的是（　　）

A."音律象数之肇端"的"肇端"

B."宋臣高保衡等叙业已辟之"的"业已"

C."动摇则谷气得消，血脉流通"的"动摇"

D."粤稽往古，则周有扁鹊之摘《难》"的"粤稽"

E."巨细通融，歧贰毕彻"的"歧贰"

26.下列句中的"尔"作代词的是（　　）

A.尔时虽十周、程、张、朱何益

B.所以尔者，夫一人向隅，满堂不乐

C.夫以蕞尔之躯，攻之者非一涂

D.今之奉行，唯八卷尔

E.不得于性命之上，率尔自逞俊快

27.下列句中的"相"作指代性副词的是（　　）

A.相对斯须，便处汤药

B.交赊相倾，如此复败者

C.或强辩相欺，或危言相恐

D.能会精神于相与之际

E.而相成之德，谓孰非后进之吾师云

28.下列句中有意动用法的是（　　）

A.而贪常习故之流，犹且各是师说

B.吾业是有年矣

C.扁鹊过齐，齐桓侯客之

D.虽曰贱畜贵人，至于爱命，人畜一也

E.又可以医师少之哉

29.下列句中含有定语后置现象的是（　　）

A.乃就业于庸流之窃有虚名者

B.乡之诸医泥陈、裴之学者，闻翁言

C.故医方卜筮，艺能之难精者也

D.问中庶子喜方者

E.唯五谷是见，声色是耽

30.以下表示"全、都"义的是（　　）

A."此圣贤所以精思极论尽其理"的"尽"

B."夫《内经》之生全民命"的"全"

C."然翁讲学行事之大方，已具吾友宋太史濂所为翁墓志"的"具"

D."斯不致误己误人，咸臻至善"的"咸"

E."巨细通融，歧贰毕彻"的"通"

三、判断题

（你认为正确的在题后括号内划"√"，反之划"×"。每小题1分，共10分）

31."洪惟我后"中的"洪"与"粤稽往古"中的"粤"用法相同。（　　）

32."县车边，欲造陀"中的"造"和

"适值佗见收"的"收"用的都是本义。
（　）

33. "鞑"的部首的读音是 dāi。
（　）

34. "视而可识，察而见意"是许慎给象形字下的定义。
（　）

35. 皇后的"后"与先后的"后"在古代不是同一个字。
（　）

36. "迄孝武世，书缺简脱"和"太祖闻而召佗"两句中，"孝武、太祖"分别是汉武帝刘彻和曹操的谥号。
（　）

37. 在汉字的形体演变中，甲骨文、金文、篆书属于古文字。
（　）

38. "其始也介下役以为进身"中的"介"义为"借助"
（　）

39. "故动则有成，犹鬼神幽赞"和"又若荐医，动关生死"两句中的"动"词义相同。
（　）

40. 暴、寒、集、刃，皆为会意字。
（　）

四、填空题

（每小题 1 分，共 10 分）

41. 我国最早的字典是_____时_____所作，共收字_____个。

42. 我国最早的训诂专书是_____。

43. "慕"的形符是_____，"收"的形符表示的意义是_____。

44. "尿脬"的读音是_____，"妊娠"的读音是_____。

45. 词义范围演变的方式有_____、_____、_____三种。"涕"属于_____，"徐"属于_____。

46. 甚矣哉，为欺也！此句的语序特点是_____。

47. 见几者宁袖手自珍，其为害岂小哉？"见几"的意思是_____。

48. 反切法是指_____的方法。

49. 北、及的造字方法是_____，自、它的造字方法是_____。

50. 我国现存最早的目录书是_____代_____所撰的_____。

五、词语解释题

（每个词语 1 分，共 20 分）

51. 攒花中折，骈叶外包。
攒：　　　　　骈：

52. 昧经权之妙者，无格致之明。
经权：　　　　格致：

53. 赍百年之寿命，持至贵之重器。
赍：　　　　　重器：

54. 至于败坏，嫁谤自文。
谤：　　　　　文：

55. 佗术实工，人命所县，宜含宥之。
县：　　　　　含宥：

56. 阳若同心，阴为浸润。
阳：　　　　　浸润：

57. 必有大段要急之处，不得已隐忍而用之。
大段：　　　　隐忍：

58. 稽其言有征，验之事不忒。
征：　　　　　忒：

59. 无先生则弃捐填沟壑，长终而不得反。
弃捐填沟壑：　　反：

60. 忘躯徇物，危若冰谷。
徇：　　　　　冰谷：

六、今译题

（每小题 4 分，共 20 分）

61. 自古名贤治病，多用生命以济危急，虽曰贱畜贵人，至于爱命，人畜一也。损彼益己，物情同患，况于人乎？
译文：

62. 予怪而问之曰："若所市于人者，

232

将以实边豆、奉祭祀、供宾客乎？将炫外以惑愚瞽也？甚矣哉，为欺也！"

译文：

63.凡遇驳正之处，每多不讳，诚知非雅。第以人心积习既久，讹以传讹，即决长波犹虞难涤，使辨之不力，将终无救正日矣。此余之所以载思而不敢避也。

译文：

64.天覆地载，万物悉备，莫贵于人。人以天地之气生，四时之法成。君王众庶，尽欲全形，形之疾病，莫知其情，留淫日深，著于骨髓，心私虑之。

译文：

65.使必待渴而穿井，斗而铸兵，则仓卒之间，何所趋赖？一旦有急，不得已而付之庸劣之手，最非计之得者。子之所慎，斋战疾。凡吾侪同有性命之虑者，其勿忽于是

焉！

译文：

七、阅读题

（共10分）

吾幼遭风冷屡造①医门汤药之资②罄尽家资所以青衿③之岁高尚④兹典白首之年未尝释卷至于切脉诊候采药合和服饵节度将息避慎一事长于己者不远千里服膺取决至于弱冠⑤颇觉有悟是以亲临中外有疾厄者多所济益在身之患断绝医门故知方药本草不可不学

要求：

66.给上文加标点（5分）

67.解释词语（5分）

①造：　　　　　　②资：

③青衿：　　　　　④高尚：

⑤弱冠：

233

本科生医古文模拟试题（二）

一、单项选择题 （答案在 P244）

（在每小题列出的四个选项中只有一个选项是符合题目要求的，请选出正确选项并在"答题卡"的相应位置上涂黑。多涂、少涂、错误均无分。每小题1分，共30分）

1．"贯穿《内经》之言，以寻其指归"中的"寻"义为（　　）

    A．寻找　　　　B．运用

    C．探求　　　　D．随即

2．以下句中"治"为"学习""研究"义的是（　　）

    A．稍长，从乡先生治经

    B．遂治装出游，求他师而叩之

    C．即命治人参膏，而且促灸其气海

    D．翁为直陈治道，无所顾忌

3．"舍客长桑君过，扁鹊独奇之，常谨遇之"中的"遇"（　　）

    A．迎合　　　　B．遇到

    C．对付　　　　D．接待

4．"即各与药，明旦并起"中"起"的意思是（　　）

    A．起床　　　　B．病愈

    C．坐起　　　　D．动身

5．"佗尚未还，小儿戏门前，逆见"中"逆"的意思是（　　）

    A．违背　　　　B．回头

    C．迎面　　　　D．预先

6．"昔仲尼没而微言绝"中"没"义为（　　）

    A．没有　　　　B．沉没

    C．死亡　　　　D．隐没

7．"同死生之域，而无怵惕于胸中"中"怵惕"义为（　　）

    A．忧虑　　　　B．恐惧

    C．警惕　　　　D．痛苦

8．"余宗族素多，向余二百"中"向"义为（　　）

    A．一向　　　　B．从前

    C．趋向　　　　D．刚才

9．"省病问疾，务在口给"中"口给"意思是（　　）

    A．才能出众　　B．聪明敏锐

    C．见解高明　　D．口才敏捷

10．"运阴阳以播物"中"播"的意思是（　　）

    A．传播　　　　B．维持

    C．繁殖　　　　D．播种

11．"而命世奇杰，时时间出焉"中"命世"的意思是（　　）

    A．命名于世　　B．命世人

    C．闻名于世　　D．使世人

12．"去圣寝远，其学难精"中"寝"的意思是（　　）

    A．浸润　　　　B．久远

    C．逐渐　　　　D．虽然

13．"巨细通融，歧贰毕彻"中"毕"的同义词是（　　）

    A．巨　　　　　B．细

    C．通　　　　　D．融

14．"岂直规规治疾方术已哉"中"直"义为（　　）

    A．只是　　　　B．简直

    C．值得　　　　D．等同

15．"格于医道，掌其政令"中"格"义为（　　）

A. 拒，阻　　B. 掌握

C. 探究　　　D. 纠正

16. "我国家率由兹典，动取厥中"（22）中"率由"义为（　　）

A. 遵循　　　B. 率领

C. 大抵　　　D. 由于

17. 在"较而论之，其有必矣"中"较"是（　　）

A. 古字　　　B. 通假字

C. 异体字　　D. 繁体字

18. "夫为稼于汤之世，偏有一溉之功者"中"偏"的正确解释是（　　）

A. 偏于一方　B. 仅、独

C. 虽然　　　D. 普遍

19. "所以医人不得恃己所长，专心经略财物"中"经略"义为（　　）

A. 经营策略　B. 经济谋略

C. 谋取　　　D. 计算

20. 在"此而不书，乌乎书"中有宾语前置现象，其中前置了的宾语是（　　）

A. 此　　　　B. 书

C. 而　　　　D. 乌乎

21. "大开铺肆，高揭榜额"一句中，"揭"是（　　）

A. 高举　　　B. 悬挂

C. 扛　　　　D. 持

22. "徼有题额，高悬户外"一句中，"徼"是（　　）

A. 通"邀"，求　B. 侥幸

C. 收缴　　　D. 追缴

23. "昧经权之妙者，无格致之明"一句中，"经权"是（　　）

A. 经营权术　B. 权变，变通

C. 追求权力　D. 钱财和权力

24. "能会精神于相与之际"一句中，"会"是（　　）

A. 会见　　　B. 集中

C. 一定　　　D. 正好

25. 下列句中不含表"如果"义词的是（　　）

A. 若是轻生，彼何荣势之云哉

B. 今执途之人而问之曰：一瓢先生非名医乎

C. 则圣人不合启金滕，贤者曷为条玉版

D. 向非先生，或投大黄凉药下之，不知竟作何状

26. 不属于《说文》"心"部首的是（　　）

A. 沁　　　　B. 恭

C. 快　　　　D. 想

27. 以下繁体字书写正确的是（　　）

A. 经歴　　　B. 剩余

C. 山穀　　　D. 茶幾

28. 以下形符类属不能相通的是（　　）

A. 攴与攵　　B. 氵与冫

C. 禾与米　　D. 骨与肉

29. "颇"的本义是（　　）

A. 不正　　　B. 头偏

C. 相当　　　D. 稍微

30. 在下列各词的演变中，属于词义转移的一组是（　　）

A. 牙、菜　　B. 脚、走

C. 删、瓦　　D. 金、祥

二、多项选择题

（在每小题列出的五个选项中有2～5个选项是符合题目要求的，请选出正确选项并在"答题卡"的相应位置涂黑。多涂、少涂、错误均无分。每小题1分，共10分）

31. 以下词语属于同义词复用的是（　　）

A. "漆叶处所而有"中的"处所"

B. "病若在肠中，便断肠湔洗"中的"湔洗"

C. "士大夫不耐痛痒，必欲除之"

中的“痛痒”

D.“于是传付许狱，考验首服”中的“考验”

E.“守瞋恚既甚，吐黑血数升而愈”中的“瞋恚”

32. 属于通假字的是(　　)

A.“至齐之得，犹慈石取铁”之“慈”

B.“战国从衡．真伪分争”之“衡”

C.“因气感之宜，辩五苦六辛，致水火之齐”之“辩”

D.“医经者，原人血脉、经落、骨髓、阴阳、表里”之“落”

E.“精气内伤，不见于外，是所独失也”之“见”

33. 以下表示“仅仅”、“只”义的词是(　　)

A.“今之奉行，惟八卷尔”中的“惟”

B.“岂直规规治疾方术已哉”中的“直”

C.“苞无穷，协惟一”中的“惟”

D.“独以应策多门，操觚只手”中的“独”

E.“第以人心积习既久，讹以传讹”中的“第”

34. 以下含有同义复合词的是(　　)

A.“音律象数之肇端”之“肇端”

B.“宋臣高保衡等叙，业已辟之”之“业已”

C.“继而绎之久，久则言言金石”之“金石”

D.“又若经文连属，难以强分”之“连属”

E.“间有舛错，掩质埋光”之“舛错”

35. 下列是通假字的有(　　)

A.“实边豆、奉祭祀、供宾客”中的“边”

B.“其于医也亦不可，谓人己气血之难符”中的“谓”

C.“危机之际，奚堪庸妄之悮投”中的“悮”

D.“则仓卒之间，何所趋赖”中的“卒”

E.“不反者，临涯已晚”中的“反”

36. 下列句中，表示“稍微”之义的词有(　　)

A.“率多市井亡赖，空门孽秃，略识字画，素饶利辩者为之”中的“略”

B.“稍知浮沉迟数四纲”中的“稍”

C.“颇明温凉寒热各性”中的“颇”

D.“纵少觉悟，咸叹恨于所遇之初”中的“少”

E.“烛幽隐于玄冥之间者，斯足谓之真医”中的“斯”

37. 以下形符注音释义均正确的是(　　)

A. 页：读 xié，人头

B. 攴：读 wéi，手持棍棒

C. 冫：读 bīng，象冰凌形

D. 宀：读 miǎn，象房屋形

E. 歹：读 dǎi，象剔去肉后的残骨形

38. 以下为偏义复词的是(　　)

A.“人有邪恶非正之问，则依蓍龟为陈其利害”中的“利害”

B.“士大夫不耐痛痒，必欲除之”中的“痛痒”

C.“询谋得失，深遂夙心”中的“得失”

D.“昧经权之妙者，无格致之明”中的“经权”

E. "惟是皮质之难窥"中的"皮质"

39. 属于象形字的是（　　）
A. 上　　　　　B. 木
C. 刃　　　　　D. 自
E. 本

40. 属于注音法的是（　　）
A. 直音法　　　B. 音序法
C. 韵部法　　　D. 反切法
E. 部首法

三、改错题

（每小题1分，共10分）

41. "使圣人预知微，能使良医得早从事"中两个"使"用法相同。

42. "遂考竟佗"中"考竟"的意思是拷问完毕。

43. "若夫法天则地，随应而动"中"法"、"则"都是名词。

44. "庶厥昭彰圣旨"与"备庶物之形容"两句中的"庶"用法相同。

45. "岁次甲子黄钟之吉"中的"黄钟之吉"指的是当年农历十一月的十五日。

46. 上极天文，下穷地纪，中悉人事。"极、穷、悉"三词均为形容词。

47. "凡吾侪同有性命之虑者，其毋忽于是焉"一句中，"其"是代词。

48. "其始也介下役以为进身，今也奉尊官而为广扬"一句中，"介"义为"介绍"。

49. 在现代汉语中可写作"皇后"，而在古代汉语中应写作"皇後"。

50. "亡如世鲜知十之才士，以阙如为耻"中的两个"如"用法相同，均作词尾。

四、填空题

（每小题1分，共10分）

51. "当得家书，方欲暂还耳"中可释作"刚刚"的词是_____。

52. "如临深渊，手如握虎，神无营于众物"中"营"通_____。

53. "洪惟我后，勤哀兆庶"中的"洪"为_____词。

54. "恐散于末学，绝彼师资"中"师资"义为_____。

55. "操觚只手，一言一字，偷隙毫端"中的"毫端"指_____。

56. "自古名贤治病，多用生命以济危急"的"生命"意谓_____。

57. "不明理性，何物神圣"中"物"指_____。

58. 《中国医籍考》的作者是_____。

59. 从"页"的字，多与_____有关。

60. 虚指代词"或"、"有"通常译作_____等。

五、词义解释题

（每词1分，共15分）

61. 若妻虚诈，便收送之。
收：

62. 太子何病，国中治穰过于众事。
国：

63. 言未卒，因嘘唏服臆。
服臆：

64. 过邯郸，闻贵妇人。
贵：

65. 得金刘完素之再传，而旁通张从正、李杲二家之说。
旁：

66. 能经天地阴阳之化者，不失四时。
经：

67. 赍百年之寿命，持至贵之重器。
重器：

68. 于是建藏书之策，置写书之官。
写：

237

69. 索隐行怪，后世有述焉；吾不为之矣。

述：

70. 故动则有成，犹鬼神幽赞。

动：

71. 然而时钟鼎峙，闻见阙于殊方。

钟：

72. 迪帝轩之遗烈，祇文母之慈训。

迪：

73. 宋臣高保衡等序业已辟之。

辟：

74. 七登南宫，两拜东掖。

拜：

75. 至于树养不同，则功效相悬。

树养：

六、今译题

（每题 3 分，共 12 分）

76. 然必也小大方圆全其才，仁圣工巧全其用，能会精神于相与之际，烛幽隐于玄冥之间者，斯足谓之真医，而可以当性命之任矣。

译文：

77. 虽曰病宜速救，要须临事不惑。惟当审谛覃思，不得于性命之上，率尔自逞俊快，邀射名誉，甚不仁矣！

译文：

78. 俾工徒勿误，学者惟明，至道流行，徽音累属，千载之后，方知大圣之慈惠无穷。

译文：

79. 经方者，本草石之寒温，量疾病之浅深，假药味之滋，因气感之宜，辩五苦六辛，致水火之齐，以通闭解结，反之于平。

译文：

七、阅读题

（共 13 分）

一人疾焉而医者十并使之欤曰使其尤良者一人焉尔乌①知其尤良而使之曰众人之所谓尤良者而隐之以吾心其②可也<u>夫能不相逮不相为谋又相忌也况愚智之相百者乎人之愚不能者常多而智能者常少医者十愚不能者乌知其不九邪</u>并使之智能者何用愚不能者何所不用一日而病且亡谁者任其咎邪故予曰使其尤良者一人焉尔使其尤良者有道药云则药食云则食坐云则坐作云则作夫然故医也得肆③其术而无憾焉不幸而病且亡则少矣药云则食坐云则作曰姑如吾所安焉尔若④人也何必医如吾所安焉可也凡疾而使医之道皆然而腹心为甚有腹心之疾者得吾说而思之其庶⑤矣
（《临川先生文集七十·使医》）

要求：

80. 给上文标点（5 分）

81. 解释加点号的词语（每词 1 分，共 5 分）

①乌：   ②其：

③肆：   ④若：

⑤其庶：

82. 语译划线的部分（3 分）

硕士生医古文模拟试卷（共150分）

一、单项选择题（答案在P246）

（在每小题的四个备选答案中选出一个正确答案，并将其序号填在题干的括号内。每小题1分，共20分）

1. "比类合谊，以见指撝，武信是也"是许慎给"六书"中哪一种所下的定义（ ）

  A. 象形　　　B. 指事

  C. 会意　　　D. 形声

2. 《经传释词》一书专门讨论先秦两汉古籍中的（ ）

  A. 实词　　　B. 虚词

  C. 联绵词　　D. 同形词

3. 属于词的本义的是（ ）

  A. 府，所居也

  B. 阜，土山也

  C. 欠，亏负也

  D. 极，顶点也

4. 为古书作注释开始于（ ）

  A. 先秦　　　B. 汉代

  C. 三国时期　　D. 南北朝

5. 在"去其旧而新是图"中，"新是图"的语序特点是（ ）

  A. 主谓倒装

  B. 定语后置

  C. 动词宾语前置

  D. 介词宾语前置

6. "脾之为言并也"中的"之为言"用以（ ）

  A. 说明假借　　B. 校正讹字

  C. 进行声训　　D. 同义互训

7. 利用同书祖本或同书别本对照校勘的方法称为（ ）

  A. 本校法　　　B. 对校法

  C. 他校法　　　D. 理校法

8. 一般认为干支纪年始于（ ）

  A. 殷商　　　B. 先秦

  C. 西汉　　　D. 东汉

9. "嘉庆十有七年壮月既望"中的"壮月"指（ ）

  A. 六月　　　B. 七月

  C. 八月　　　D. 九月

10. "臣等承乏典校，伏念旬岁"中的"承乏"，其修辞手法为（ ）

  A. 比喻　　　B. 借代

  C. 委婉　　　D. 割裂

11. 《中国医籍通考》属于（ ）

  A. 索引　　　B. 书目

  C. 类书　　　D. 丛书

12. "核，胡革反。"其读音为（ ）

  A. hé　　　B. gé

  C. hú　　　D. fàn

13. 我国最早的训诂专书是（ ）

  A. 《辞通》　　B. 《尔雅》

  C. 《词诠》　　D. 《辞源》

14. 近义词互相解释或用引申义解释本义，其注释术语为（ ）

  A. 之言　　　B. 当为

  C. 貌　　　D. 犹

15. "翁自幼好学，日记千言"中的"日记"是（ ）

  A. 单纯词　　　B. 复合词

  C. 主谓词组　　D. 偏正词组

16. "此寒哕也，法宜温"的"法"具有状语功能，表示（ ）

A. 比拟　　　B. 工具

C. 依据　　　D. 趋向

17. "随疮势之大小，灸艾壮之多少"句所用修辞手法为（　　）

A. 错综　　　B. 分承

C. 避复　　　D. 互备

18. "弧精于内，气耗于外。"（《素问·汤液醪醴论》）顾观光注："弧精二字误倒，当依《圣济总录》乙转。"原文中的文字错落现象当属（　　）

A. 脱　　　B. 倒

C. 讹　　　D. 衍

19. 《说文解字》的排检方法是（　　）

A. 笔画法　　　B. 部首法

C. 声韵法　　　D. 分类法

20. 标点正确的是（　　）

A. 知不知上，不知知病。夫唯病病，是以不病，圣人不病，以其病病，是以不病

B. 知不知，上不知；知病夫？唯病，病是以不病，圣人不病，以其病，病是以不病

C. 知不知？上；不知？知病。夫唯病，病是以不病。圣人不病，以其病，病是以不病

D. 知不知，上；不知知，病。夫唯病病，是以不病，圣人不病，以其病病，是以不病

二、多项选择题

（在每小题的五个备选答案中选出2～5个正确答案，并将其序号填入题干后的括号内，错选、多选、漏选均不得分。每题2分，共20分）

1. 属于中医类书的是（　　）（　　）（　　）（　　）（　　）

A. 《珍本医书集成》

B. 《普济方》

C. 《皇汉医学丛书》

D. 《古今图书集成·医部全录》

E. 《中国医籍提要》

2. 属于词义范围转移的是（　　）（　　）（　　）（　　）（　　）

A. 颇（头偏—凡偏之称）

B. 脚（胫—足）

C. 禽（鸟兽—飞禽）

D. 涕（眼泪—鼻涕）

E. 汤（热水—煮熟食物的汁液）

3. 可用作"死"的委婉语的是（　　）（　　）（　　）（　　）

A. 不禄　　　B. 填沟壑

C. 见背　　　D. 卒

E. 含

4. 用来校勘讹字的注释术语有（　　）（　　）（　　）（　　）

A. 读为　　　B. 当为

C. 读作　　　D. 当作

E. 谓之

5. "死阴之属，不过三日而死，生阳之属，不过四日而死。"（《素问·阴阳别论》）《新校正》云："按别本作四日而生，全元起注本作四日而已，俱通。详上下文义，作死者非。又，《太素·阴阳杂说》作'已'。"本条注释使用的校勘方法有（　　）（　　）（　　）（　　）

A. 对校　　　B. 他校

C. 本校　　　D. 理校

E. 合校

6. 含有联绵词的句子是（　　）（　　）（　　）（　　）

A. 言未卒，因嘘唏服臆

B. 愁思怵迫，冻饿摧挫

C. 处判针药，无得参差

D. 脉理错杂，每若望洋意沮

E. 吐利止，而身痛不休者，当消息和解其外

7. 修辞中的复用手法包括（　　）（　　）（　　）（　　）

 A. 同义复用 B. 实词复用

 C. 虚词复用 D. 反义复用

 E. 连类复用

8. 古人称太阳开始西下为（　　）（　　）（　　）（　　）

 A. 日入 B. 日昃

 C. 日映 D. 黄昏

 E. 晡时

9. 属于会意字的是（　　）（　　）（　　）（　　）（　　）

 A. 秉 B. 步

 C. 刃 D. 男

 E. 羞

10. 指代童年的年龄称谓是（　　）（　　）（　　）（　　）

 A. 初度 B. 垂髫

 C. 总角 D. 弱冠

 E. 花信

三、填空题

（每空格 0.5 分，共 10 分）

1. 注《说文》的著作中，以清代＿＿＿＿的《说文解字注》和＿＿＿＿＿的《说文通训定声》等较为著名。

2. 在注释术语中，被释词放在术语之后的有曰、＿＿＿＿、＿＿＿＿三个。

3. 古书常见的句读符号有点号、＿＿＿＿、＿＿＿＿三种。

4. 常见的避讳方法有改字法、＿＿＿＿、＿＿＿＿三种。

5. 古代有四季纪月法，如孟春指＿＿＿＿月，仲秋指＿＿＿＿月。

6. 古代节日中有所谓"三元"，其中"上元"节的时间是＿＿＿＿。

7. "望不补而晦不泻，弦不夺而朔不济"中的"晦"指阴历每月＿＿＿＿，"朔"则指＿＿＿＿。

8. 《本草纲目·代赭石》："（细研，水飞过）然后用细茶脚汤煮一伏时了，取出。""一伏时"意为＿＿＿＿。

9. 古今字中的古字又称为＿＿＿＿，今字又称为＿＿＿＿。

10. 写出下列繁体字的简化字

徽＿＿＿＿ 醜＿＿＿＿

薦＿＿＿＿ 晝＿＿＿＿

四、词语注释题

（每词 1 分，共 30 分）

1. 骐骥不多得，何非冀北驽群？帷幄有神筹，几见圯桥杰竖？危急之际，奚堪庸妄之误投？疑似之秋，岂可纷纭之错乱？

 ①骐骥： ②驽：

 ③圯桥杰竖： ④堪：

 ⑤秋： ⑥纷纭：

2. 又到病家，纵绮罗满目，勿左右顾眄，丝竹凑耳，无得似有所娱，珍羞迭荐，食如无味，醽醁兼陈，看有若无。

 ①纵： ②顾眄：

 ③凑： ④迭：

 ⑤荐： ⑥兼：

3. 而世人不察，惟五谷是见，声色是耽，目惑玄黄，耳务淫哇。滋味煎其府藏，醴醪鬻其肠胃，香芳腐其骨髓，喜怒悖其正气，思虑销其精神，哀乐殃其平粹。

 ①耽： ②玄黄：

 ③淫哇： ④鬻：

 ⑤悖： ⑥平粹：

4. 暨炎晖纪物，识药石之功；云瑞名官，穷诊候之术。草木咸得其性，鬼神无所遁情。剔麝劁犀，驱泄邪恶；飞丹炼石，引纳清和。大庇苍生，普济黔首。功侔造化，恩迈财成。

 ①炎晖： ②劁：

 ③黔首： ④侔：

⑤造化：　　　　⑥财成：

5. 左丘明有云："仁人之言，其利溥哉！"信矣。若翁者，殆古所谓直谅多闻之益友，又可以医师少之哉？

①左丘明：　　　　②溥：

③信：　　　　　　④殆：

⑤谅：　　　　　　⑥少：

五、问答题

（每小题10分，共20分）

1. 使用工具书前一般应注意哪些问题？试举例说明。

2. 引申的一般规律主要表现在哪些方面？请各举例说明。

六、阅读题（共50分）

（一）（本题8分）

1. 修而肥者饮剂丰羸而弱者受药减用药如用兵用医如用将善用兵者徒有车之功善用药者姜有桂之效知其才智以军付之用将之道也知其方伎以生付之用医之道也

2. 或问仲景东垣河间丹溪诸书孰优学之宜何主曰宜专主内经而博观乎四子斯无弊矣盖医之有内经犹儒道之六经无所不备四子之说则犹学庸语孟为六经之阶梯不可缺一者也

要求：

标点以上两则短文。

（二）（本题32分）

周寅之先生与大父①同里相善为诗社友日相过从②予世父及先人皆少从学予年七岁从授孝经大义见先生竟日焚香端坐时称隐君子者必曰先生先生尤好方书尝取宋张季明医说增广其未备为五十卷其自叙以为学者求季明之书参予之所宜于素难诸家溯③而通之医之术其庶几④矣又病季明书求其精微取法于世阐明三皇⑤以来之道未有闻焉则知先生之所以自负盖谓其能有所发明而得其精微者

东仓曹比部用晦嘉其有益于世因锓梓以广其传而先生之孙太学生世昌请予序之予观其书皆先生手自缮写笔画端楷无一字潦草叹其为之书不苟⑥也昔汉成帝河平中命侍医李柱国校医经七家经方十有一家后世其书益广无虑⑦数百家今自神农黄帝经方扁鹊八十一难经及灵枢甲乙等书世多有存者如六经未尝不行于世顾⑧学者得其精微为难耳观先生之所自叙则知其所自得愈⑨于季明之书其可传无疑也比部君能梓⑩行之仁者之用心尤可叹尚云隆庆三年夏四月乙亥门人前进士归有光舟次安平书

要求：

1. 给上文断句。

2. 解释文中加注号的词语：

①大父：　　　　②过从：

③溯：　　　　　　④庶几：

⑤三皇：　　　　　⑥苟：

⑦无虑：　　　　　⑧顾：

⑨愈：　　　　　　⑩梓：

3. 填空：

（1）本文作者名为_____，是_____代著名散文家。

（2）本文是作者为_____所编的_____一书所写的序言。

（3）请求作者为该书写序的人是_____。

（4）文中提到最早校医经的人是_____代的_____。

（三）（本题10分）

五藏生成篇徇蒙招尤幽案徇吴昆注本改为眴俞荫甫太史徐录亦云徇者眴之借字蒙者蒙之借字眴蒙并为目疾说当得之而招尤二字俞虽讥王注迂曲仍谓未详其说幽窃谓招尤即招摇也摇尤一声之转此类连语字本主声不主义招尤招摇一也汉书礼乐志颜注云招摇申动之貌文选甘草赋李注云招摇犹彷徉也然则王注谓招谓掉也摇掉不定也义实未失特专解招

242

字致尤字不可解而云尤甚也宜俞氏斥为迁矣
至顾观光校谓目不明则易于招尤张啸山先生
校亦谓视不审则多误故云招尤并以尤作过字
义实较王义为更迁此与韩愈感二鸟赋只以招
尤而连累者自不可同也说文目部笋目摇也或
体作眴刺疟篇云目眴然然则招摇即申眴蒙之
义犹下文腹满膜胀膜胀即申腹满之义也

要求：

阅读后据文意扼要填空。

1. 本文讨论的中心问题是_____。

2. 作者认为，"招尤"即_____，义为_____。这种类型的词语称为_____，其特点是_____。

3. 作者释"招尤"一词，运用的是_____的训诂方法；诸家释"招尤"一词，犯了_____的错误。

4. "眴蒙"一词，作者同意_____的解释，即_____，义为_____。

5. 作者认为，"此与韩愈感二鸟赋只以招尤而连累者自不可同也"，韩文"招尤"一词是_____的意思。

📖 **模拟试题 参考答案**

本科生医古文模拟试题（一）

一、单项选择题

（共20分）

1.D 2.D 3.A 4.D 5.A
6.D 7.B 8.A 9.D 10.C
11.B 12.C 13.D 14.B 15.A
16.B 17.B 18.B 19.B 20.D

二、多项选择题

（共10分）

21.A、C、E 22.A、B、C、D、E
23.A、B、D 24.C、D、E
25.A、B、C、E 26.A、B
27.A、C、D、E 28.A、C、D
29.A、B、C、D 30.D、E

三、判断题

（共10分）

31.√ 32.√ 33.× 34.×
35.√ 36.× 37.√ 38.√
39.√ 40.×

四、填空题

（每小题1分，共10分）

41.东汉 许慎 9353
42.尔雅
43.心 多与暴力、举手做事有关
44.suī pāo， rèn shēn
45.扩大 缩小 转移 转移 扩大
46.主谓倒装
47.洞察事物的细微征象
48.用两个字拼出一个新的字音
49.会意 象形
50.东汉 班固 《汉书·艺文志》

五、词语解释题

（每个词语1分，共20分）

51.攒：聚合。 骈：并列。

52.经权：偏义复词，义偏在"权"，变化。 格致：探究事物而获得真知。

53.赍：持。 重器：喻身体。

54.谤：责备的话。 文：掩饰。

55.县：同"悬"，维系。 含宥：宽容。

56.阳：表面。 浸润：说坏话。

57.大段：重要。 隐忍：内心忍痛。

58.征：证据。 忒：差误。

59.弃捐填沟壑："死"的婉言。 反：同"返"，复生。

60.徇：营求。 冰谷：喻险境。

六、今译题

（每小题4分，共20分）

61. 自古名医治病，多用活物来救治危急的病人，虽说认为牲畜低贱，认为人类贵重，至于爱惜自己的生命，人类和牲畜是一样的。损害对方来补益自身，是生物之情共同憎恶的，何况是人呢？

62. 我很奇怪，就责问他说："你卖给人们的柑橘，是用来装满盘子、供奉神灵、招待宾客呢？还是炫耀其外表来欺骗傻瓜和瞎子呢？骗人太过分了！"

63. 凡是遇到辨明是非，纠正错误之处，常常多是不加避忌，实在知道这种做法不高雅。只是因为人心积习已久，以讹传讹，即使引来长河之水还担心难以洗除，假使辨正它不力，将永无挽回改正的日子。这是我反复思考而不敢回避的原因。

64. 天在上覆盖着，地在下载负着，天地之间万物完全俱备，没有什么比人更宝贵的了。人依赖天地的精气而生存，顺应四季阴阳变化的规律而成长。无论是君王还是百姓，都希望能保全自己的形体健康。但是形体发生疾病，没有人能觉察病情，致使病邪在体内停留蔓延，日益深入，附着于骨髓，我内心暗自忧虑。

65. 假使一定要等口渴了才挖井，打起仗来才打造兵器，那么紧急之时，依赖的人是谁呢？一旦有病，不得已地把性命交付庸医手中，那是最不合适的办法。孔子慎重的是斋戒、战争、疾病三件事。大凡我们这些同有性命忧患的人，希望对于这件事不要忽视啊！

七、阅读题

（共10分）

66. 标点：

吾幼遭风冷，屡造医门。汤药之资，罄

尽家资。所以青衿之岁，高尚兹典；白首之年，未尝释卷。至于切脉诊候，采药合和，服饵节度，将息避慎，一事长于己者，不远千里，服膺取决。至于弱冠，颇觉有悟。是以亲临中外，有疾厄者，多所济益。在身之患，断绝医门。故知方药本草，不可不学。

67. 解释词语

①造：到。　②资：钱财。　③青衿：古指学生穿的衣服，后作读书人的代称。④高尚：崇尚。　⑤弱冠：二十岁。

本科生医古文模拟试题（二）

一、单项选择题

（共30分）

1.C	2.A	3.D	4.B	5.C
6.C	7.B	8.B	9.D	10.C
11.C	12.C	13.C	14.A	15.C
16.A	17.B	18.B	19.C	20.D
21.B	22.A	23.B	24.B	25.A
26.A	27.B	28.A	29.B	30.B

二、多项选择题

（共10分）

31.A、B、E	32.A、B、C、D
33.A、B、D、E	34.A、B、D、E
35.A、B	36.A、B、C、D
37.A、C、D	38.A、B、C、D、E
39.B、D	40.A、D

三、改错题

（每小题1分，共10分）

41. "相同"当改为"不同"，前者是假设连词，后者是动词。

42. "拷问完毕"当改为"在狱中处死"。

43. "名词"当改为"名词用作动词"，

当"效法"讲。

44．"相同"当改"不同"。前者表希望的语气，后者当"众"讲。

45．"十五日"当改为"初一日"。

46．"形容词"当改为"动词"，当"全面探究"讲。

47．"代词"当改为"表祈使语气的副词"。

48．"介绍"当改为"借助"。

49．全句当改为"在古今汉语中均应写作'皇后'"。

50．"相同，均作词尾"当改为"不同，前者是动词，当'奈'讲；后者作词尾"。

四、填空题

（每小题1分，共10分）

51．当

51．瞀，惑乱

53．语首助词

54．授学的依据

55．写作

56．活物

57．人

58．日·丹波元胤

59．人的头面

60．有人、有的

五、词义解释题

（每小题1分，共15分）

61．收：收捕。

62．国：国都。

63．服臆：气郁满胸中。服，通"愊"，郁满。

64．贵：尊重。

65．旁：广泛。

66．经：效法。

67．重器：身体。

68．写：抄写。

69．述：遵循。

70．动：往往。

71．钟：当。

72．迪：继承。

73．辟：驳斥。

74．拜：授官。

75．树养：种植管理。

六、今译题

（每小题3分，共15分）

76．然而一定要心小、胆大、行方、智圆全面具备这些才能，望、闻、问、切周密掌握这些诊断方法，在接触病人时能够集中精神，当疾病暗昧不清时能够洞察隐奥的人，才可以称得上真正的医生，可以担当起拯救性命的重任。

77．虽说疾病应当尽快治疗，但是必须临证不惑乱。只应详细观察，深入思考，不能在人命的大事上，轻率地炫耀自己医术出众，动作快捷，追求名声赞誉，这是很不仁道的啊！

78．使医生不出差错，学习医道的人明白，高明的医理流行传布，百姓健康的福音接连不断。千年之后，方才知道古代大圣的仁慈恩惠没有穷尽。

79．经方是根据药物的寒温，衡量疾病的轻重，凭借药物的功用，依照气候感应的适宜用药情况，辨别五脏六腑所适用的各种性味的药物，制成寒凉与温热的药剂，用来疏通郁闭，解除蕴结。

七、阅读题

（共13分）

80．标点：

一人疾焉，而医者十，并使之欤？曰：使其尤良者一人焉尔。乌知其尤良而使之？曰：众人之所谓尤良者，而隐之以吾心，其可也。夫能不相逮，不相为谋，又相忌也。

况愚智之相百者乎？人之愚不能者常多，而智能者常少。医者十，愚不能者乌知其不九邪？并使之，智能者何用？愚不能者何所不用？一旦而病且亡，谁者任其咎邪？故予曰：使其尤良者一人焉尔。使其尤良者有道，药云则药，食云则食，坐云则坐，作云则作。夫然，故医也得肆其术而无憾焉。不幸而病且亡则少矣。药云则食，坐云则作，曰："姑如吾所安焉尔。"若人也，何必医？"如吾所安焉"可也。凡疾而使医之道皆然，而腹心为甚。有腹心之疾者得吾说而思之，其庶矣！

81．解释词语：

①乌：怎么。 ②其：大概。 ③肆：充分发挥。 ④若：此。 ⑤其庶：大概就差不多（有希望治愈）了。

82．语译：

一般来说，才能赶不上人家，还不愿意跟人家商量，又忌恨人家，何况聪明程度相差百倍呢？人群中愚昧而没有才能的人常多，而聪明有才能的人常少。十个医生中，那些愚昧而没有才能的人怎么知道不占九个呢？

硕士生医古文模拟试题

一、单项选择题

（每小题1分，共20分）

1．C　2．B　3．B　4．A　5．C
6．C　7．B　8．D　9．C　10．C
11．B　12．A　13．B　14．D　15．D
16．C　17．B　18．B　19．B　20．D

二、多项选择题

（每小题2分，共20分）

1．B、D　　　　2．B、D、E
3．A、B、C、D、E　4．B、D
5．A、B、C、D、E　6．A、C、D
7．A、D、E　　　8．B、C
9．A、B、D　　　10．B、C

三、填空题

（每空格0.5分，共10分）

1．段玉裁　朱骏声
2．为　谓之
3．圈号　钩勒号
4．缺笔法　空字法
5．正　八
6．农历正月十五
7．月末　初一
8．一昼夜
9．初文　后起形声字
10．霉　丑　荐　昼

四、词语注释题

（每词1分，共30分）

1．①骐骥：良马，喻良医。 ②驽马，喻庸医。 ③圯桥杰竖：指张良。 ④堪：忍受。 ⑤秋：时。 ⑥纷纭：众多。
2．①纵：纵使。 ②顾眄：四下看。③凑：聚集。 ④迭：轮流。 ⑤荐：献。⑥兼：同时。
3．①耽：沉迷。 ②玄黄：天地，此指自然界的事物。 ③淫哇：淫邪不正之声。④爩：即"煮"字，此指伤害。 ⑤悖：扰乱。 ⑥平粹：宁静纯粹的情绪。
4．①炎晖：神农氏。 ②劓：截断。③黔首：百姓。 ④侔：等同。 ⑤造化：天地。 ⑥财成：筹谋成全万物的帝王。
5．①左丘明：春秋时史学家，相传曾作《春秋》。 ②溥：广大。 ③信：确实。④殆：大概。 ⑤谅：诚信。 ⑥少：轻视。

五、问答题

（每小题10分，共20分）

1．工具书是备给我们对某些字词和某

种事物发生疑问或搜集有关资料检索用的，因此，为了事半功倍地使用工具书，对什么样的疑难，要收集什么样的资料，查考什么样的工具书解决等常识应有所了解。一般说，在使用工具书前，首先要了解各种类型工具书的内容、性质和用途；其次要了解它的编排体系和优缺点，要把它的《序》、《前言》、《说明》、《凡例》、《附录》等仔细阅读，如有《补遗》、《勘误》等，也要充分利用；再次是要了解它的检索方法。

2.引申的一般规律主要表现在两个方面，即由具体义到抽象义，由特定义到一般义。前者如："经"的本意是织物的纵线，意义是具体的，可引申为量度、治理等抽象的意义；"道"的本义是人所行之路，意义也是具体的可引申为道理、方法等抽象的意义。后者如："硕"的本义是头大，意义是特定的，可引申为凡大之称这类一般义；"褊"的本义是衣小，意义也是特定的，可引申为凡小之称这类一般义。

六、阅读题

（共50分）

（一）（本题8分）

1.修而肥者饮剂丰，羸而弱者受药减。用药如用兵，用医如用将。善用兵者，徒有车之功；善用药者，姜有桂之效。知其才智，以军付之，用将之道也；知其方伎，以生付之，用医之道也。

2.或问：仲景、东垣、河间、丹溪诸书孰优？学之宜何主？曰：宜专主《内经》而博观乎四子，斯无弊矣。盖医之有《内经》，犹儒道之六经，无所不备。四子之说，则犹"学"、"庸"、"语"、"孟"，为六经之阶梯，不可缺一者也。

（二）（本题32分）

1.周寅之先生与大父同里相善。为诗社友。日相过从。予世父及先人皆少从学。予年七岁。从授孝经大义。见先生竟日焚香端坐。时称隐君子者。必曰先生。先生尤好方书。尝取宋张季明医说。增广其未备。为五十卷。其自叙以为学者求季明之书参予之所宜者。于素难诸家。溯而通之。医之术其庶几矣。又病季明书。求其精微。取法于世。阐明三皇以来之道。未有闻焉。则知先生之所以自负。盖谓其能有所发明。而得其精微者。东仓曹比部用晦嘉其有益于世。因锓梓以广其传。而先生之孙太学生世昌。请予序之。予观其书。皆先生手自缮写。笔画端楷。无一字潦草。叹其为之书不苟也。昔汉成帝河平中。命侍医李柱国校医经七家。经方十有一家。后世其书益广。无虑数百家。今自神农。黄帝经方。扁鹊八十一难经及灵枢。甲乙等书。世多有存者。如六经未尝不行于世。顾学者得其精微为难耳。观先生之所自叙。则知其所自得愈于季明之书。其可传无疑也。比部君能梓行之。仁者之用心。尤可叹尚云。隆庆三年夏四月乙亥。门人前进士归有光舟次安平书。

2.①大父：祖父。　②过从：相互交往。　③溯：探究。　④庶几：差不多。　⑤三皇：指伏羲、神农、黄帝。　⑥苟：苟且，草率。　⑦无虑：大约。　⑧顾：只是。　⑨愈：超过。　⑩梓：指印刷。

3.填空
(1) 归有光　清
(2) 周寅之　《医说》五十卷
(3) 周世昌
(4) 汉　侍医李柱国

（三）（本题10分）

1."徇蒙招尤"一词应作何解

2.招摇　动貌（动摇不定的样子）
连语（联绵词）　主声不主义

3.因声求义　望文生义

4.俞荫甫　徇蒙　目疾（目不明）

5.招来祸害